Hippokrates

Der Autor:

Dr. med. Hinrich Haag,

geb. 1960. 1980–1986 Medizinstudium in Düsseldorf. Bis 1989 allgemeinmedizinische Weiterbildung. 1986–1988 Mitarbeit an der »Kartei der praktischen Medizin« der Zeitschrift für Allgemeinmedizin; Kongressberichterstattung. 1990 Übernahme einer Hausarztpraxis in Leverkusen-Opladen. Schwerpunkt: Schmerztherapie, Akupunktur. 1993 Gründung der Regionalgruppe Leverkusen des »Deutschen Allergie- und Asthmabundes«. 1995 Ausbildung zum Moderator für Qualitätszirkel. Gründung des Qualitätszirkels »Allgemeinmedizinischer Arbeitskreis Leverkusen«. Entwicklung eines effizienten Terminmanagements. 1997 Gründung und Anleitung der »Selbsthilfegruppe SCHMERZ Leverkusen«. Entwicklung einer standardisierten, computertauglichen Befunderhebung für häufige hausärztliche Beratungsanlässe. Teilnahme an einem Beratungsprojekt des Gesundheitsministeriums zur Qualitätssicherung in der Arztpraxis. 1999 Lehrarzttätigkeit für die Abteilung Allgemeinmedizin der Heinrich-Heine-Universität Düsseldorf. 1999 Akupunktur-Prüfung bei der Deutschen Ärztegesellschaft für Akupunktur.

Hinrich Haag

Praxis-Training Akupunktur

Hippokrates Verlag · Stuttgart

Die Deutsche Bibliothek – CIP-Einheitsaufnahme

Ein Titeldatensatz für diese Publikation ist bei
Der Deutschen Bibliothek erhältlich

Anschrift des Verfassers:

Dr. med. Hinrich Haag
Kölner Straße 126
51379 Leverkusen

Zeichnungen:
Peter Haller, Stuttgart

Wichtiger Hinweis: Wie jede Wissenschaft ist die Medizin ständigen Entwicklungen unterworfen. Forschung und klinische Erfahrung erweitern unsere Erkenntnisse, insbesondere was Behandlung und medikamentöse Therapie anbelangt. Soweit in diesem Werk eine Dosierung oder eine Applikation erwähnt wird, darf der Leser zwar darauf vertrauen, dass Autoren, Herausgeber und Verlag große Sorgfalt darauf verwandt haben, dass diese Angabe dem Wissensstand bei Fertigstellung des Werkes entspricht.
Für Angaben über Dosierungsanweisungen und Applikationsformen kann vom Verlag jedoch keine Gewähr übernommen werden. Jeder Benutzer ist angehalten, durch sorgfältige Prüfung der Beipackzettel der verwendeten Präparate und gegebenenfalls nach Konsultation eines Spezialisten festzustellen, ob die dort gegebene Empfehlung für Dosierungen oder die Beachtung von Kontraindikationen gegenüber der Angabe in diesem Buch abweicht. Eine solche Prüfung ist besonders wichtig bei selten verwendeten Präparaten oder solchen, die neu auf den Markt gebracht worden sind. Jede Dosierung oder Applikation erfolgt auf eigene Gefahr des Benutzers. Autoren und Verlag appellieren an jeden Benutzer, ihm etwa auffallende Ungenauigkeiten dem Verlag mitzuteilen.
Geschützte Warennamen werden nicht besonders kenntlich gemacht. Aus dem Fehlen eines solchen Hinweises kann also nicht geschlossen werden, dass es sich um einen freien Warennamen handele.

ISBN 3-7773-1691-1

Unsere Homepage: http://www.hippokrates.de

Titelfoto: PhotoDisc

Printed in Germany 2001
Satz: Hofacker DDV GmbH, Schorndorf
Druck und Bindung: Offizin Andersen Nexö, Leipzig

Inhalt

Stufe I

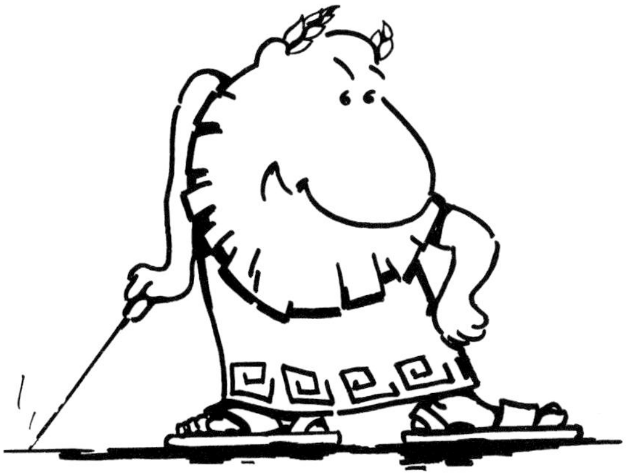

Stufe II

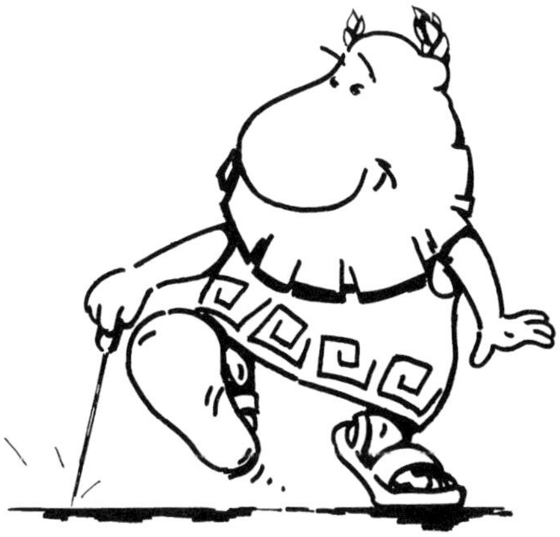

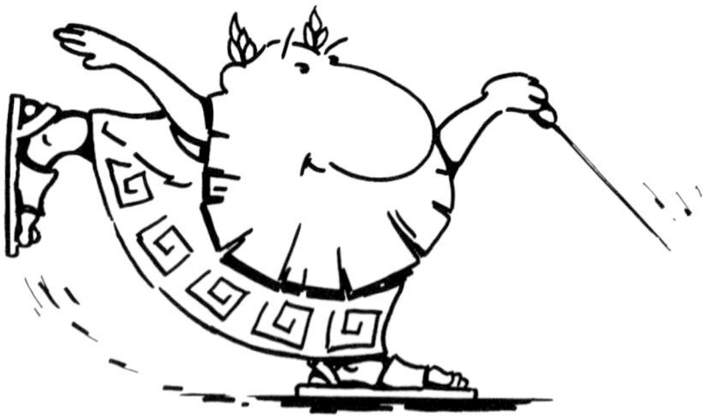

Stufe III

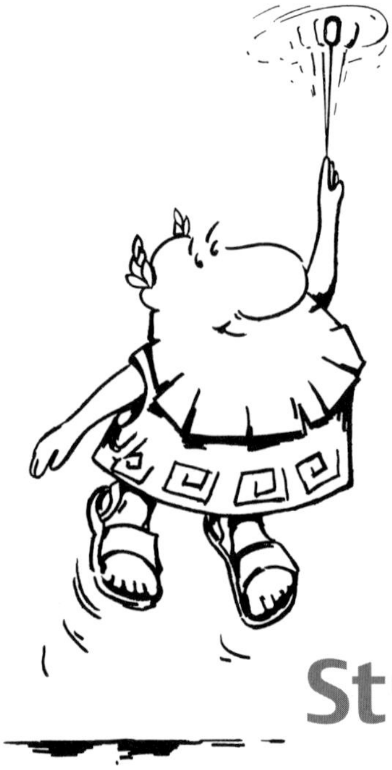

Stufe IV

Bevor es richtig losgeht

Der erste Patient

Aller Anfang ist schwer – ich erinnere mich noch gut an meine Schwierigkeiten, mit der Akupunktur zu beginnen. Ich fühlte mich als Anfänger wenig kompetent, hatte Angst vor der Honorarfrage und überlegte bei jedem in Betracht kommenden Patienten, ob dieser nicht doch für eine Akupunkturbehandlung ungeeignet oder mit der üblichen und „kostenlosen" Kassenmedizin auch hinreichend zu behandeln sei.

Dazu war ich in einer Praxis für Allgemeinmedizin zur Vorbereitung auf meine eigene Niederlassung angestellt und hatte dementsprechend noch keine eigenen Patienten. Mir half schließlich der Satz, mit dem mich kurz vorher Jochen Gleditsch aus meinem ersten Seminar über Traditionelle Chinesische Medizin (TCM) entlassen hatte: „Bitte, geht nach Hause und fangt an, zu behandeln. Selbst mit den wenigen Punkten, die ihr bisher gelernt habt, könnt ihr schon so viel Gutes tun …"

In diesem wichtigen Satz klingt ein ethisches Prinzip an, das wenig beachtet wird: Weshalb darf man einem Patienten eine nebenwirkungsarme, aber durchaus wirksame Behandlung vorenthalten? Wer dies tut, verstößt wohl gegen ein ethisches Prinzip (Benevolenz: Dem Hilfsbedürftigen Gutes tun), wird aber wohl kaum juristisch belangt – anders als einer, dem es nicht gelingt, eine Schädigung zu vermeiden (Non-Malevolenz). Dieses juristische Argument sollte nicht geeignet sein, eine Behandlung mit Akupunktur zu unterlassen.

Die vorsichtige, ängstliche Haltung, die ich selbst als Anfänger hatte, finde ich heute auch bei sehr vielen Kollegen, die ich auf Fortbildungsseminaren treffe. Viele dieser Teilnehmer haben bereits etliche Kurse belegt, weil sie die Akupunktur für eine sinnvolle Behandlung halten und deshalb Zeit und Geld in eine zusätzliche Ausbildung investiert haben. Sie spüren, dass hier die Möglichkeit besteht, das eigene therapeutische und diagnostische Repertoire zu erweitern. Trotzdem verfügen sie noch nicht über eigene praktische Erfahrungen!

Daher kann ich mich der Aufforderung von Jochen Gleditsch nur anschließen: Fangen Sie an!

Der Aufbau der Therapieempfehlungen

Für die einzelnen Krankheiten werden in diesem Buch verschiedene Behandlungsmöglichkeiten nach den Regeln der TCM angeboten. Damit wird der unterschiedliche Kenntnisstand des Lesers berücksichtigt. Gleichzeitig werden in den höheren Stufen aber auch Hinweise und Tipps für fortgeschrittene Anwender angeboten. So kann der Leser sich von diesem Buch begleiten lassen, während er seine Erfahrungen mit der TCM sammelt. Da die TCM nicht den starren Gesetzen einer exakten Naturwissenschaft folgt, sondern – wie jede biologisch orientierte Wissenschaft – individuellen Schwankungen und Besonderheiten folgt, sind die Empfehlungen zur Behandlung als Vorschlag gemeint und müssen bei Bedarf an die Gegebenheiten des Patienten angepasst werden.

Die Stufen I bis III orientieren sich an den bereits erlernten Punkten der jeweiligen Leitbahnen. Auf Stufe IV werden – je nach Eignung für das jeweilige Krankheitsbild – ergänzende Behandlungsmöglichkeiten besprochen (Ohrakupunktur, Laserpunktur, chinesische Arzneitherapie u. a.). Manchmal ergibt sich die Begründung für einen Akupunkturpunkt erst bei fortgeschrittenem Kenntnisstand, obwohl der Punkt von der Leitbahn her schon auf einer niedrigeren Stufe gelernt wurde. Dann wird dieser Punkt erst in einer späteren Stufe besprochen und begründet.

Folgende Vorkenntnisse werden für die jeweilige Stufe empfohlen:

- Stufe I: Kenntnisse über die Punkte des ersten Umlaufs
- Stufe II: Kenntnisse über die Punkte der ersten zwei Umläufe (8 Meridiane), außerdem Kenntnis der acht diagnostischen Kriterien (*Ba Gang*)
- Stufe III: Kenntnisse aller paarigen Meridiane, der Sondermeridiane Lenkergefäß und Konzeptionsgefäß (*Ren Mai, Du Mai*) sowie der Fünf Elemente
- Stufe IV: Hier werden zusätzlich Hinweise zur Behandlung mit Ohrakupunktur, Laserpunktur oder Rezepten aus der Tra-

ditionellen Chinesischen Medizin gegeben. Die Stufe IV bietet gleichzeitig einen Überblick über alle bis dahin besprochenen Krankheitsbilder mit den geeigneten Punkten und Behandlungsmöglichkeiten.

In jeder Stufe werden die vorher gegebenen Behandlungsempfehlungen kurz wiederholt. Auf eine abermalige, ausführliche Erläuterung wird jedoch verzichtet.

Die Vorschläge der unteren Stufen reichen natürlich nicht in jedem Fall aus, um bereits eine optimale Behandlungsstrategie zu verfolgen. Sie sind jedoch als Einstieg in die ersten eigenen Erfahrungen mit der Akupunktur gut geeignet. Auf Stufe III entspricht der Kenntnisstand in etwa dem Wissen, welches bei den Grundprüfungen der wesentlichen Akupunkturgesellschaften erwartet wird (mit Ausnahme der Ohrakupunktur). Stufe IV ergänzt die Behandlungsstrategie durch zusätzliche therapeutische Maßnahmen, wie Rezepturen, ergänzend geeignete Verfahren wie TENS oder Laserpunktur, in Frage kommende Ohrpunkte usw.

Dieses Therapiebuch soll und kann eine fundierte Ausbildung und ein gutes Lehrbuch nicht ersetzen.

Erfolgsaussichten

Die Frage nach den Erfolgsaussichten ist manchmal schwer zu beantworten. Sie sind bei manchen Krankheiten außerordentlich gut (Heuschnupfen, Migräne, Rückenschmerzen). Andere Krankheiten sprechen generell auf jedwede Behandlung schlechter an, obwohl auch hier die Akupunktur bei etlichen Patienten viel bewirken kann (Tinnitus, Morbus Menière, Neurodermitis). Man kann sich die Erfolgschancen auch selbst verringern, indem man die Akupunktur erst dann vorschlägt, wenn die Patienten schulmedizinisch „austherapiert" sind. Klar, dass solche Patienten, die im herkömmlichen Sinn als therapierefraktär anzusehen sind, auch mit den erweiterten Möglichkeiten der TCM nicht immer im gewünschten Umfang profitieren können.

Es lohnt sich deshalb, die Akupunktur nicht zu spät vorzuschlagen, etwa wenn das sonstige therapeutische Repertoire schon völlig ausgeschöpft ist. An dieser Stelle möchte ich auch erwähnen, dass die Nadelakupunktur sich fast mit jeder konventionellen Therapie verträgt und nicht monoman als die allein selig machende Behandlungsoption anzusehen ist. Es kann auch nicht Ziel sein, Behandlungserfolge ausschließlich mit Akupunktur zu sammeln. Ziel ist es, im ganzheitlichen Sinn Erfolge für den Patienten zu erreichen.

Auf jeden Fall steigen die Erfolgsaussichten mit der Erfahrung des Behandlers. Häufig wird mit der Schmerztherapie oder allergischer Rhino-Conjunctivitis begonnen, später kommen andere funktionelle oder mehr internistische Erkrankungen dazu. Das Behandlungsspektrum für die Krankheiten, mit denen man anfängliche Erfahrungen gesammelt hat, erweitert sich. Der höhere Schwierigkeitsgrad einiger Erkrankungen (Tinnitus, Morbus Menière) zeichnet sich dadurch aus, dass hier eine individuelle Punktauswahl und Syndromdiagnostik für einen halbwegs akzeptablen Behandlungserfolg wirklich unabdingbar sind.

Was die Ausführungen in diesem Buch betrifft: Mit dem Kenntnisstand der Stufe III und IV sind die Erfolgsaussichten bei den vorgestellten Krankheitsbildern durchweg gut – zumindest so gut, dass sich ein Behandlungsversuch immer lohnt. Für den Erfolg ist auch die Erfahrung des Behandlers mit ausschlaggebend, den nur so können die aufgeführten Vorschläge zur Punktauswahl individuell auf den einzelnen Patienten angepasst werden. Man sollte daher frühzeitig damit beginnen, eigene Erfahrungen zu sammeln.

Yin und *Yang*

Yin und *Yang* sind ein Gegensatzpaar, mit dessen Hilfe die Welt be- oder umschrieben werden kann. Es ist auch geeignet, das Zustandekommen und die Wechselwirkung aller beobachteten Phänomene und Dinge zu erklären. Historisch wird im Taoismus unterstellt, dass aus dem *Tao* jede weitere Schöpfung entstanden ist. *Tao* wird übersetzt mit „Sinn", „Das Eine", „Das Absolute". Das ungegliederte *Tao* zieht die Polarität von *Yin* und *Yang* nach sich. Aus dem Spannungsfeld zwischen *Yin* und *Yang* entsteht dann durch die schöpferische Kraft des *Tao* alles, was in der Natur beobachtet werden kann.

Entsprechend stehen *Yin* und *Yang* für alle Gegensatzpaare, die in der Natur auftauchen (Tag und Nacht, Himmel und Erde, Hitze und Kälte, innen und außen …). *Yin* kann entsprechend ohne *Yang* nicht vorkommen, und umgekehrt ist es ebenso. Jedes „*Yin*" trägt auch etwas „*Yang*" in sich, und vice versa. Beide wandeln sich ständig in einander um. Letztlich handelt es sich um Begriffe, die für uns nur assoziativ verstanden werden können.

Beispiele:

Yin	*Yang*
ventral	dorsal
innen	außen
unten	oben
Kälte	Hitze
Speicherorgane	Hohlorgane
Nacht	Tag
weiblich	männlich
Unterfunktion	Überfunktion
Leere	Fülle
Blässe	Hyperämie
Degeneration	Infektion
Winter	Sommer
Wasser	Feuer
Statik	Dynamik
Materie	Energie
Ruhe	Bewegung
Parasympathikus	Sympathikus
Diastole	Systole
Dilatation	Kontraktion
Schatten	Licht

Für die therapeutischen Belange ist die Unterscheidung von Beschwerdebildern nach *Yin* oder *Yang* – Charakter essentiell. Eine feinere Unterteilung ergibt sich durch die acht Diagnostischen Kriterien *Ba Gang*. Die genaue Zuordnung der Krankheiten entscheidet über die optimale Punktauswahl, Nadeltechnik, Behandlungsstrategie und alle übrigen Behandlungsmodalitäten.

Die Acht diagnostischen Kriterien *Ba Gang*

Funktionsstörungen oder Erkrankungen können nicht nur durch das Gegensatzpaar von *Yin* und *Yang* beschrieben werden. Die TCM verwendet vielmehr vier Gegensatzpaare, also acht Kriterien, zur Beschreibung von Krankheiten:

Yin	*Yang*
Innen	Außen
Leere	Fülle
Kälte	Hitze

Yin und *Yang* sind dabei als übergreifende Kriterien zu sehen. Mit den acht *Ba Gang* können sowohl die Krankheitssyndrome selbst beschrieben werden, als auch krankheitsauslösende Faktoren.

Innere Krankheiten betreffen vor allem die Speicherorgane. Häufig handelt es sich um psychische Störungen. Akute innere Krankheiten sind etwas seltener, als Ursache sind meistens eine ungesunde Ernährung oder heftige Gefühle wie Angst, Schrecken und andere Erregungszustände festzustellen. Häufiger kommt es durch eine anhaltende Störung von außen, z. B. bei einer chronischen Erkrankung, sekundär zu Veränderungen des Innen. Für die Punktauswahl orientiert man sich oft an Zustimmungspunkten und den Unteren einflussreichen Punkten.

Äußere Erkrankungen liegen an der Körperoberfläche. Typisch sind Gelenkbeschwerden, Wetterempfindlichkeit und Neuralgien. Klimatische Veränderungen (Winde, Kälte, Hitze, Feuchtigkeit oder Trockenheit) wirken oft auslösend oder verschlimmern die Beschwerden. Das Krankheitsbild kann dann auch den auslösenden Faktoren entsprechen: Reißende Schmerzen bei Windeinfluss, Frösteln bei Kälte, Hautrötung oder -ausschlag bei Hitze, Ödeme und Schwellungen bei vermehrter Feuchtigkeit. Störungen durch Trockenheit sind bei uns eher selten. Bei äußeren Krankheiten werden die geeigneten Punkte oft über die entsprechenden Leitbahnen und Achsen (*Tai Yang, Yang Ming, Shao Yang* usw.) gefunden.

Ein Leerezustand geht mit Müdigkeit und Abgeschlagenheit einher. Blässe, niedriger Blutdruck, Kollapsneigung, Mundtrockenheit und plötzliche Schweißausbrüche können ebenso typisch sein wie Durchblutungsstörungen. Oft bestehen Verdauungsstörungen (z. B. Obstipation, oder dünne und schleimige Stühle) und ein langsamer, schwacher Puls. Der Zungenbelag ist dünn oder fehlt ganz. Die Ursache ist ein Mangel an der Lebensenergie *Qi* oder an Blut. Die Akupunkturpunkte werden tonisierend genadelt.

Demgegenüber sind Füllestörungen durch Krämpfe, Muskelverspannungen, hohen Blutdruck oder Hyperämie gekennzeichnet. Häufig sind bei diesen Patienten auch Schlafstörungen. Die Patienten wirken oft agil bis unruhig, nervös und rastlos. Ein eventuell vorhandener Zungenbelag ist oft dick, der Puls kräftig. Hier ist eine sedierende Behandlung angezeigt.

Kältestörungen können auftreten, wenn Kälte als krankmachender Faktor auf einen Organismus mit geschwächtem *Qi* einwirkt. Symptome sind Frieren, Blässe und häufige Erkältungskrankheiten. Auch dünne Stühle bis zu wässrigen Durchfällen sind möglich. Der Zungenbelag ist typischerweise weißlich, der Puls ruhig und langsam. Wenn gleichzeitig Leerezeichen vorliegen, sollte an den entsprechenden Punkten eine Moxibustion durchgeführt werden.

Hitzezeichen sind Fieber, Hyperämie, Schmerz, dunkler Urin und innere Unruhe. Oft kommt es zu Durst nach kalten Getränken. Wärme – z. B. ein Wannenbad – verschlechtert die Beschwerden eher. Der Zungenkörper ist von roter Farbe, ein Zungenbelag gelblich. Der Puls ist beschleunigt. Moxibustion ist bei diesen Patienten kontraindiziert.

Von den häufig vorkommenden Übergängen und Mischformen soll man sich nicht verwirren lassen. Die wesentliche Bedeutung der *Ba Gang* liegt darin, dass sich anhand der acht Kriterien bereits Strategien zur Punktauswahl ergeben.

Äußere pathogene Faktoren

Äußere (klimatische) Faktoren, die krankheitsauslösend wirken können, sind in der TCM Wind, Hitze, Kälte, Trockenheit und Feuchtigkeit. Sie lassen sich den Fünf Elementen (Holz, Feuer, Erde, Metall, Wasser) entsprechend zuordnen. Diese Faktoren sind – ebenso wie die acht *Ba Gang* oder die Bedeutung von *Yin* und *Yang* – nicht einfach wörtlich zu nehmen, sondern beschreiben jeweils ein komplexes Geschehen. Die Bezeichnungen Hitze, Kälte usw. sind deshalb assoziativ zu verstehen.

Solche Assoziationen finden sich auch in unserer Sprache. So kann das Wort „Küche" eine Ansammlung besonderer Möbelstücke (Ober- und Unterschränke mit Spüle, Einbauherd und Kühlschrank) oder ein Zimmer, in dem gekocht wird, bezeichnen. Es kann aber auch die Leistungsfähigkeit eines Restaurants mit dem Begriff „Küche" assoziiert werden – hier ist gutes Essen in angenehmer Umgebung gemeint!

Wind als krankmachender klimatischer Faktor beeinflusst besonders den oberen Teil des Körpers (Gesicht, Nacken), die Atemwege und die Haut. Kälte oder Feuchtigkeit können die pathogene Wirkung deutlich verstärken. Die Symptome sind oft wechselhaft und treten plötzlich auf. Wind-Schmerzen sind einschießend, reißend oder ziehend, Wind-Fieber schwankt häufig stark. Innere Wind-Störungen sind z. B. Zittern, Schwindel, Ohrensausen, aber auch Apoplexie ist eine Wind-Krankheit. Bei geschwächter Verfassung kann andauernder Wind-Einfluss die Leber schädigen. Der Zungenbelag ist weiß.

Hitze wird ebenfalls als äußerer pathogener Faktor aufgefasst, kann aber oft zu inneren Störungen führen. Entzündungszeichen sind ebenso typische Hitze-Symptome wie Schwellungen als Zeichen innerer Hitze. Bei längerem Hitze-Einfluss wird der Funktionskreis Herz gestört mit zunehmenden psychischen Symptomen (Müdigkeit, Schwindel, Bewusstseinstörungen, verlangsamtes Denken, psychosomatische Störungen). In der Diagnostik sind ein schneller Puls (Tachykardie) und ein dunkler oder gelblicher, bräunlicher Zungenbelag wegweisend.

Feuchtigkeit bedeutet Trägheit, Schwere, Stillstand. Symptome sind schwere Gliedmaßen, Steifigkeit (rheumatische Beschwerden), Müdigkeit und Abgeschlagenheit. Der Funktionskreis Milz wird häufig von Feuchtigkeit gestört. Es kommt dann zu Schwellungen und Stauungsbeschwerden. Die Funktion des Bindegewebes ist gestört. Die Zunge hat oft Zahneindrücke am seitlichen Rand und ist sehr feucht, eventuell sogar mit einem klebrigen Belag.

Kältesymptome treten plötzlich auf: Frösteln, Frieren, Wunsch nach Wärme, Blässe. Die psychischen Aktivitäten sind verlangsamt, die Stimmung ist gedrückt. Kälte ist ein *Yin*-Symptom. Länger bestehender Kälteeinfluss kann deshalb eine *Yang*-Schwäche nach sich ziehen. Dann werden Schmerzen stechend und krampfartig. Moxibustion ist dann eine wichtige Behandlungsform. Der Puls ist langsam (Bradykardie), die Zunge weißlich belegt oder blass. Der Belag kann auch ganz fehlen.

Trockenheit kommt oft mit Hitze gemeinsam vor (trockene Schleimhäute oder Haut, trockener Husten ohne Auswurf). Sie hat aber insgesamt eine eher geringe Bedeutung als pathogener Faktor. Typisch ist die trockene Zunge, die fast keinen Belag aufweist.

Innere emotionale Faktoren

Gefühle im Übermaß und von zu großer Heftigkeit können ebenfalls zu Krankheiten führen. Die wichtigsten Emotionen werden – wie bei den Fünf Elementen – einzelnen Organfunktionskreisen zugeordnet. Dabei kann wiederum nach *Yin*- und *Yang*-Organen bzw. *Zang*- (Speicher-) und *Fu*- (Hohl-) Organen unterschieden werden.

Tabelle: Innere emotionale Faktoren

Da es sich meist um Innen-Störungen handelt, kommt beim Ausgleich gestörter Emotionen den *Zang*- (Speicher-) Organen die größere Bedeutung zu. Beachte: Die einzelnen Emotionen können sowohl im Übermaß, als auch in einem Mangel vorliegen.

Innere emotionale Faktoren

Emotion	zu viel	zu wenig	Element	***Zang*-Organ**	***Fu*-Organ**
Zorn, Wut	jähzorniger Choleriker	(aggressiv-) gehemmt	Holz	Le	Gb
Freude Erregung	manisch hyperaktiv	keinerlei Kreativität, angepasst	Feuer	He, Pe	Dü, 3E
Sorge, Grübeln	stets in Sorge	keinerlei Problem-bewusstsein	Erde	Mi	Ma
Depression	tiefe Introspektion	vermeidet jede Selbst-erkenntnis	Metall	Lu	Di
Angst	macht aus jeder Mücke einen Elefanten	leichtsinnig	Wasser	Ni	

Die Fünf Elemente

So wie die erlebte Welt im Taoismus durch das Spannungsfeld bzw. die Wechselbeziehung zwischen *Yin* und *Yang* beschrieben werden kann, lassen sich die Abläufe in der Natur auch durch das Wechselspiel zwischen den Fünf Elementen oder Wandlungsphasen Holz – Feuer – Erde – Metall – Wasser darstellen. So wie *Yin* und *Yang* sich gegenseitig bedingen, folgen die Fünf Elemente in einem stetigen Kreislauf aufeinander und regeln sich gegenseitig. Störungen dieses harmonischen Gleichgewichts entstehen nach chinesischer Vorstellung beispielsweise durch Mangel oder auch durch Stauung („Stagnation") des *Qi*. Dadurch können im weiteren Verlauf auch Störungen im Bereich der jeweils nachfolgenden Elemente auftreten.

Den einzelnen Elementen sind nicht nur die bekannten Organfunktionskreise zugeordnet. Das Entsprechungssystem erstreckt sich vielmehr auch auf die Jahreszeiten, das vorherrschende Wetter bzw. die klimatischen Bedingungen, Farbe, Geschmack und Emotionen. Außerdem gibt es Assoziationen zu den Sinnesorganen, den verschiedenen Gewebsschichten und anderen Vorgängen im Bereich von Körper oder Psyche.

„Eselsbrücke" für die Fünf Elemente:

Holz wächst besonders gut im Frühjahr. In dieser Jahreszeit schießen viele grüne Pflanzen in die Höhe. Auch die Gefühle schlagen Purzelbäume, und manchmal läuft sogar die Galle über. Die Kontrolle über die Psyche ist besonders wichtig. Der Funktionskreis Leber und Gallenblase wird oft mit einem General verglichen, der seine Truppe führt und steuert.

Feuer kann aus Holz entstehen. Die Hitze plagt besonders im Sommer, man muss Schwitzen und schläft vielleicht schlecht. Auch das Herz (und der Kreislauf) können sehr feurig sein. Kreativität und schöpferische Ideen können so besonders gut gedeihen.

Erde bleibt übrig, wenn Holz durch das Feuer verbrannt wird. Im späten Sommer ist Erde oft etwas feucht und klebrig, wie Lehm. Lehmige Erde ist schwer und hält Flüssigkeiten fest. So ist auch die Milz für die Feuchtigkeit und das Fließen bzw. Stocken der Körpersäfte verantwortlich.

Metall (Herbst) wird aus der Erde gewonnen. Es ist ein trockenes Element, das durch Zufuhr von Luft (Sauerstoff – Lunge!) aus dem Erz in der Erde entsteht. Aus Metall werden Rüstungen gefertigt, so ist auch der Bereich Lunge – Dickdarm für die Abwehrenergie *Wei Qi* gegen äußere Einflüsse zuständig.

Wasser ist das typische Element des Winters. Wasser sammelt sich im Erdboden, gefriert manchmal und kann so Stoffe aus dem Boden in sich binden. Das zugehörige Organ ist natürlich die Niere. Durch das Wasser entsteht im Frühjahr wieder neues Holz.

Das Befragen und Untersuchen des Patienten ergeben häufig schon Hinweise, in welchem Bereich möglicherweise eine Störung vorliegen könnte und welcher Art sie ist. Außerdem sollte auch nach den äußeren Umständen und Modalitäten gefragt werden, unter denen die Symptome auftreten. Die Auslöser der Beschwerden sind ebenso wichtig, besonders die Frage nach Hitze-, Kälte- oder Windeinwirkung. Auch Emotionen als auslösender, pathogener Faktor sind von Bedeutung. Manchmal gibt schon die Tageszeit einen Hinweis auf den betroffenen Funktionskreis („Organuhr“: Maximalzeiten der jeweiligen Meridiane). – Druckempfindlichkeit, z. B. an Akupunkturpunkten, kann ein Hinweis auf einen Füllezustand sein.

Dazu hat sich der Entwurf des folgenden Anamnesebogens, auf dem die jeweiligen Angaben angekreuzt oder eingetragen werden, bewährt:

Tabelle: Anamnesebogen

Die Punktauswahl nach den Kriterien der Fünf Elemente ist bei zahlreichen funktionellen Störungen, psychosomatischen und inneren Krankheiten sehr Erfolg versprechend. Bei orthopädischen Störungen und zahlreichen Schmerzzuständen ist es oft besser, sich an den Meridianachsen zu orientieren. In jedem Fall besteht bei anhaltender Therapieresistenz die Möglichkeit, auf das jeweils andere System auszuweichen.
In diesem Buch entsprechen die Behandlungsvorschläge auf Stufe II und Stufe III im Wesentlichen den beiden unterschiedlichen therapeutischen Konzepten, die der Fünf Elemente – Lehre und den Acht diagnostischen Kriterien *Ba Gang* auf Grundlage der Lehre von *Yin* und *Yang* entsprechen.

Anamnesebogen
Zeit:
Wetter:
Druckempfindlichkeit:
Temperaturempfindlichkeit:

Fünf Elemente	Holz	Feuer	Erde	Metall	Wasser
Jahreszeiten	Frühling	Sommer	Spätsommer	Herbst	Winter
Organe (*Yin*)	Leber	Herz	Milz	Lunge	Niere
Hohlorgane (*Yang*)	Gallenblase	Dünndarm	Magen	Dickdarm	Blase
Wetter	Wind	Hitze	Feuchtigkeit	Trockenheit	Kälte
Farbe	grün	rot	gelb	weiß	schwarz
Geschmack	sauer	bitter	süß	scharf	salzig
Gefühle	Zorn	Freude	Besorgnis	Traurigkeit	Angst
Sinnesorgane	Augen	Zunge	Mund	Nase	Ohren
Körperschicht	Muskeln Nagelstruktur, Kontrolle Wut und Aggression, Periode, Koordination	Gefäße Schlaf, Blutdruck, Gedächtnis Hitzegefühl Schwitzen Konzentration	Bindegewebe Appetit, Durst	Haut, Haar Stuhlgang, Atmung	Knochen Urin, Gelenke, Zähne, Kopfhaar

Chinesische Arzneimittellehre

Die Wirkung eines Arzneistoffes wird in der TCM nach anderen Kriterien beurteilt als in der westlichen Medizin. Dem Geschmack, dem Charakter, aber auch dem Aussehen einer Arznei kommt große Bedeutung zu. Ginsengwurzeln, die wie ein Homunkulus mit Armen, Beinen und Kopf gewachsen sind, werden zu erheblich höheren Preisen als ungeformte Wurzelstücke gehandelt. Oft werden Arzneien auch entsprechend dem System der Fünf Elemente beurteilt. Den Fünf Elementen sind entsprechende Geschmacksrichtungen zugeordnet. Diese Zuordnung gilt übrigens auch für Nahrungsmittel und wird in der traditionellen chinesischen Küche entsprechend berücksichtigt.

Element	Geschmacksrichtung
Holz	sauer
Feuer	bitter
Erde	süß
Metall	scharf
Wasser	salzig

Arzneien können auch kühlend oder erwärmend wirken.

Vorwiegend werden Pflanzen und Pflanzenbestandteile, aber auch Mineralien sowie Drogen tierischer und anderer Herkunft verwendet.

Außerdem ist entscheidend, wie eine Rezeptur zusammengesetzt und komponiert wird. Denn erst das gelungene Zusammenspiel der Musiker macht ein gutes Orchester aus. Im alten China wurde die Zusammensetzung einer Rezeptur allerdings mehr mit militärischen und politischen Rängen verglichen:

Bestandteile des Rezeptes, die sich gegen das Hauptleiden richten, werden als Kaiserarznei bezeichnet. Diese Hauptwirkung wird durch Minister unterstützt. Adjutanten haben meistens eine harmonisierende Funktion und sollen die Wirkung der einzelnen Bestandteile aufeinander abstimmen. Für weitere Ingredienzen werden ebenfalls militärische Bezeichnungen („Gesandter") verwendet, die sich an Funktion und Bedeutung der Stoffe anlehnen. Insgesamt ist die Komposition der Rezepte wichtiger als die exakte Menge der Einzelstoffe, so dass die Mengenangaben einer gewissen Schwankungsbreite unterliegen und nicht etwa im Milligrammbereich abgewogen werden müssen.

Weil die Zahl an möglichen Syndromen relativ beschränkt ist, gibt es ca. 250 traditionelle Rezepturen, die allerdings mit verschiedenen Variationen überliefert sind. Insgesamt sind etwa 600 Rezepte bekannt und individuelle Anpassungen selbstverständlich erlaubt. Die hier vorgestellten Rezepte und die entsprechenden Erläuterungen stammen ganz überwiegend aus: Maciocia, Giovanni: Die Praxis der Chinesischen Medizin (1997), sowie Bensky, Dan und Barolet, Randall: Chinesische Arzneimittelrezepte und Behandlungsstrategien (1996).

Manchmal werden die Arzneien als Pulver oder Pille verabreicht. Üblich ist jedoch das Anfertigen eines Dekoktes. Die Art und Weise, wie der Dekokt dann bereitet wird, variiert je nach chinesischer Region. Die häufigsten Unterschiede betreffen die Dauer des Abkochens, und die Häufigkeit, mit der der „Bodensatz" wieder aufgegossen und erneut eingekocht wird. Dekokte werden bis zu zwei Stunden oder auch länger geköchelt. Bestandteile, die ätherische Öle freisetzen – z. B. Minze – werden oft erst kurz vor der Fertigstellung des Dekoktes zugefügt. Die flüchtigen Bestandteile würden sich sonst verlieren. Damit wäre auch der typische Charakter der Rezeptur nicht mehr gegeben. (Ätherische Stoffe haben meist eine kühlende Wirkung. Sie sind bei Hitzezuständen indiziert, oder gleichen eine übermäßig wärmende Wirkung anderer Bestandteile aus.) Zur Zubereitung sollen keine Gefäße aus Metall (Eisen, Aluminium) verwendet werden. Die Metalle könnten eine Wechselwirkung mit den Ingredienzien der Rezeptur entfalten, die die gewünschte Wirkung beeinflusst.

Weil Dekokte in der westlichen Medizin ungewöhnlich sind – die Patienten sprechen gern von einem Tee – empfiehlt es sich, dem Kranken eine genaue Zubereitungsanleitung mit dem Rezept auszuhändigen. Der Hinweis, den Dekokt wegen des oft bitteren Geschmacks mit einem Strohhalm einzunehmen, ist für die Compliance wichtig.

Häufig ergeben sich auch Probleme, die einzelnen Bestandteile zu beziehen. Die Apotheken sind oft nicht in der Lage, die vielen denkbaren Einzelstoffe zu bevorraten. Meine Patienten erhalten deshalb ein Merkblatt mit der individuellen Rezeptur, der Zubereitungsanleitung, einer allgemein gehaltenen Erklärung des Rezeptes, der Einnahmevorschrift und möglichen Bezugsquellen.

Die Angaben zu den möglichen Bezugsquellen können nicht vollständig sein, worauf ich die Patienten auch hinweise. Oft wird mit diesem Zettel einfach die nächste Apotheke aufgesucht, die natürlich auch bei den angegebenen Importeuren die verordneten Mengen beziehen kann und dann dem Patienten aushändigt. Allerdings kann sich dieses Vorgehen nachteilig auf den Preis der Verordnung auswirken.

Prinzipiell kann die Behandlung mit den meisten Rezepten auch längerfristig durchgeführt werden, wenn nicht andere Erkrankungen dem entgegenstehen. Oft reicht jedoch eine Therapie über ein bis zwei (oder vier) Wochen schon aus, um eine deutliche Besserung zu bewirken.

Wichtige Hinweise:

1. Die in diesem Buch angegebenen Rezepturen sind Beispiele, die sich bei den konkret geschilderten Patienten bewährt haben. Je nach vorliegendem Symptomenkomplex kann daher bei anderen Patienten ein anderes Rezept oder eine Abwandlung der Rezeptur erforderlich sein.
2. Wirkungen, Nebenwirkungen und Kontraindikationen sind zu beachten – je nach anderen vorliegenden Erkrankungen, Allergien und Begleitbeschwerden. Wenn auch die in diesem Buch vorgestellten Rezepte nach meiner persönlichen Erfahrung gut verträglich und bewährt sind, so kann dies den Behandler nicht von seiner eigenen Sorgfaltspflicht bei der Empfehlung bzw. Verordnung der Rezepturen entbinden.
3. Häufig genügen bereits wesentlich geringere Dosierungen, als die hier von mir aus der übersetzten Originalliteratur zitierten Angaben. Um eine hinreichende Wirkung zu erzielen, kann man die Verordnungsmengen beispielsweise auf ein Fünftel bis ein Zehntel (bei Kindern) reduzieren, oder die verordnete Menge über einen längeren Zeitraum einnehmen lassen.

Ein Beispiel für einen Verordnungsbrief (zum Abändern nach den individuellen Vorlieben des Lesers, zur Übernahme in den Praxiscomputer als standardisierten Textblock) ist hier vorgestellt.

Verordnungsbrief

(Briefkopf)

Rezept zur Behandlung von schmerzhaften Blockaden nach der Kräuterlehre der Traditionellen Chinesischen Medizin (TCM)
Das folgende Rezept „Dekokt, das schmerzhafte Blockaden beseitigt", tonisiert (regt an) und harmonisiert das Abwehr- und Nähr-*Qi*, eliminiert (beseitigt) Wind und überwindet Nässe. Es ist nach der chinesischen Vorstellung deshalb besonders gut bei außen liegenden Erkrankungen, die durch Nässe, Kälte oder einen Mangel an Abwehrenergie ausgelöst wurden, geeignet. Schulmedizinisch finden sich typischerweise Blockaden der Muskulatur und der Gelenke (Myogelosen, Osteoarthritis, rheumatoide Arthritis) mit Steifheit von Nacken und Schulter. Außerdem können Taubheit in Armen oder Beinen, Schweregefühl und Bewegungseinschränkungen vorkommen.

Rezeptur (üblich ist die 14-fache Menge für 2 Wochen):

Nr.	Lateinischer Name	pro Tag
1	Radix et Rhizoma Notopterygii	4,5 g
2	Rhizoma Curcumae Longae	4,5 g
3	Radix Angelicae Sinensis	4,5 g
4	Radix Astragali Membranacei in Honig gebraten	4,5 g
5	Radix Paeoniae Rubrae	4,5
6	Radix Saposhnikoviae	4,5 g
7	Radix Glycyrrhizae Uralensis in Honig gebraten	1,5 g
8	Rhizoma Zingiberis Officinalis Recens	3 g

Die Kaiserarzneien (1 und 3) lindern zusammen Schmerzen. (3) belebt außerdem das Blut.
Im Original wurde auf (8) verzichtet und die 10-fache Menge des übrigen Rezeptes zermahlen. Das Pulver wurde mit 5 Stücken Rhizoma Zingiberis Officinalis Recens (8) als Arzneitrank eingenommen. Das Rezept ist in Amerika in fertig zubereiteter Form erhältlich.

Zubereitung:

Die richtige Zubereitung ist für die gute Wirkung des Dekoktes außerordentlich wichtig!
Eine Tagesdosis Kräutermixtur im kalten Wasser ca. 30 Minuten in einem Edelstahlkochtopf (bitte kein Aluminium oder Eisen! Emaille geht auch) passender Größe mit Deckel einweichen.
Den Wasserstand prüfen. Die Kräuter müssen eine Fingerbreite mit Wasser bedeckt sein (ca. 450 ml).
Danach aufkochen und ca. 25–30 Minuten köcheln lassen.
Die Flüssigkeit in einer Thermosflasche sammeln.
Den Kräuterrückstand noch 1-mal (bis 2-mal) mit Wasser nachfüllen, aufkochen und 20–30 Minuten lang köcheln lassen. Die gesamte Flüssigkeit wird in der gleichen Thermosflasche gesammelt.
Der Dekokt wird 3-mal pro Tag, etwa 30 Minuten vor der Mahlzeit, warm ausgetrunken. Mit Trinkhalm trinken, wenn es zu bitter schmeckt. Damit kann man den bitteren Geschmack etwas umgehen.
Mir bekannte Bezugsquellen (ohne Garantie auf Vollständigkeit):

Name	Straße	Plz., Ort	Telefon	Fax	Besonderheiten
Chinesische Heilkräuter	Herner Str. 299	44809 Bochum	0234-9536630	0234-538507	ggf. Versand über Apotheke
Herba Natura	Schafweg 5	46485 Wesel	0281-530804	0281-530804	
China Medica	Postfach 11	83735 Bayrischzell	08023-653		
Biomed	Mühlfeldweg 39	86984 Prem/ Oberbayern	08862-98890	08862-7171	Granulate und Tabletten
Chinamed	Holzhausen 10	83317 Teisendorf	08666-7951		
Hubertus Apotheke	Barmer Strasse 30	40545 Düsseldorf	0211-551260	0211-553437	fertigt auch Extrakte (Dekokt) an

Informieren!

Die Information der Patienten über die Akupunktur kann natürlich auch durch eine im Flur aufgehängte Wandkarte mit den wichtigsten Akupunkturpunkten unterstützt werden. Sie hat den großen Vorteil, dass man bei einer anfänglichen Unsicherheit über die Bezeichnung eines gestochenen Punktes schnell mal nachschauen kann, um die soeben durchgeführte Behandlung korrekt zu dokumentieren.

Vor Behandlungsbeginn sollte der Kassenpatient unterschreiben, dass er ausdrücklich eine privatärztliche Behandlung wünscht. Die Bitte um diese Unterschrift lässt sich leicht (und auch zutreffend) begründen. Die Krankenkasse hat das Recht zu prüfen, ob der Patient hinreichend über die Folgen einer Privatbehandlung – denn er bekommt ja eine Rechnung, die er dann begleichen muss – informiert wurde. Wichtig ist auch der Hinweis für den Patienten, dass diese Unterschrift für ihn selbst keine nachteiligen Konsequenzen hat.

Wenn der Patient sich zur Durchführung von Behandlungen entschlossen hat, sollten Termine vereinbart und möglichst auch pünktlich eingehalten werden. Nach dem Setzen der Nadeln muss der Patient noch bis zum Behandlungsende in der Praxis bleiben, so dass auch für den Patienten ein höherer Zeitbedarf als bei der sonst so oft beklagten Fünf-Minuten-Medizin deutlich wird. Der Arzt muss auch für sich selbst genügend Zeit einplanen, um sich in Ruhe auf den Patienten einstellen und eventuelle Fragen vor der erneuten Nadelung beantworten zu können. Oft ist es auch hilfreich, für die ersten Behandlungen einen doppelten Termin einzuplanen. Kurze Erläuterungen zur jeweiligen Behandlung kommen gut an und entsprechen dem legitimen Bedürfnis des Patienten nach Information.

„Kochrezepte"

Kochrezepte sind eine zwiespältige Sache in der Traditionellen Chinesischen Medizin. Die TCM orientiert sich streng an der individuellen Symptomatik des Beschwerdebildes. Daher ist es schwierig, für ein bestimmtes Krankheitsbild eine Behandlungsempfehlung auszusprechen, die auch bei jedem anderen Patienten Gültigkeit besitzt. Deshalb gibt es nur wenige Punktkombinationen zur Behandlung einer genau definierten Diagnose im Sinn der westlichen Medizin, die statistisch in einer Studie getestet sind.

Für einfache Behandlungsempfehlungen spricht, dass sie für den Anfänger eine unverzichtbare Erleichterung darstellen. Einige Störungen sind mit der TCM bereits bei geringen Kenntnissen einigermaßen gut behandelbar, so dass ein erhöhter therapeutischer Aufwand mit Vertiefung in die chinesische Energetik mit Zungendiagnostik, den Fünf Elementen oder den Acht diagnostischen Kriterien nicht bei jedem Patienten für einen zufrieden stellenden Behandlungserfolg zwingend erforderlich ist.

Bei anderen Krankheitsbildern oder sich nicht einstellendem Erfolg ist hingegen eine Vertiefung in die chinesische Medizin unabdingbar. Diese Vertiefung wird besonders dem fortschreitenden Akupunkteur viel Freude bereiten. Durch die Lehre der chinesischen Syndrome können komplexe Beschwerdebilder der Patienten erklärt werden, die sich schulmedizinisch nicht befriedigend deuten lassen. Dies ist aus psychosomatischer Sichtweise besonders wichtig. Auch der Patient erhält einen besseren Zugang zu seinem Krankheitsbild, bei gleichzeitig erhöhter Erfolgsrate der Akupunktur.

Für den Anfänger erscheinen „Kochrezepte" einfach und vielleicht sogar manchmal unverzichtbar. Eine komplexere, höher qualifizierte Akupunktur ist damit jedoch nicht machbar. Es sollten immer die individuellen Gegebenheiten berücksichtigt werden.

Kurze Hinweise zur Strategie bei der Punktauswahl

Zur Punktauswahl werden unterschiedliche Regeln angeboten, nach denen man sich richten kann. Tatsächlich sind diese Regeln inzwischen sehr zahlreich geworden. Leider ist es deshalb schwierig, eine gewisse Verbindlichkeit zu erreichen, aber im Einzelfall können Regeln eine hilfreiche Richtschnur darstellen.

Bei der ersten Behandlung sollten nur wenige Punkte mit vorsichtiger (tonisierender) Technik genadelt werden. Wenn man nicht absolut sicher ist, dass der Meridian sich in Fülle befindet, sollte keine sedierende Nadeltechnik eingesetzt werden. Bei den folgenden Sitzungen können dann zusätzliche Punkte und tonisierende Stichtechnik verwendet werden.

Bei akuten Störungen werden Fernpunkte bevorzugt, bei chronischen Krankheiten nahe gelegene Punkte.

Prinzipiell können Punkte symmetrisch auf beiden Seiten genadelt werden. Wenn dadurch zu viele Nadeln erforderlich werden, wird die Seite bevorzugt, auf der das zugehörige Organ liegt.

Punkte auf dem Meridian auswählen, der durch das erkrankte Gebiet zieht.

Bei Myogelosen werden Ah-Shi-Punkte (Locus dolendi) gestochen. Außerdem sind bei Dorsalgien Punkte auf dem Blasenmeridian wichtig. Hilfreich ist auch die Behandlung über den gekoppelten Meridian (Lu/Di, Ma/Mi usw.)

Ebenso wichtig ist die Behandlung über die Meridianachse (*Yang Ming* entsprechend Ma/Di, *Tai Yang* entsprechend Dü/Bl, *Shao Yang* entsprechend Pe/3E, usw.). Die Therapie über die Achsen und Leitbahnen hilft besonders gut bei Außen-Krankheiten sowie bei akuten Störungen mit Schmerzzuständen oder Krankheitsbildern des Bewegungssystems.

An den *Yuan*-(Quell-)Punkten kann, je nach Kondition, sowohl sedierend als auch tonisierend behandelt werden.

Die fünf Antiken Punkte entsprechen den Fünf Wandlungsphasen und werden entsprechend eingesetzt: Der 2. Antike Punkt kühlt nach chinesischer Vorstellung Hitze und ist deshalb bei

Hitzestörungen oder Fieber geeignet. Der 5. Antike Punkt ist sehr wirksam bei Krankheiten, die durch äußere Faktoren (Wetter, Klima) hervorgerufen worden sind (Ausleitungspunkt).

Bei psychischen Störungen lassen sich Punkte des äußeren Astes auf dem Blasenmeridian gut einsetzen.

Innere Krankheiten bzw. Krankheiten innerer Organe (Speicherorgane) lassen sich durch die kombinierte Verwendung der Zustimmungs- und Quellpunkte gut bessern.

Krankheiten der *Yang*-Organe (Hohlorgane) sprechen gut auf die Kombination von Zustimmungspunkt mit Alarmpunkt und unterem einflussreichen Punkt UEP an.

Stark wirksame Punkte und Meisterpunkte einsetzen! Die acht einflussreichen Meisterpunkte sind:

KG12	*Fu*-Organe (Hohlorgane), Magen, mittlerer Drei Erwärmer
Le13	*Zang*-Organe
KG17	Atmung, Vereinigungspunkt aller *Yin*-Meridiane
Lu9	Blutgefäße
Gb34	Muskeln und Sehnen, Koordination und Bewegung
Bl17	Blut
Bl11	Knochen
Gb39	Knochenmark

Besonders geeignet sind Punkte, die mehrere Auswahlkriterien gleichzeitig erfüllen und sich mit den anderen Punkten der Kombination gut vertragen.

Kontraindikationen

Eine relative Kontraindikation stellt die Schwangerschaft dar, besonders im letzten Trimenon. Durch die Nadelung soll weder eine vorzeitige Wehentätigkeit ausgelöst, noch eine Wehenschwäche bewirkt werden. Punkte an den Beinen und hormonell wirksame Punkte werden deshalb – wohl auch aus juristischen Gründen – nicht empfohlen. Andererseits ist die Akupunktur in der Schwangerschaft eine besonders hilfreiche Möglichkeit, ohne die Angst vor Medikamentennebenwirkungen alle möglichen Störungen zu bessern. Studien konnten die Wirksamkeit bei Schwangerschaftserbrechen oder auf eine Verkürzung des Geburtsverlaufes bei Erstgebärenden eindrucksvoll belegen.

Eine Marcumartherapie ist ebenfalls nur eine relative Kontraindikation. Man sollte allerdings Punkte vermeiden, die tief in Muskelschichten liegen, und ggf. auf andere, problemlose Methoden wie eine Laserpunktur, Akupressur oder Moxibustion ausweichen. Bei anderen weiter gehenden Gerinnungsstörungen soll keine Akupunktur durchgeführt werden.

Erfahrungsgemäß ist die Akupunktur bei Beschwerden, die durch eine neurotische Depression entstanden sind, unwirksam – ebenso wie fast jede andere Therapieform. Diese Patienten missbrauchen die Akupunktur nur, um darstellen zu können, wie krank sie sich wirklich fühlen, da nicht einmal die Akupunktur geholfen hat! Jede wirksame Behandlung würde naturgemäß den sekundären Krankheitsgewinn dem Patienten entziehen. Krankheit hat häufig eine stabilisierende Wirkung, auf die nicht jeder Leidende verzichten kann. Hier kann eine begleitend zur Psychotherapie durchgeführte Behandlung dem Patienten jedoch helfen, von seiner Krankheitsfixierung entspannt Abstand zu gewinnen und sich dann mit realistischen Verhaltensalternativen befassen, um seine Neurosen zu bewältigen. Hier ist viel therapeutisches Geschick und ein langer Atem, auch des Behandlers, gefordert.

Eine weitere Kontraindikation stellen Psychosen dar. Es ist ohne weiteres nachvollziehbar, dass ein unter Verfolgungsideen leidender Mensch eine Nadeltherapie nicht tolerieren und als Angriff auf seine Integrität fehldeuten kann. Auch eine endogene Depression ist als kontraindiziert anzusehen.

Entzündete Hautareale dürfen nicht gestochen werden. Infektionskrankheiten bedürfen einer spezifischen Therapie.

Wie bei jeder anderen Behandlungsmaßnahme stellen fehlende oder unvollständige Aufklärung des Patienten ebenfalls eine Kontraindikation dar. Gleiches gilt bei ungenügender Ausbildung des Behandlers oder fehlender, schulmedizinischer Diagnostik. Nichts wäre fataler, als eine potentiell lebensgefährdende Krankheit zu übersehen oder zu verschleppen!

Diabetes mellitus mit Abwehrschwäche stellt kaum eine Kontraindikation dar. Hier ist dem erhöhten Infektionsrisiko durch eine ausreichende Hautdesinfektion zu begegnen.

Eine primäre Krebstherapie ist nicht mit Akupunktur durchzuführen, wohl aber eine Krebsbegleittherapie bei Schmerzen, therapiebedingtem Erbrechen, usw.

Tipps und Hinweise zur Organisation in der Praxis

Schon aus strategischen Gründen der Praxisführung wird niemand seine Praxis abrupt und vollständig auf eine rein naturheilkundliche Ausrichtung, in der vielleicht ausschließlich Traditionelle Chinesische Medizin angeboten wird, umstellen. Vielmehr sollte eine stetige, aber allmähliche Integration der TCM erfolgen. Das wird nicht nur von den Patienten besser akzeptiert. Auch der Praxisinhaber sammelt seine Erfahrungen und Erfolge allmählich. Das Ausmaß, in dem Akupunktur bei den einzelnen Erkrankungen angeboten wird, bestimmt der Arzt zu jeder Zeit selbst.

Prinzipiell muss der Arzt selbst den Patienten auf die Möglichkeit zur Durchführung einer Akupunktur hinweisen. Nur so kann in einem persönlichen Gespräch geklärt werden, welche Fragen der Patient vor einer Entscheidung über eine von ihm selbst zu bezahlende Behandlung hat. Der Aufklärungsbedarf ist hier erfahrungsgemäß sehr unterschiedlich. Daher ist die Akquisition von Patienten – zumindest in der Anfangsphase – nicht an die Arzthelferin delegierbar. Wenn erst die regelmäßige Durchführung von Akupunkturbehandlungen in der Praxis etabliert ist, wachsen der Kenntnisstand und das Zutrauen der Helferinnen zu der ungewohnten Behandlungsmethode. Dann können nachfragende Patienten auch vom Praxisteam unterstützend und in positivem Sinn informiert werden.

Wichtige, häufig gestellte Fragen der Patienten betreffen die zu erwartenden Kosten, die Möglichkeit der Kostenerstattung durch die Krankenkassen, Dauer und Intervall der Behandlungen, Zahl und Schmerzhaftigkeit der Nadelstiche und natürlich die Erfolgsaussichten. Meistens besteht auch Aufklärungsbedarf über den Wirkmechanismus oder die wissenschaftliche Rationalität der TCM. Es ist sicher hilfreich, dem Patienten nach einem ersten Informationsgespräch ein selbst entworfenes Merkblatt mit nach Hause zu geben, das die Antworten auf die häufigsten Fragen und eventuell Hinweise zur Behandlung der spezifischen Erkrankung enthält. Einige Entwürfe für solche Merkblätter, wie sie in unserer Praxis eingesetzt werden, finden sich im Anhang.

Keinesfalls sollte man den Patienten zu einer Behandlung drängen, auch wenn man von der Indikation im speziellen Fall hundertprozentig überzeugt ist.

Stufe I

Akne I

Denis V., 15 Jahre, leidet seit drei Jahren an einer so genannten Pubertätsakne. Er kommt jetzt in ein Alter, in dem ihm diese Hauterkrankung, die er anfangs eher gleichgültig hingenommen hat, doch mehr zu schaffen macht. Die Behandlung mit verschiedenen Externa, besonders Schälsubstanzen, wurde von der empfindlichen Haut eher schlecht vertragen. Es kam zu Reizzuständen.

! Diesen Fall finden Sie auch in Stufe IV Seite 197

Einige Akupunkteure halten Hauterkrankungen für Störungen, die nach den Regeln der TCM schwierig zu behandeln sind. Die genauere energetische Zuordnung ist in der Tat nicht immer ganz einfach. Nach meiner Erfahrung gilt: Entweder es geht, oder es geht nicht. Bei Patienten, die gut ansprechen, ist spätestens nach drei bis sechs Sitzungen eine deutliche Wirkung zu erzielen. Dann können die Behandlungsabstände deutlich verlängert werden (Intervalle von zwei bis drei Wochen). Bei vielen Patienten müssen anderen Behandlungsverfahren in Betracht gezogen werden.

Aus Sicht der Traditionellen Chinesischen Medizin liegt eine Störung des energetischen Gleichgewichts im Bereich Lunge / Dickdarm vor, das ausgeglichen werden muss. Hautkrankheiten werden überhaupt häufig über die Leitbahnen des ersten Umlaufs (Lunge, Dickdarm, Magen, Milz) behandelt. Im ersten Umlauf findet sich das *Wei Qi*, die Abwehrenergie gegen äußere pathogene Einflüsse. Zur Behandlungsoptimierung sollen einige immunmodulierende (Di4, Mi10) und Energie zuführende (Ma36, Mi6) Punkte eingesetzt werden.

Nun ist vor jeder Behandlung bei Denis V. festzustellen, ob angesichts der wechselnden Tagesform derzeit eher ein Energiemangel mit Leere-Zeichen (Schwächegefühl, Mattigkeit, feucht blasse Haut) oder Fülle- bzw. Hitze-Symptome (Hautrötung, Hitzegefühl, Eruption der Akne) vorherrschen. Bei Leerezuständen sollten weniger Nadeln verwendet und eine tonisierende Nadeltechnik eingesetzt werden, bei überwiegender Hitze-Symptomatik wird sedierend behandelt. Eine Veränderung der Punktauswahl ist bei diesem Krankheitsbild – es kommt vorrangig auf die Stärkung des Abwehr-*Qi*, der Haut und die allgemeine Stabilisierung an – nicht immer erforderlich.

Therapieprinzip Stufe I – Akne

Lu7	*Luo*-Gefäß zu Di4, von diesem Punkt aus wird übermäßige Energie (zur Dickdarm-Leitbahn) abgeleitet	
	Lok.:	1,5 Cun proximal der distalen Handgelenksbeugefalte auf der Radialiskante, in einem von proximal nach distal hin palpablen Grübchen
Di4	*Yuan*-Quellpunkt von Lu7	
	Lok.:	Punktion an der höchsten Stelle des M. adductor pollicis, wenn der Daumen dem Zeigefinger anliegt, Stichrichtung etwas zum Zeigefinger hin (Höhe des zweiten Metakarpalknochens)
Di11	Ausleitungs- und Tonisierungspunkt der Leitbahn Dickdarm (5. Antiker Punkt)	
	Lok.:	am lateralen Ende der Beugefalte des Ellenbogens, bei gestrecktem Arm zwischen der Bizepssehne und dem Epicondylus radialis humeri, auf der Beugefalte
Ma36	als Ausleitungspunkt im Bereich Magen, UEP Magen	
	Lok.:	in Höhe und lateral von der Tuberositas tibiae, mitten zwischen Tibia und Fibula, 3 Cun unter dem äußeren Knieauge (Ma35)
Mi10	immunstimulierende Wirkung, oberflächliche Hitze vertreibend	
	Lok.:	2 Cun proximal des Schnittpunktes von Oberkante Patella und medialem Patellarand, auf dem M. vastus medialis
Mi6	Kreuzung der drei *Yin*-Meridiane am Bein	
	Lok.:	am Hinterrand der Tibia, 3 Cun oberhalb des Innenknöchels

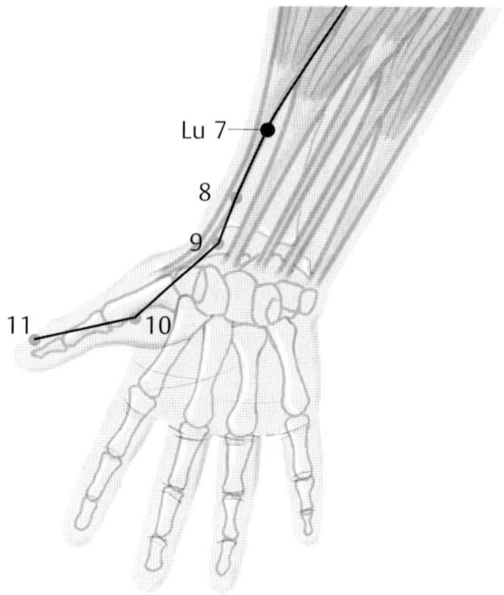
Lu 7
8
9
11
10

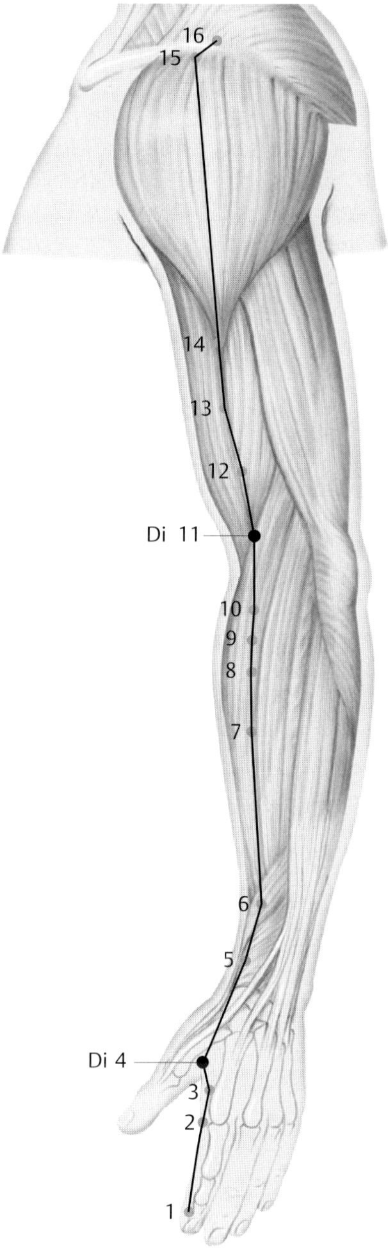
16
15
14
13
12
Di 11
10
9
8
7
6
5
Di 4
3
2
1

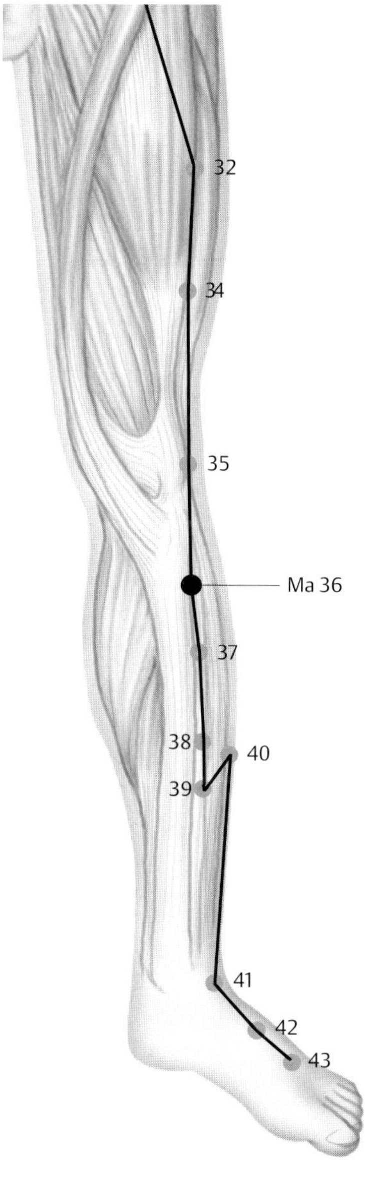
32
34
35
Ma 36
37
38
40
39
41
42
43

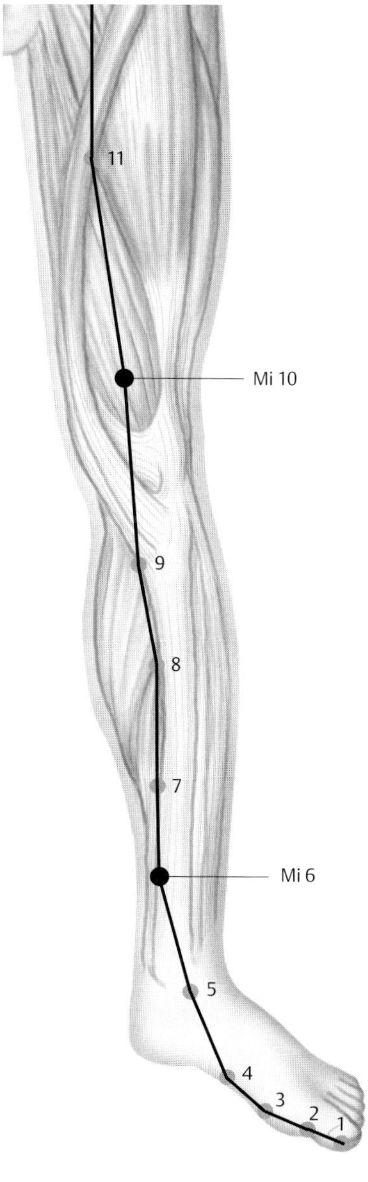
11
Mi 10
9
8
7
Mi 6
5
4
3
2
1

Asthma bronchiale I

Bei Frau Irmgard L., 58 Jahre, ist vor sechs Jahren akut ein schwerstes Asthma bronchiale aufgetreten. Die Erstdiagnose erfolgte anlässlich eines anaphylaktischen Schockzustandes mit Beatmungspflicht nach Einnahme von Paracetamol-Tabletten. Im weiteren Verlauf kam es noch zweimal zu anaphylaktischen Reaktionen nach Einnahme von Schmerzmitteln, die jedes Mal auf der Intensivstation behandelt werden mussten. – Die weitere Störfeldexploration ergibt keine weiteren Hinweise oder Erklärungen, warum das Krankheitsbild so plötzlich aufgetreten ist.

! Diesen Fall finden Sie auch in Stufe II Seite 68

Die übliche schulmedizinische Therapie nach dem etablierten Stufenschema einschließlich oraler Cortison-Medikation (derzeit 15 mg Prednisolon täglich) hat die Leistungsfähigkeit der Patientin nicht wieder herstellen können.
Aus chinesischer Sicht ergeben sich zahlreiche Ansatzmöglichkeiten. Um zunächst die Beschwerden und Luftnot der Patientin zu bessern und die Leistungsfähigkeit zu erhöhen, bietet sich ein pragmatischer Behandlungsansatz mit Punkten aus dem Bereich des ersten Umlaufs an. Geeignet sind hier:

Therapieprinzip Stufe I – Asthma bronchiale

Lu1	Alarmpunkt der Lunge, Akutpunkt. Cave Pneumothorax!
	Lok.: 1 Cun unterhalb des Schlüsselbeins, im 1. ICR, 6 Cun lateral der Mittellinie
Lu5	Sedierungspunkt der Lungenleitbahn
	Lok.: auf der Beugefalte des Ellenbogens, lateral der Bizepssehne, ca. 1 cm tief
Lu7	*Luo*-Durchgang zu Di4, Schlüsselpunkt für das Konzeptionsgefäß
	Lok.: 1,5 Cun proximal der distalen Handgelenksbeugefalte auf der Radialiskante, in einem von proximal nach distal hin palpablen Grübchen
Lu9	*Yuan*-Quellpunkt von Di6, Tonisierungspunkt Lunge
	Lok.: lateral der A. radialis an der radialen Handgelenksbeugefalte in einer gut palpablen Vertiefung
Lu11	Endpunkt der Lungenleitbahn, indiziert bei akuter Verschlechterung
	Lok.: am radialen Nagelfalzwinkel des Daumens
Di4	*Yuan*-Quellpunkt von Lu7
	Lok.: Punktion an der höchsten Stelle des M. adductor pollicis, wenn der Daumen dem Zeigefinger anliegt
Di11	Tonisierungspunkt
	Lok.: am lateralen Ende der Beugefalte des Ellenbogens, bei gestrecktem Arm zwischen der Bizepssehne und dem Epicondylus radialis humeri, auf der Beugefalte
Ma36	Ausleitungspunkt, UEP Magen, *Qi*-stärkender Punkt
	Lok.: in Höhe und lateral von der Tuberositas tibiae, mitten zwischen Tibia und Fibula, 3 Cun unter dem äußeren Knieauge (Ma35)
Ma40	Punkt mit spezifischer schleimlösender Wirkung
	Lok.: 1 Cun lateral von Ma38 (2 Cun lateral der Tibiakante)
Mi6	*Qi*-stärkender und ebenfalls schleimlösender Punkt
	Lok.: am Hinterrand der Tibia, 3 Cun oberhalb des Innenknöchels
Mi3	zur Stärkung des Funktionskreises Milz
	Lok.: an der Fußinnenseite proximal des Köpfchens Os metatarsale I bzw. des Großzehengrundgelenks, am Übergang zwischen dorsaler und plantarer Haut

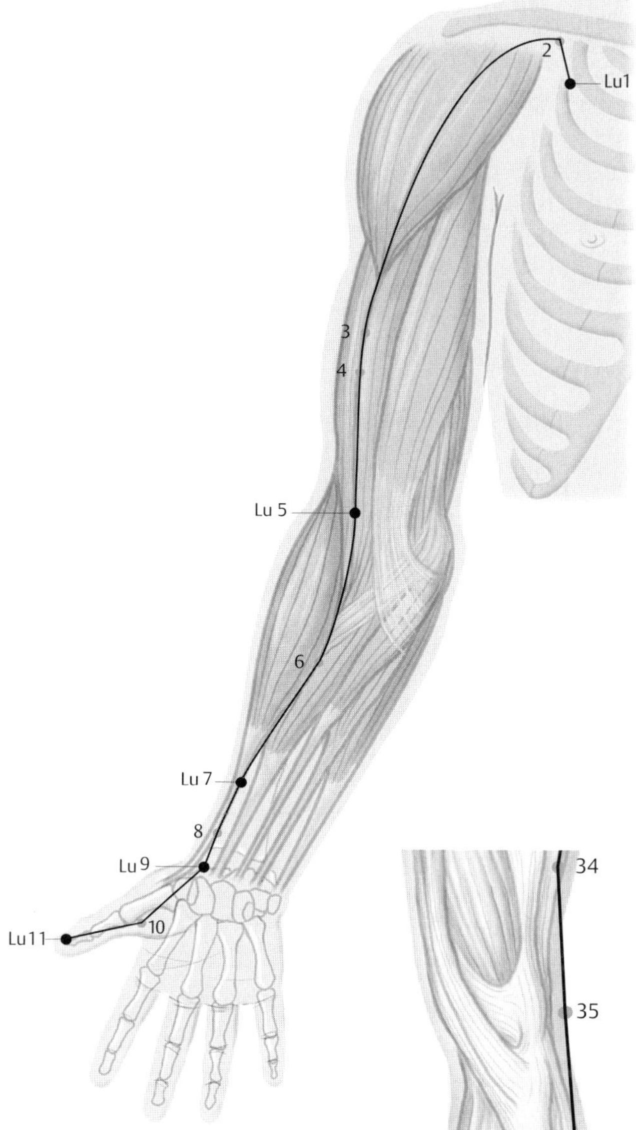
2
Lu1
3
4
Lu 5
6
Lu 7
8
Lu 9
Lu11
10

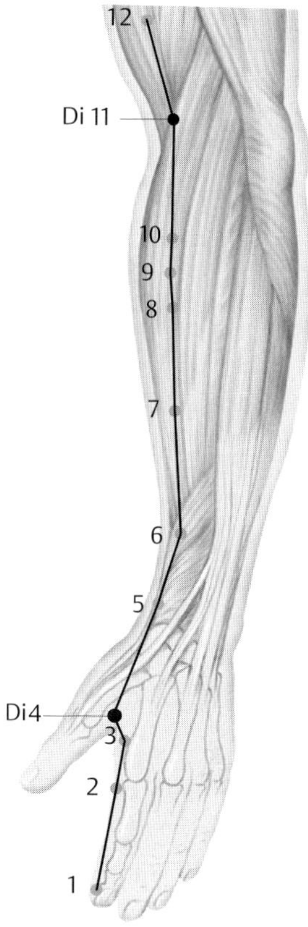
12
Di 11
10
9
8
7
6
5
Di4
3
2
1

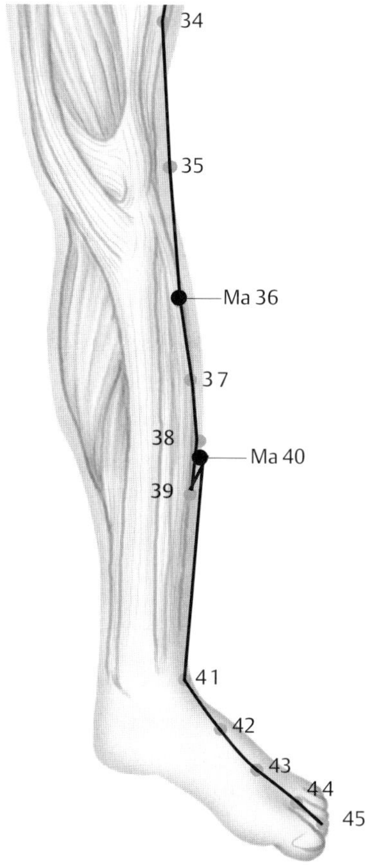
34
35
Ma 36
37
38
Ma 40
39
41
42
43
44
45

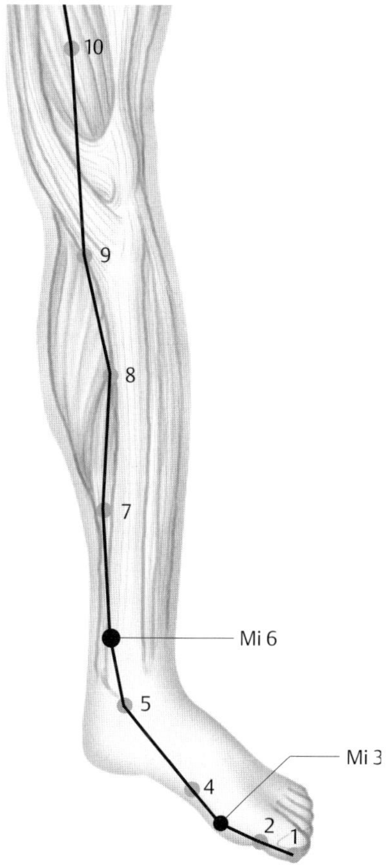
10
9
8
7
Mi 6
5
Mi 3
4
2
1

Diarrhoe I

Frank B., 32 Jahre, leidet in den letzten vier Jahren immer wiederkehrend an Durchfallerscheinungen mit drei bis vier dünn-breiigen bis schleimigen Entleerungen. Zwischenzeitlich kommt es zu spontanen Besserungen, die von drei- bis vierwöchigen Krankheitsepisoden abgelöst werden. Die eingehende internistische Diagnostik einschließlich Endoskopie ergab keine Hinweise für das Vorliegen einer chronischen Enteropathie. Die psychosomatische Exploration war ebenfalls unergiebig.

! Diesen Fall finden Sie auch in Stufe II Seite 70

Da letztlich unklar bleibt, ob nicht doch eine Psychosomatose vorliegt oder differenzialdiagnostisch die Minimalvariante bzw. Frühform eines Morbus Crohn vorliegt, wollen wir die endgültige Diagnose zunächst offen lassen und einen Behandlungsversuch mit Akupunktur zur Linderung der Beschwerden durchführen. Auf der ersten Stufe kommen hierzu nur folgende Punkte in Frage:

Therapieprinzip Stufe I – Diarrhoe

Di4	als *Yuan*-Quellpunkt des Meridians stark wirksam, unter anderem hilfreich bei Darmerkrankungen, bei akuter, heftiger Enteritis-Symptomatik sedierende Nadeltechnik, im Intervall zwischen den Krankheitsschüben tonisieren	
	Lok.:	Punktion an der höchsten Stelle des M. adductor pollicis, wenn der Daumen dem Zeigefinger anliegt
Di11	Ausleitungspunkt des Dickdarm-Meridians, eliminiert Hitze	
	Lok.:	am lateralen Ende der Beugefalte des Ellenbogens, bei gestrecktem Arm zwischen der Bizepssehne und dem Epicondylus radialis humeri, auf der Beugefalte
Mi9	vertreibt Feuchtigkeit	
	Lok.:	unterhalb des Kniegelenks am medialen Hinterrand der Tibia am Hinterrand des Pes anserinus superficialis. Palpation von distal nach proximal, in Höhe der Tuberositas tibiae
Ma25	Alarmpunkt des Magens	
	Lok.:	2 Cun lateral des Bauchnabels
Mi6	regulierende Wirkung bei gastrointestinalen Erkrankungen	
	Lok.:	am Hinterrand der Tibia, 3 Cun oberhalb des Innenknöchels

Die Behandlungen sollten zunächst natürlich beidseitig durchgeführt werden. Die Auswahl weiterer Punkte richtet sich danach, ob ein Fülle- oder Leerebild überwiegt. Die hier genannten Punkte Mi9, Ma25 und Mi6 sind besonders bei Füllezuständen indiziert (siehe Diarrhoe II).

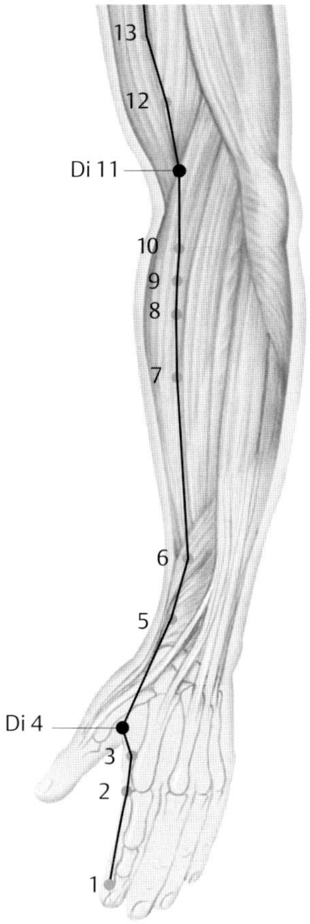
13
12
Di 11
10
9
8
7
6
5
Di 4
3
2
1

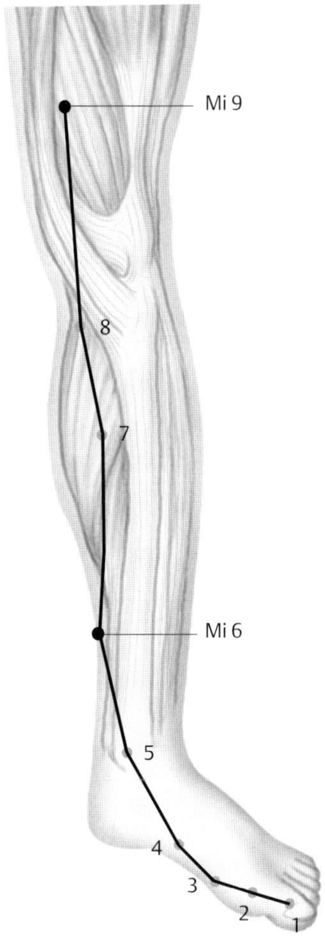
Mi 9
8
7
Mi 6
5
4
3
2
1

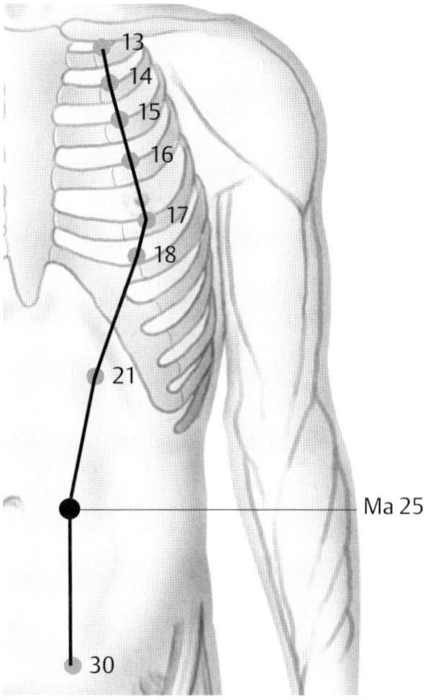
13
14
15
16
17
18
21
Ma 25
30

Erkältungsinfekte I

Frau Waltraud P. (63 Jahre) leidet seit mehreren Jahren unter sich häufenden, meist viral bedingten Atemweginfekten. Die Grippeimpfung wurde wegen einer anamnestisch angegebenen Allergie gegen Hühnereiweiß nicht durchgeführt. Im Verlauf der sechs bis acht jährlichen Infekte, die Frau Waltraud P. durchmacht, ist es nach einigen Tagen mehrfach zu einer spastisch obstruktiven Lungenerkrankung gekommen. Der weitere Heilungsverlauf war jedes Mal sehr verzögert.

! Diesen Fall finden Sie auch in Stufe II Seite 72

Bei einem akut eingetretenen Atemweginfekt mit anstrengenden Hustenstößen, Mattigkeit und Schwäche lässt sich durch eine zusätzliche Akupunkturtherapie häufig eine gute Linderung der Beschwerden erreichen. Dabei ist es wichtig, auf die übrigen bewährten Allgemeinmaßnahmen zur Unterstützung des Immunsystems und zur Beschwerdelinderung nicht zu verzichten (körperliche Schonung, reichliche Flüssigkeitszufuhr, Schleimhautpflege usw.). Diese Punkte haben sich bewährt:

Therapieprinzip Stufe I – Erkältungsinfekte

Lu5	Sedierungspunkt Lunge, „kühlt die Hitze der Lunge“	
	Lok.:	auf der Beugefalte des Ellenbogens, lateral der Bizepssehne, ca. 1 cm tief
Lu7	*Luo*-Gefäß	
	Lok.:	1,5 Cun proximal der distalen Handgelenksbeugefalte auf der Radialiskante, in einem von proximal nach distal hin palpablen Grübchen
Lu11	Akutpunkt, Endpunkt des Meridians	
	Lok.:	am radialen Nagelfalzwinkel des Daumens
Di4	*Yuan*-Quellpunkt, fiebersenkend, stimuliert das Immunsystem, auch indiziert zur Schmerzlinderung im Rahmen eines Infektes	
	Lok.:	Punktion an der höchsten Stelle des M. adductor pollicis, wenn der Daumen dem Zeigefinger anliegt
Di11	Ausleitungspunkt des Dickdarm-Meridians, eliminiert Hitze am lateralen Ende der Beugefalte des Ellenbogens.	
	Lok.:	Bei gestrecktem Arm zwischen der Bizepssehne und dem Epicondylus radialis humeri, auf der Beugefalte.
Di20	lokal wirksamer Punkt, bei Rhinitis schleimlösend	
	Lok.:	zwischen Nasenflügel und Nasolabialfalte (auf der Gegenseite des Meridianverlaufes von Di1 bis Di18)
Ma8	lokal wirksamer Punkt, besonders günstig bei frontal betontem Kopfschmerz im Rahmen eines Nebenhöhlenkatarrhs	
	Lok.:	vordere Haaransatzlinie, am Rand des M. temporalis (zubeißen lassen)
Mi10	Immunstimulierender Punkt, besonders in Verbindung mit Di4	
	Lok.:	2 Cun proximal des Schnittpunktes von Oberkante Patella und medialem Patellarand, auf dem M. vastus medialis

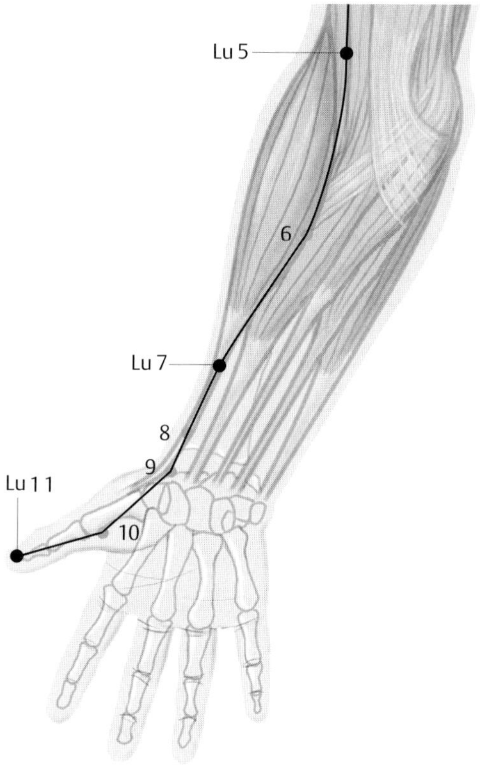
Lu 5
6
Lu 7
8
9
Lu 11
10

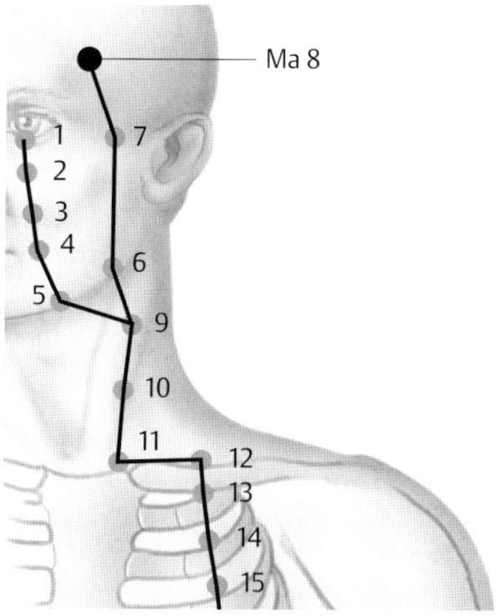
Ma 8
1
7
2
3
4
6
5
9
10
11
12
13
14
15

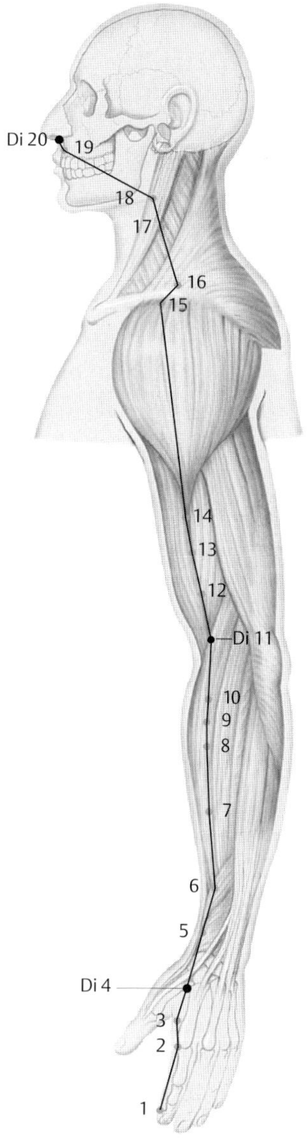
Di 20
19
18
17
16
15
14
13
12
Di 11
10
9
8
7
6
5
Di 4
3
2
1

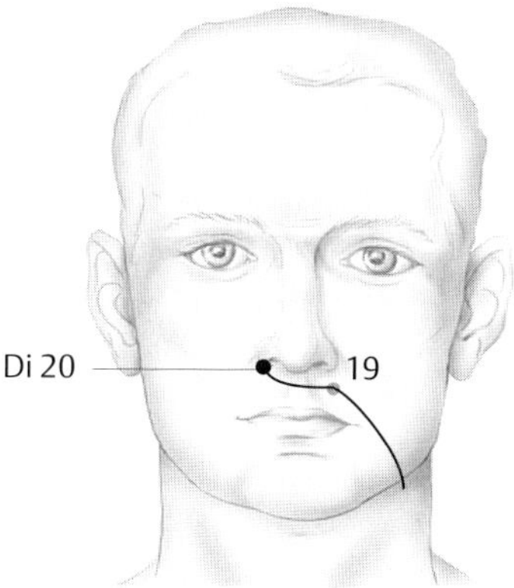
Di 20
19

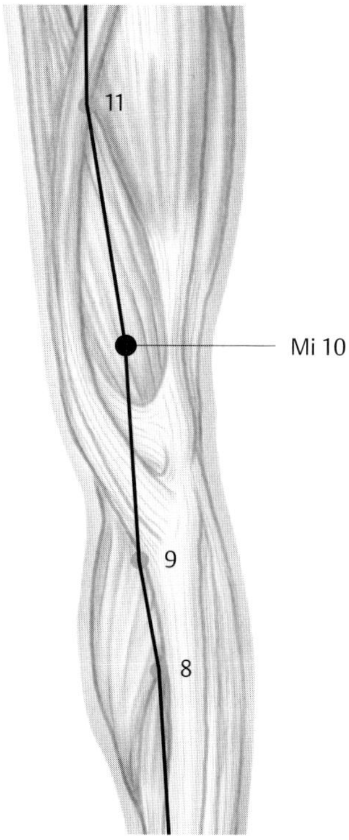
11
Mi 10
9
8

Funktionelle Darmbeschwerden I

Rainer X. ist ein 38-jähriger Bäcker, bei dem seit 15 Jahren immer wieder wechselnde, im Abdomen lokalisierte Beschwerden bestehen. Verstopfung und krampfartige Durchfälle wechseln sich häufig ab, ohne dass der Patient in seiner körperlichen Leistungsfähigkeit wesentlich beeinträchtigt wirkt. Die mehrfach durchgeführte internistische Diagnostik wurde mit den Diagnosen „Reizdarmsyndrom, funktionelle Oberbauchsymptomatik, Verwachsungen" abgeschlossen.

! Diesen Fall finden Sie auch in Stufe II Seite 74

Zur symptomatischen Linderung der Beschwerden werden Punkte aus den Funktionskreisen Dickdarm und Magen eingesetzt. Bei akuten Beschwerden wird beidseitig und sedierend genadelt. Geeignet sind:

Therapieprinzip Stufe I – Funktionelle Darmbeschwerden

Di11	Tonisierungspunkt des Dickdarms, 5. Antiker Punkt, vertreibt Feuchtigkeit	
	Lok.:	am lateralen Ende der Beugefalte des Ellenbogens, bei gestrecktem Arm zwischen der Bizepssehne und dem Epicondylus radialis humeri, auf der Beugefalte
Di10	besonders gut geeignet, wenn Obstipation im Vordergrund steht. Der Punkt ist dann häufig sehr druckdolent.	
	Lok.:	2 Cun distal von Di11
Ma25	Alarmpunkt des Dickdarm-Meridians	
	Lok.:	2 Cun lateral des Bauchnabels
Ma36	Ausleitungspunkt, starke psychische Wirkung, schmerzwirksam, (UEP Magen)	
	Lok.:	In Höhe und lateral von der Tuberositas tibiae, mitten zwischen Tibia und Fibula, 3 Cun unter dem äußeren Knieauge (Ma35)

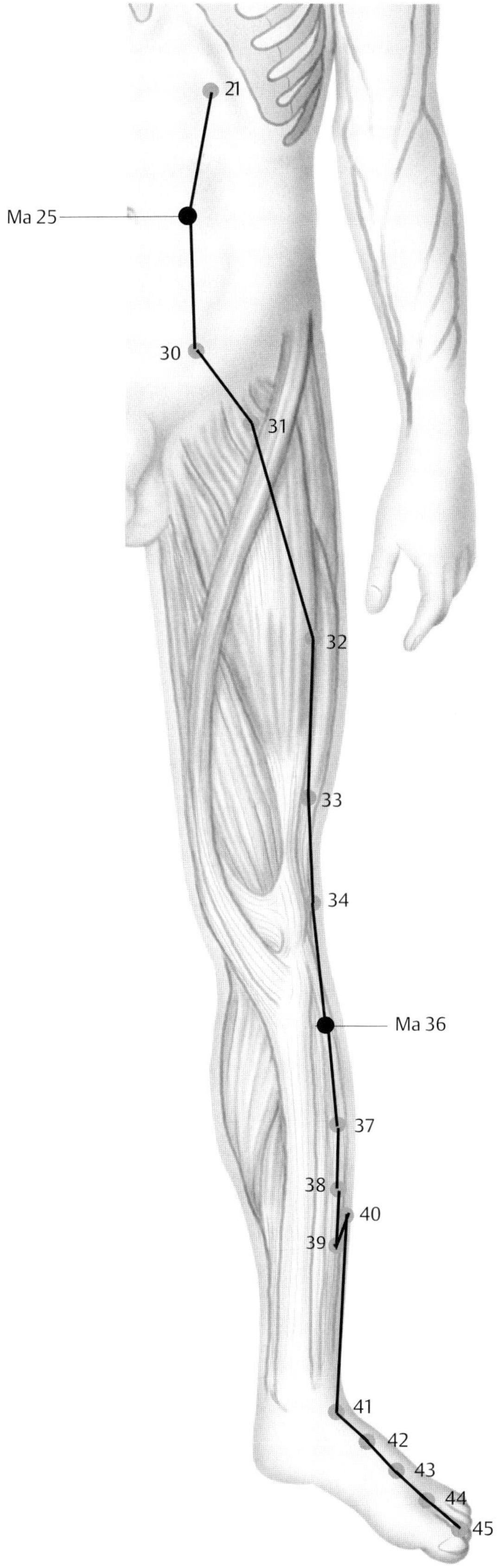
21
Ma 25
30
31
32
33
34
Ma 36
37
38
40
39
41
42
43
44
45

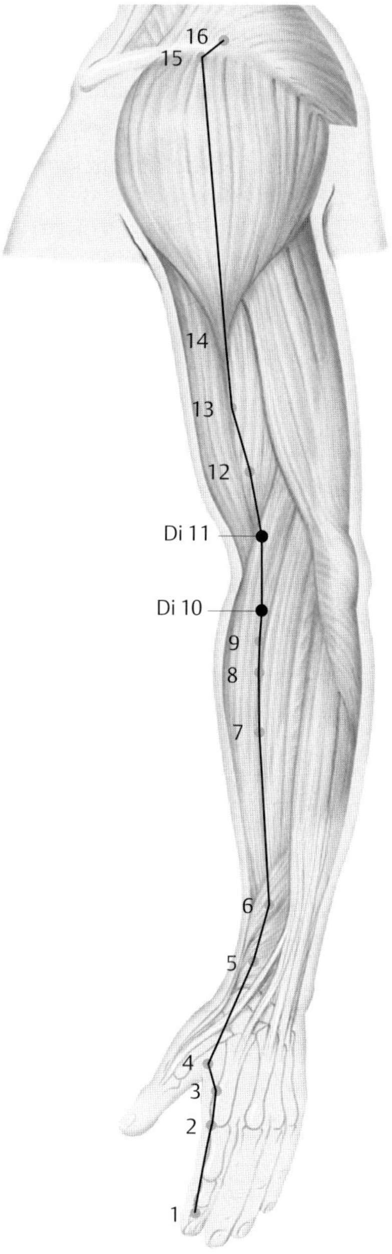
16
15
14
13
12
Di 11
Di 10
9
8
7
6
5
4
3
2
1

Gastritis I

Hans-Jürgen G., 29 Jahre, klagt seit mehreren Monaten über Oberbauchbeschwerden. Alle zwei bis drei Tage kommt es zu Schmerzattacken, besonders in den frühen Morgenstunden. Die Nahrungsaufnahme hilft. Herr G. wirkt vegetativ etwas labil, asthenischer Körperbau, beruflich viel Stress. Die internistische Abklärung durch eine Gastroskopie zeigte ein Helicobacter-positives Ulcus duodeni bei Narbenbulbus, nach entsprechender Eradikationsbehandlung war das Ulcus gastroskopisch kontrolliert abgeheilt. Dennoch treten immer wieder die typischen Beschwerden auf, unter denen Herr G. erheblich zu leiden hat.

! Diesen Fall finden Sie auch in Stufe II Seite 76

Aus Sicht der chinesischen Medizin sollte der Funktionskreis Magen gestärkt werden. Dies kann bereits dadurch geschehen, dass man die vorangehende Leitbahn Dickdarm tonisierend behandelt.
Geeignete Punkte:

Therapieprinzip Stufe I – Gastritis

Di4	*Yuan*-Quellpunkt des Dickdarm-Meridians	
	Lok.:	Punktion an der höchsten Stelle des M. adductor pollicis, wenn der Daumen dem Zeigefinger anliegt
Di11	Tonisierungspunkt des Dickdarm-Meridians	
	Lok.:	am lateralen Ende der Beugefalte des Ellenbogens, bei gestrecktem Arm zwischen der Bizepssehne und dem Epicondylus radialis humeri, auf der Beugefalte
Mi3	*Yuan*-Quellpunkt Milz, stärkt den Funktionsbereich besonders zusammen mit Bl20	
	Lok.:	an der Fußinnenseite proximal des Köpfchens Os metatarsale I bzw. des Großzehengrundgelenks, am Übergang zwischen dorsalem und plantarem Hauttyp
Ma36	UEP Magen, Ausleitungspunkt	
	Lok.:	in Höhe und lateral von der Tuberositas tibiae, mitten zwischen Tibia und Fibula, 3 Cun unter dem äußeren Knieauge (Ma35)

Beide Punkte werden beidseits tonisierend genadelt, das heißt: Die Nadeln lange liegen lassen, keine zusätzliche manuelle Stimulation.

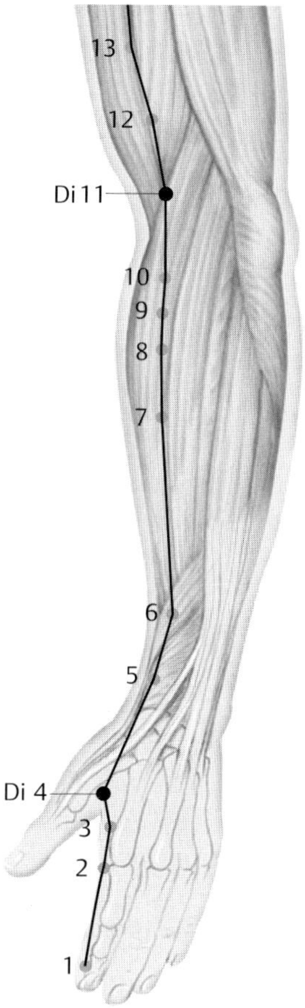
13
12
Di 11
10
9
8
7
6
5
Di 4
3
2
1

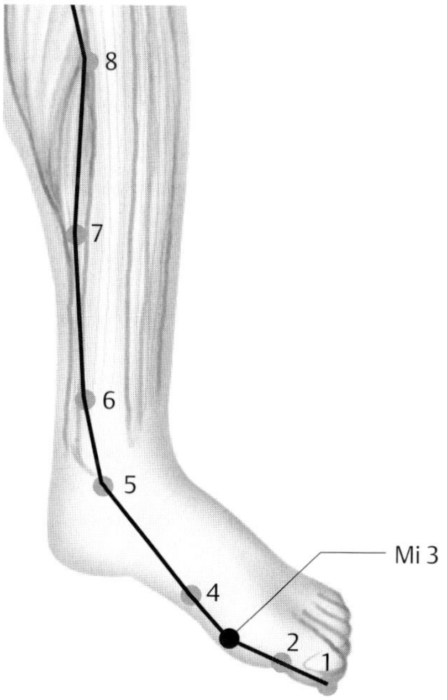
8
7
6
5
Mi 3
4
2
1

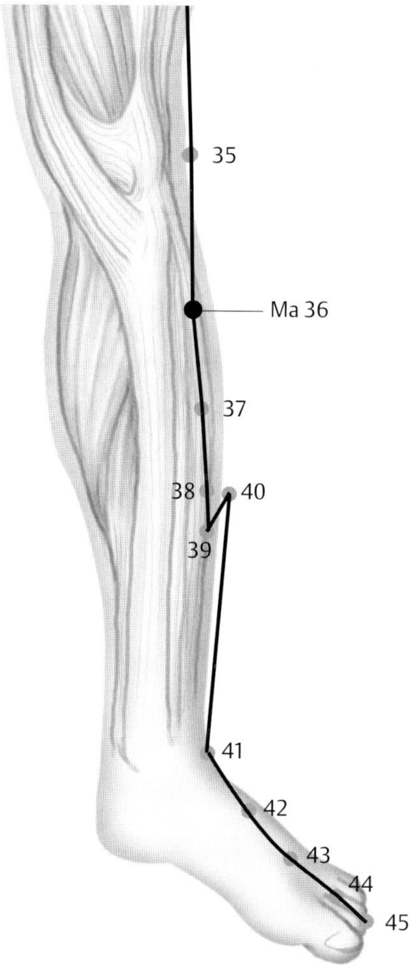
35
Ma 36
37
38
40
39
41
42
43
44
45

Harnweginfekt I

Frau Elisabeth O., 73 Jahre, leidet unter rezidivierenden Harnweginfekten. Sie hat im letzten Jahr fünfmal ein Antibiotikum einnehmen müssen. Die immer wieder auftretende Dysurie konnte auch durch eine erhöhte Trinkmenge oder eine Kur mit Bärentraubenblättertee nicht verbessert werden.

! Diesen Fall finden Sie auch in Stufe II Seite 78

Zumindest das mit den Harnweginfekten verbundene „Brennen beim Wasserlassen“ sollte nach schulmedizinischer Abklärung (komplizierter Harnweginfekt? 73-jährige Patientin!) der Erkrankung durch eine Akupunktur zu bessern sein. Es gibt eine kontrollierte klinische Studie, in der eine prophylaktisch durchgeführte Akupunkturtherapie bei Frauen mit rezidivierenden Harnweginfekten die Rezidivhäufigkeit deutlich senken konnte (Aune A, Alraek T, LiHua H, et al.: Acupuncture in the prophylaxis of recurrent lower urinary tract infection in adult women. Scand. J. primary Health Care 1998; 16: 37–39).
Zunächst werden folgende Punkte eingesetzt:

Therapieprinzip Stufe I – Harnweginfekt

Di11 Tonisierungspunkt des Dickdarm-Meridians zur Verbesserung der körpereigenen Abwehr

Lok.: am lateralen Ende der Beugefalte des Ellenbogens, bei gestrecktem Arm zwischen der Bizepssehne und dem Epicondylus radialis humeri, auf der Beugefalte

Di4 zur Behandlung der Algurie, immunstimulierender Punkt, schmerzwirksam

Lok.: Punktion an der höchsten Stelle des M. adductor pollicis, wenn der Daumen dem Zeigefinger anliegt, Stichrichtung etwas zum Zeigefinger hin (Höhe des zweiten Metakarpalknochens)

Mi6 wichtiger Fernpunkt bei Harnweginfekten, immunstimulierend, *Qi*-stärkender Punkt

Lok.: am Hinterrand der Tibia, 3 Cun oberhalb des Innenknöchels

Mi10 fördert die Abwehrkräfte

Lok.: 2 Cun proximal des Schnittpunktes von Oberkante Patella und medialem Patellarand, auf dem M. vastus medialis

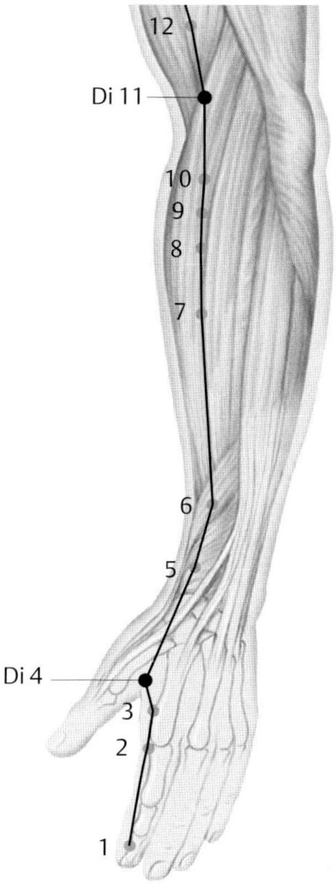
12
Di 11
10
9
8
7
6
5
Di 4
3
2
1

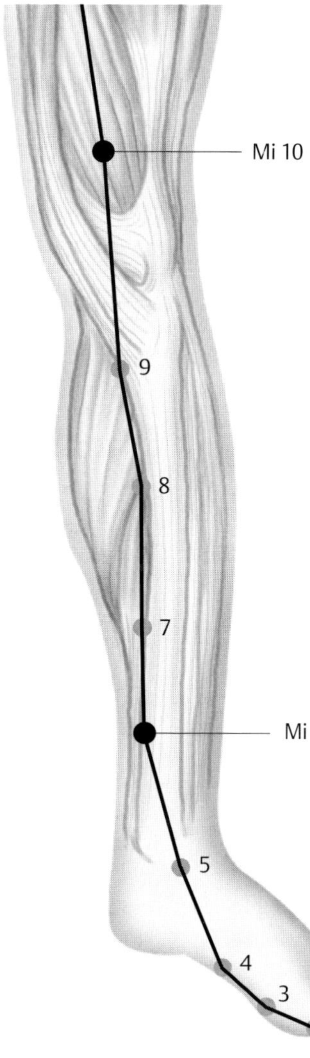
Mi 10
9
8
7
Mi 6
5
4
3
2
1

Interkostalneuralgie I

Herr Robert O., 38 Jahre, sucht wegen seit dem Wochenende bestehenden Schmerzen unterhalb des linken Schulterblattes die Sprechstunde auf. Ein vorangegangenes Trauma oder übermäßige Belastung sind nicht erinnerlich, er gibt lediglich an, dass es bei einem Grillfest am Samstagabend in der Nacht doch etwas kühl geworden sei.

! Diesen Fall finden Sie auch in Stufe II Seite 80

Die Schmerzen strahlen nach ventral aus. Bei der Untersuchung findet sich eine Myogelose links paravertebral im oberen Brustwirbelsäulenbereich.

Wegen einer früher bereits gemachten guten Erfahrung mit Akupunktur bittet der Patient, jetzt noch einmal mit den feinen Nadeln behandelt zu werden. Geeignete Punkte:

Therapieprinzip Stufe I – Interkostalneuralgie

Di4	*Yuan*-Quellpunkt, stark schmerzwirksamer Punkt	
	Lok.:	Punktion an der höchsten Stelle des M. adductor pollicis, wenn der Daumen dem Zeigefinger anliegt
Lu7	*Luo*-Durchgangspunkt zu Di4, verstärkt die gute Schmerzwirksamkeit von Di4	
	Lok.:	1,5 Cun proximal der distalen Handgelenksbeugefalte zwischen der Radialiskante und der benachbarten Sehne, in einem von proximal nach distal hin palpablen Grübchen

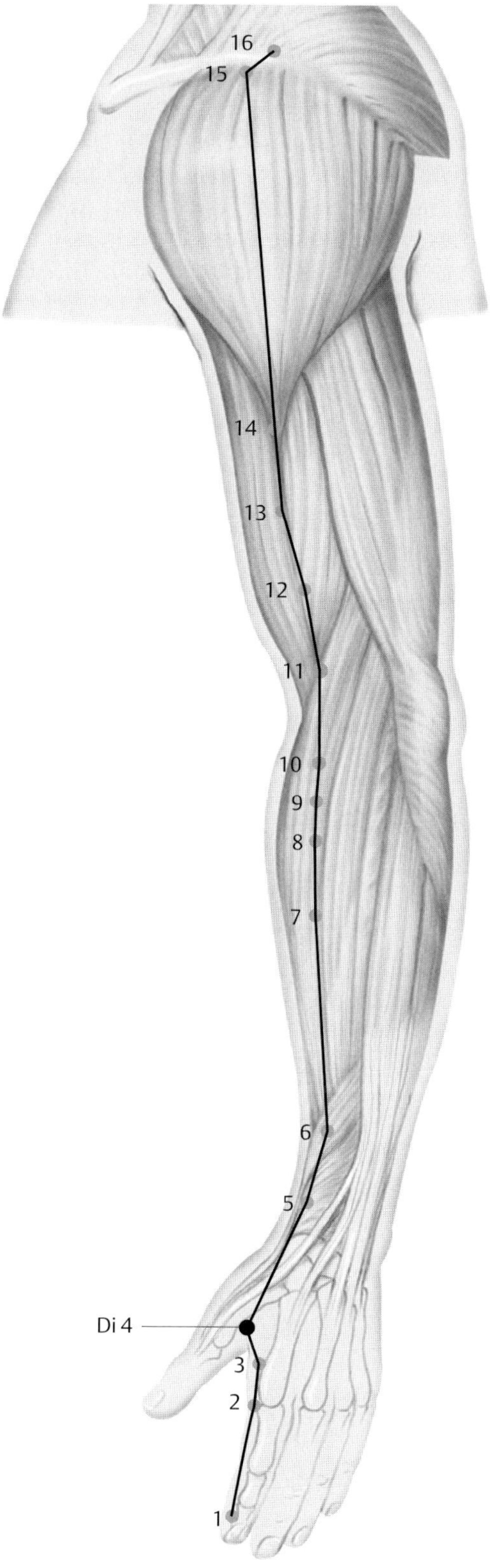
16
15
14
13
12
11
10
9
8
7
6
5
Di 4
3
2
1

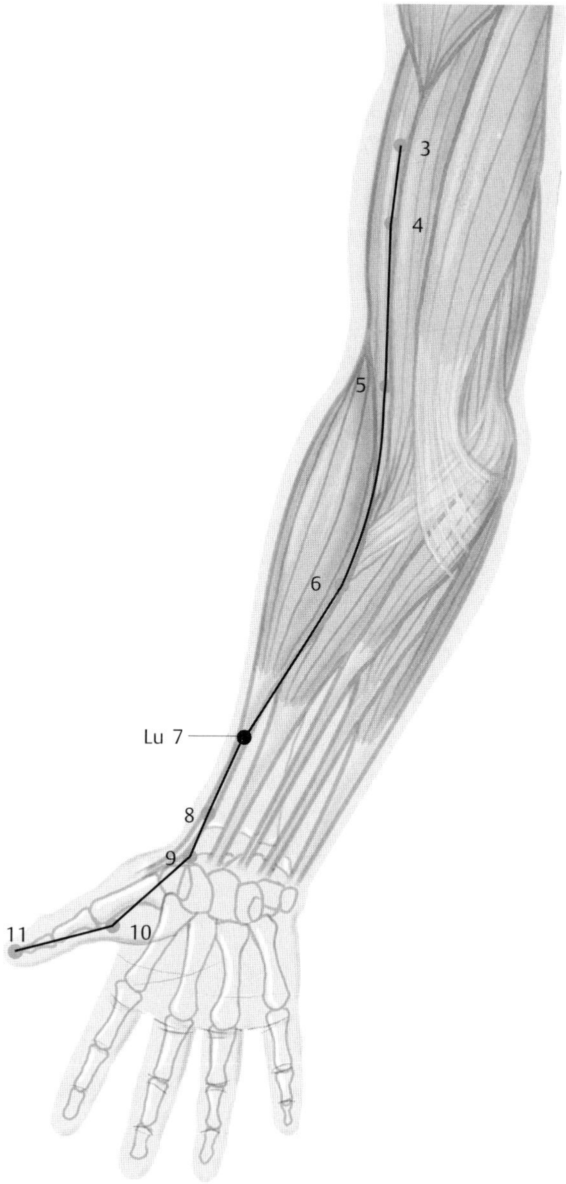
3
4
5
6
Lu 7
8
9
10
11

Ischialgie I

Franz P., 37 Jahre, ist von Beruf Tiefbauarbeiter und kommt in die Praxis, weil sich nach fünfstündiger Arbeitsschicht seit dem Morgen bestehende Beschwerden erheblich verschlechtert haben. Er klagt über starke stechende Schmerzen, mit denen er bereits aufgewacht ist. Er ist mit dem Fahrrad zur Arbeit gefahren. Während des Radfahrens wurden die Beschwerden besser und haben dann aber mit Aufnahme der körperlich sehr anstrengenden Tätigkeit zugenommen. Es handelt sich um Schmerzen im rechts paravertebralen Lumbalbereich, die Region ist hier auch sehr berührungsempfindlich. Die Beschwerden strahlen bis zur rechten Kniekehle aus.

! Diesen Fall finden Sie auch in Stufe II Seite 82

Um die akut aufgetretenen Beschwerden möglichst rasch zu bessern, werden bevorzugt Fernpunkte ausgewählt und eine sedierende Nadeltechnik eingesetzt. Die Behandlung erfolgt beidseits mit kräftigen Nadelreizen. Folgende Punkte sind geeignet:

Therapieprinzip Stufe I – Ischialgie

Di4	stark schmerzwirksamer Punkt, *Yuan*-Quellpunkt des Dickdarm-Meridians	
	Lok.:	Punktion an der höchsten Stelle des M. adductor pollicis, wenn der Daumen dem Zeigefinger anliegt, Stichrichtung etwas zum Zeigefinger hin (Höhe des zweiten Metakarpalknochens)
Ma36	stark schmerzwirksamer Punkt	
	Lok.:	in Höhe und lateral von der Tuberositas tibiae, mitten zwischen Tibia und Fibula, 3 Cun unter dem äußeren Knieauge (Ma35)

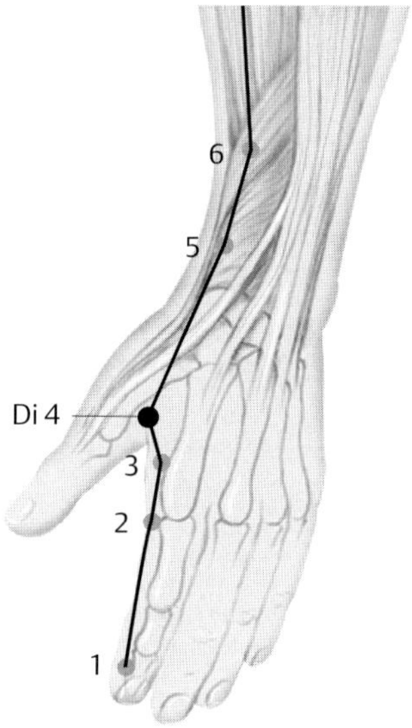
6
5
Di 4
3
2
1

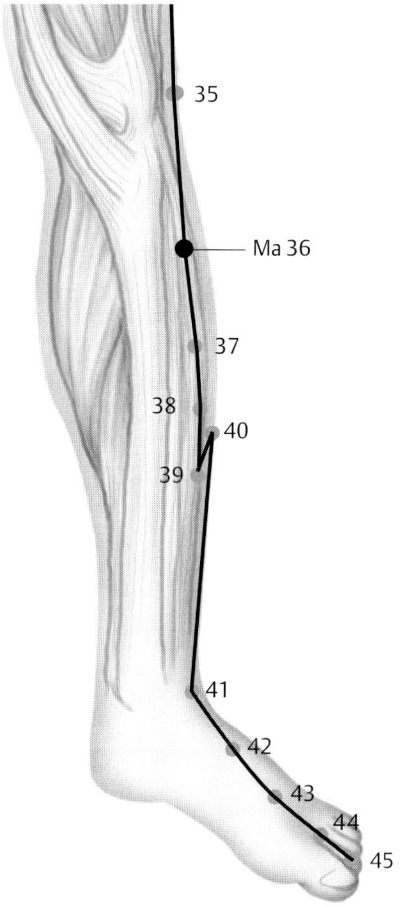
35
Ma 36
37
38
40
39
41
42
43
44
45

Kopfschmerz I

Frau Sigrid M., 53 Jahre, leidet seit ihrer Jugendzeit unter episodisch auftretenden Kopfschmerzattacken, die zwei bis vier Tage lang anhalten können. Die Seitenlokalisation wechselt manchmal, gelegentlich sind beide Seiten auch gleichzeitig betroffen. Es gibt keine Prodrome. Der Kopfschmerz ist dumpf drückend, manchmal auch pulsierend und in die Nackenregion ausstrahlend. Übelkeit besteht nicht, zu große Helligkeit wird als unangenehm empfunden. Während der Schmerzen bemüht sie sich, ihren alltäglichen Pflichten nachzukommen, was ihr auch häufig gelingt.

! Diesen Fall finden Sie auch in Stufe II Seite 86

Jetzt sucht sie die Sprechstunde wegen einer akuten Attacke auf und bittet um Hilfe gegen die starken Schmerzen. Zur Schmerztherapie und Coupierung des aktuellen Schmerzanfalls wird der folgende Fernpunkt beidseitig behandelt und kräftig (sedierend) stimuliert:

Therapieprinzip Stufe I – Kopfschmerz

Di4 *Yuan*-Quellpunkt, erhebliche Schmerzwirksamkeit, besonders bei Kopfschmerzen

Lok.: Punktion an der höchsten Stelle des M. adductor pollicis, wenn der Daumen dem Zeigefinger anliegt

Die weitere Punktauswahl richtet sich nach den betroffenen Meridianachsen. An dieser Stelle werden die Punkte besprochen, die für eine Gesichtsneuralgie besonders geeignet sind – sie liegen auf dem ersten Umlauf:

Yang Ming – Achse Di-Ma

Di2	zusammen mit Ma45
Ma45	schaltet mit Di2 die betroffene Achse ein
Di4	stark schmerzwirksamer Punkt der Achse
Ma36	Ausleitungspunkt, ebenfalls gute Schmerzwirksamkeit
Ma44	verstärkt die Wirkung von Ma45, Fernpunkt

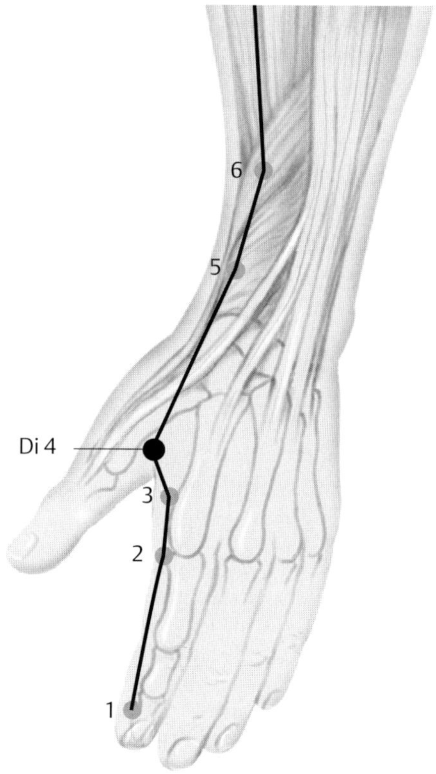
6
5
Di 4
3
2
1

Lumbalgie I

Herr Hugo F., 57 Jahre, ist in der Praxis bisher nur mit Bagatellerkrankungen bekannt gewesen. Er sucht die Sprechstunde an einem Montag auf, weil es am Wochenende zu hartnäckigen bewegungsabhängigen Rückenschmerzen in der Nierengegend ohne Ausstrahlung gekommen sei. Die Angst vor einer Harnweginfektion lässt sich rasch durch das unauffällige Ergebnis eines Urintests beseitigen.

! Diesen Fall finden Sie auch in Stufe II Seite 88

Zur Linderung der Beschwerden kommen folgende Punkte in Frage:

Therapieprinzip Stufe I – Lumbalgie

Di4	*Yuan*-Quellpunkt, sehr stark bei Schmerzen wirksam	
	Lok.:	Punktion an der höchsten Stelle des M. adductor pollicis, wenn der Daumen dem Zeigefinger anliegt
Di11	Ausleitungs- und Tonisierungspunkt	
	Lok.:	am lateralen Ende der Beugefalte des Ellenbogens, bei gestrecktem Arm zwischen der Bizepssehne und dem Epicondylus radialis humeri, auf der Beugefalte
Di3	unterstützt und verstärkt Di4	
	Lok.:	proximal und radial vom Grundgelenk des Zeigefingers (Köpfchen vom Os metatarsale II)
Di2	Sedierungspunkt des Meridians	
	Lok.:	in einer Knochendelle, distal und radial vom Grundgelenk des Zeigefingers
Di1	Anfangspunkt, bei akuter und extrem schmerzhafter Erkrankung	
	Lok.:	am radialen Nagelfalzwinkel des Zeigefingers
Ma36	stark schmerzwirksam, Ausleitungspunkt	
	Lok.:	in Höhe und lateral von der Tuberositas tibiae, mitten zwischen Tibia und Fibula, 3 Cun unter dem äußeren Knieauge (Ma35)

Ausleitungspunkte dienen nach chinesischer Vorstellung dazu, krankmachende äußere Einflüsse (Wind, Hitze, Feuchtigkeit, Trockenheit und Kälte) auszuleiten, wenn diese zu einer Störung des *Qi*-Flusses und Erkrankung geführt haben.

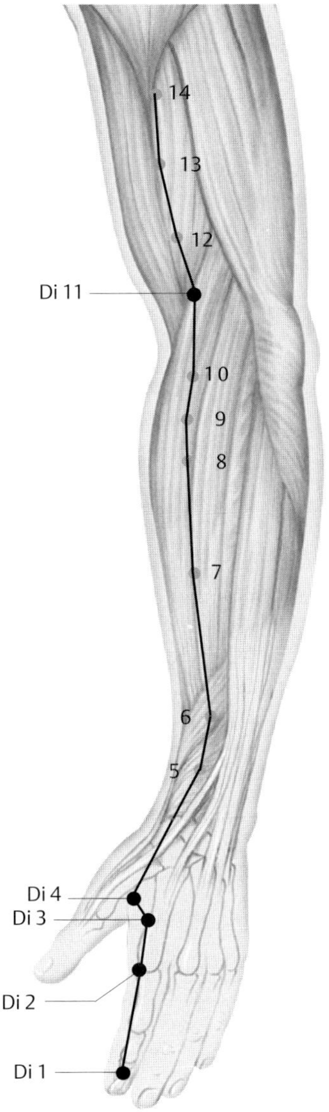

14
13
12
Di 11
10
9
8
7
6
5
Di 4
Di 3
Di 2
Di 1

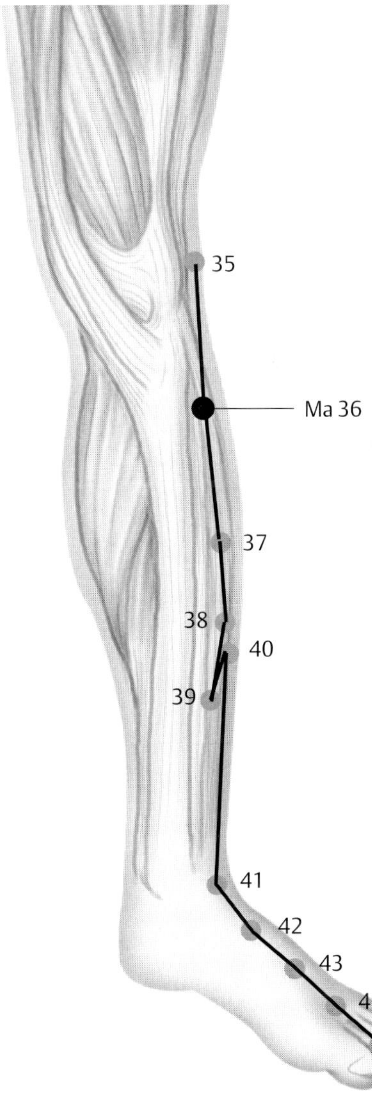

35
Ma 36
37
38
40
39
41
42
43
44
45

Migräne, prämenstruell I

Petra B. ist 22 Jahre alt. Seit drei Jahren treten regelmäßig prämenstruell heftige Migräneattacken mit Lichtscheu, Übelkeit, Erbrechen und manchmal auch initialen Sehstörungen auf. Die Schmerzen werden als hinter den Augenhöhlen liegend empfunden. Die Episoden halten 48 – 60 Stunden an und bessern sich erst mit nachlassender Blutungsstärke.

! Diesen Fall finden Sie auch in Stufe II Seite 90

Die übliche Basistherapie mit Gastroprokinetika und peripher wirksamen Analgetika konnte nicht ausreichend helfen, sie spricht auch auf die modernen Triptane nicht an. Andererseits fällt ihr der Gedanke an eine prophylaktische Medikation gleichfalls schwer, da es ja nur einmal monatlich zu einem Migräneanfall kommt.

Zusätzlich zum dringend empfohlenen Entspannungstraining können folgende Punkte – beidseitig und sedierend genadelt – die Beschwerden lindern:

Therapieprinzip Stufe I – Migräne, prämenstruell

Di4	*Yuan*-Quellpunkt, erhebliche Schmerzwirksamkeit, besonders bei Kopfschmerzen	
	Lok.:	Punktion an der höchsten Stelle des M. adductor pollicis, wenn der Daumen dem Zeigefinger anliegt
Ma36	Ausleitungspunkt, spezifisch schmerzwirksam	
	Lok.:	in Höhe und lateral von der Tuberositas tibiae, mitten zwischen Tibia und Fibula, 3 Cun unter dem äußeren Knieauge (Ma35)
Mi6	*Qi*-stärkend, löst Feuchtigkeit auf, fördert das Fließen von *Qi* und Blut	
	Lok.:	am Hinterrand der Tibia, 3 Cun oberhalb des Innenknöchels

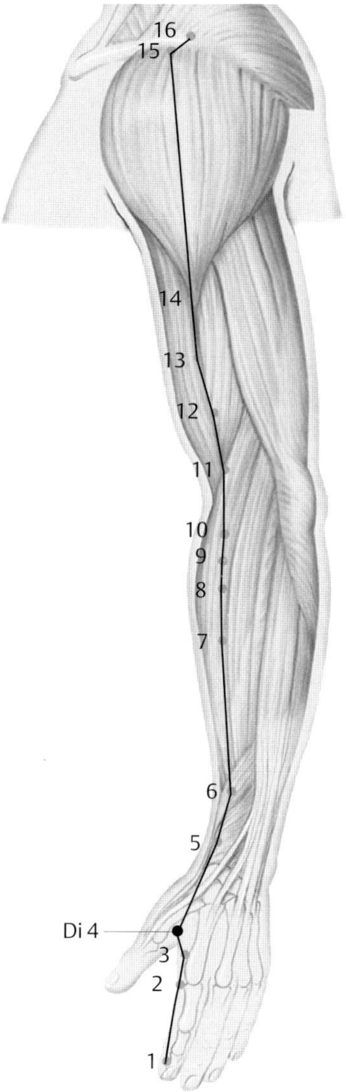
16
15
14
13
12
11
10
9
8
7
6
5
Di 4
3
2
1

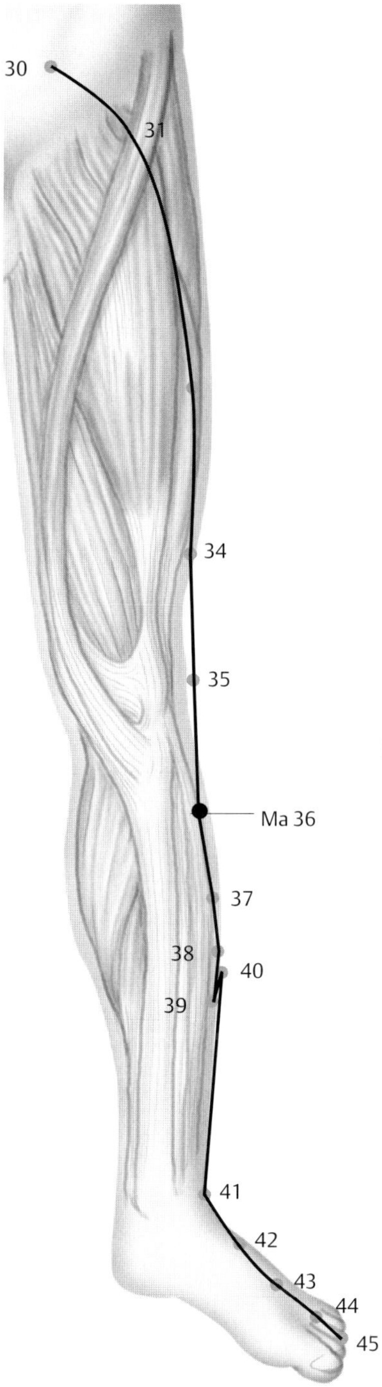
30
31
34
35
Ma 36
37
38
40
39
41
42
43
44
45

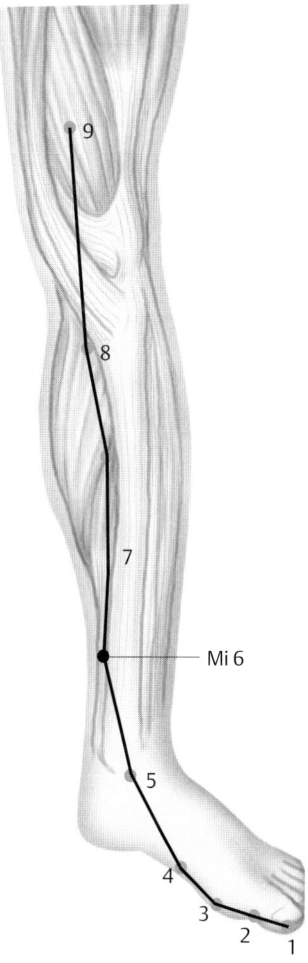
9
8
7
Mi 6
5
4
3
2
1

Neurodermitis I

Frau Elke O. ist 28 Jahre alt und leidet seit frühester Kindheit an einer Neurodermitis. Das Ekzem hat sich bedauerlicherweise während der Pubertät noch erheblich verschlechtert. Anamnestisch werden sogar drei Krankenhausaufenthalte wegen heftigster nässender Hautveränderungen angegeben.

! Diesen Fall finden Sie auch in der Stufe II Seite 92

In der Traditionellen Chinesischen Medizin werden Hauterkrankungen häufig als eine Schwäche des Abwehr-*Qi* (*Wei Qi*) angesehen, das auf den ersten vier Leitbahnen fließt. Bereits auf den Leitbahnen Lunge und Dickdarm finden sich folgende geeignete Punkte, die das Abwehr-*Qi* stärken:

Therapieprinzip Stufe I – Neurodermitis

Lu7	*Luo*-Punkt	
	Lok.:	1,5 Cun proximal der distalen Handgelenksbeugefalte auf der Radialiskante, in einem von proximal nach distal hin palpablen Grübchen
Di4	*Yuan*-Quellpunkt des Dickdarm-Meridians	
	Lok.:	Punktion an der höchsten Stelle des M. adductor pollicis, wenn der Daumen dem Zeigefinger anliegt
Di11	Tonisierungspunkt, Ausleitungspunkt	
	Lok.:	am lateralen Ende der Beugefalte des Ellenbogens, bei gestrecktem Arm zwischen der Bizepssehne und dem Epicondylus radialis humeri, auf der Beugefalte
Lu5	„Kältepunkt“, Sedierungspunkt	
	Lok.:	auf der Beugefalte des Ellenbogens, lateral der Bizepssehne, ca. 1 cm tief

Diese Punkte können bereits eine sehr gute Wirkung zeigen. Da bei der Neurodermitis häufig gleichzeitig ein Leerezustand mit *Qi*-Mangel besteht, sollten nicht zu viele Punkte gleichzeitig behandelt werden. Geeignete Punkte auf den Leitbahnen Ma und Mi werden deshalb ausnahmsweise erst im Zusammenhang mit krankheitsauslösenden Wetterfaktoren in Stufe II besprochen.

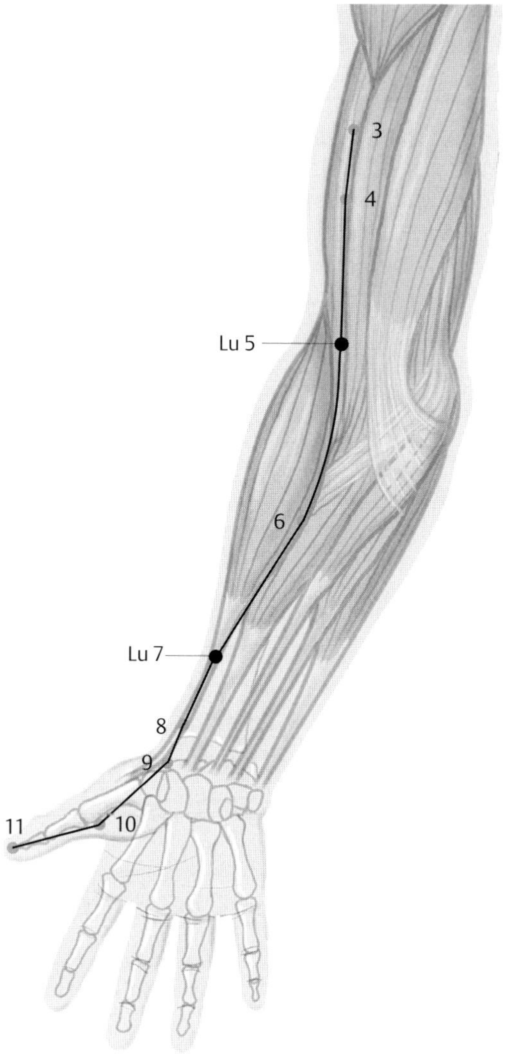
3
4
Lu 5
6
Lu 7
8
9
11
10

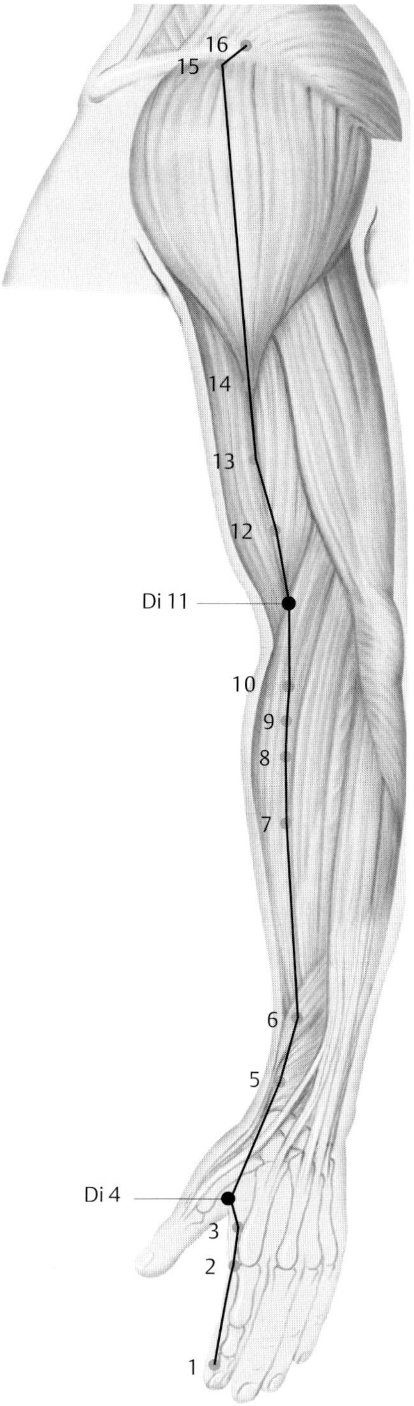
16
15
14
13
12
Di 11
10
9
8
7
6
5
Di 4
3
2
1

Obstipation I

Lieselotte J., 83 Jahre alt, ist eine neue Patientin im Altenheim. Beim Erstgespräch mit ausführlicher Erörterung der bisherigen Krankheitsgeschichte und Medikation gilt ihre Hauptsorge einer geregelten Verdauungstätigkeit, da sie ohne entsprechende Hilfsmittel unter heftigen Tenesmen leidet und tagelang Mühe hat, nach einer einmal eingetretenen Obstipation „die Geschichte wieder in Gang zu bekommen“. Sie nimmt seit Jahren Milchzucker und einen der gängigen Abführtees mit Sennesfrüchten ein. Ich vermute einen chronischen Laxanzienabusus, möglicherweise mit bereits eingetretener Melanosis coli.

! Diesen Fall finden Sie auch in Stufe II Seite 94

Hilfreiche Punkte können sein:

Therapieprinzip Stufe I – Obstipation		
Di10	mit tonisierender Behandlung, kann auch mit Akupressur therapiert werden (selbst massieren, besonders bei Darmkrämpfen)	
	Lok.:	2 Cun distal von Di11
Di11	Tonisierungspunkt, stärkt die Funktion des Dickdarms, regt den *Qi*-Fluss an	
	Lok.:	am lateralen Ende der Beugefalte des Ellenbogens, bei gestrecktem Arm zwischen der Bizepssehne und dem Epicondylus radialis humeri, auf der Beugefalte
Di4	*Yuan*-Quellpunkt, schmerzwirksam, auch spasmolytisch	
	Lok.:	Punktion an der höchsten Stelle des M. adductor pollicis, wenn der Daumen dem Zeigefinger anliegt, Stichrichtung etwas zum Zeigefinger hin (Höhe des zweiten Metakarpalknochens)
Ma37	UEP Dickdarm	
	Lok.:	3 Cun unterhalb von Ma36, 1 Cun neben der Tibia
Die Punkte werden auf beiden Seiten tonisierend behandelt.		

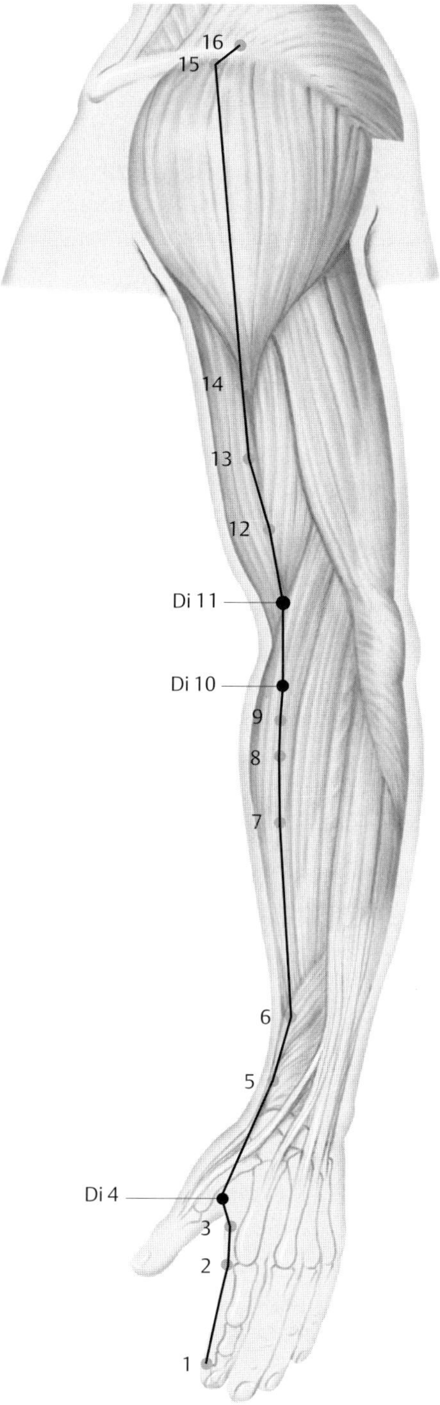
16
15
14
13
12
Di 11
Di 10
9
8
7
6
5
Di 4
3
2
1

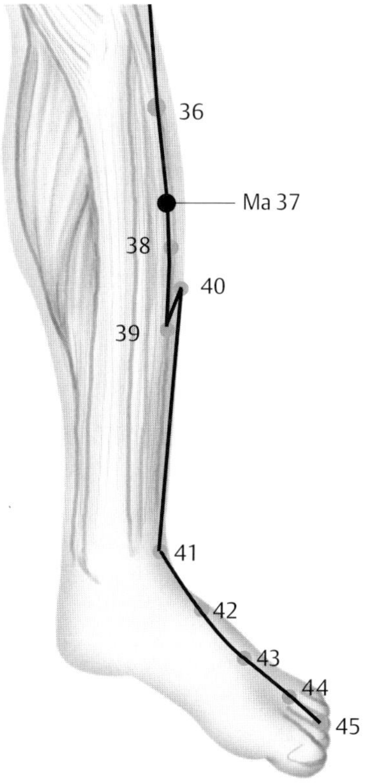
36
Ma 37
38
40
39
41
42
43
44
45

Periarthritis humeroscapularis I

Frank O., 38 Jahre alt, ist Schlosser und leidet seit vier bis fünf Monaten unter Schmerzen der rechten Schulter, die im Laufe seines Arbeitstages zunehmen und bis zum Unterarm daumenseitig ausstrahlen. Er ist nicht gern krank und sucht den Arzt trotz der schon recht langen Anamnese erst auf Drängen seiner Kollegen auf, die seine schmerzbedingt nachlassende Arbeitsleistung bemängeln. So erscheint er im „Blaumann" kurz vor Ende seiner Nachmittagsschicht, etwas verschwitzt und verölt.

! Diesen Fall finden Sie auch in Stufe II Seite 96

Die aktive Anteversion des rechten Armes gegen Widerstand gelingt nicht, die passive Bewegung ist jedoch problemlos durchführbar. Auch beim Schürzengriff treten Schmerzen auf. Während der Anamneseerhebung wird eine Schonhaltung auch im Ellenbogengelenk, eigentlich des ganzen Armes bis zur Hand hin beobachtet.

Die Diagnose einer Periarthritis humeroscapularis anterior lässt sich leicht stellen. Neben entzündungshemmenden Maßnahmen (Eispackung) und Schonung – eine Arbeitsunfähigkeitsbescheinigung wird erst nach längerem Gespräch akzeptiert – wird eine Akupunkturbehandlung unter Verwendung folgender Punkte durchgeführt:

Therapieprinzip Stufe I – Periarthritis humeroscapularis

Ma38	Behandlung mit kräftigem, sedierendem Reiz während der Patient auf der Liege sitzt und seine Beine locker herabhängen lässt. Dabei die Schulter bewegen lassen. Oft schon Besserung der Teilsteife innerhalb weniger Sekunden – zumindest bei noch nicht allzu lange bestehendem Krankheitsbild! Erst anschließend die übrigen Punkte beim liegenden Patienten behandeln.	
	Lok.:	2 Cun distal von Ma37, 1 Cun neben der Tibia, mitten zwischen Ma35 (äußeres Knieauge) und Ma41 (Mitte der vorderen Querfalte des Sprunggelenks, zwischen Innen- und Außenknöchel)
Di4	*Yuan*-Quellpunkt, stark schmerzwirksam, Meridian zieht durch das erkrankte Gebiet	
	Lok.:	Punktion an der höchsten Stelle des M. adductor pollicis, wenn der Daumen dem Zeigefinger anliegt, Stichrichtung etwas zum Zeigefinger hin (Höhe des zweiten Metakarpalknochens)
Di11	Ausleitungspunkt	
	Lok.:	am lateralen Ende der Beugefalte des Ellenbogens, bei gestrecktem Arm zwischen der Bizepssehne und dem Epicondylus radialis humeri, auf der Beugefalte
Di14	lokal wirksam	
	Lok.:	am Ansatz des M. deltoideus, an der Lateralseite des Oberarmes
Di15	Lokalpunkt	
	Lok.:	in einer Muskelvertiefung des M. deltoideus vor der Bizepssehne bei leicht abduziertem Arm
Ma36	Ausleitungspunkt	
	Lok.:	in Höhe und lateral von der Tuberositas tibiae, mitten zwischen Tibia und Fibula, 3 Cun unter dem äußeren Knieauge (Ma35)

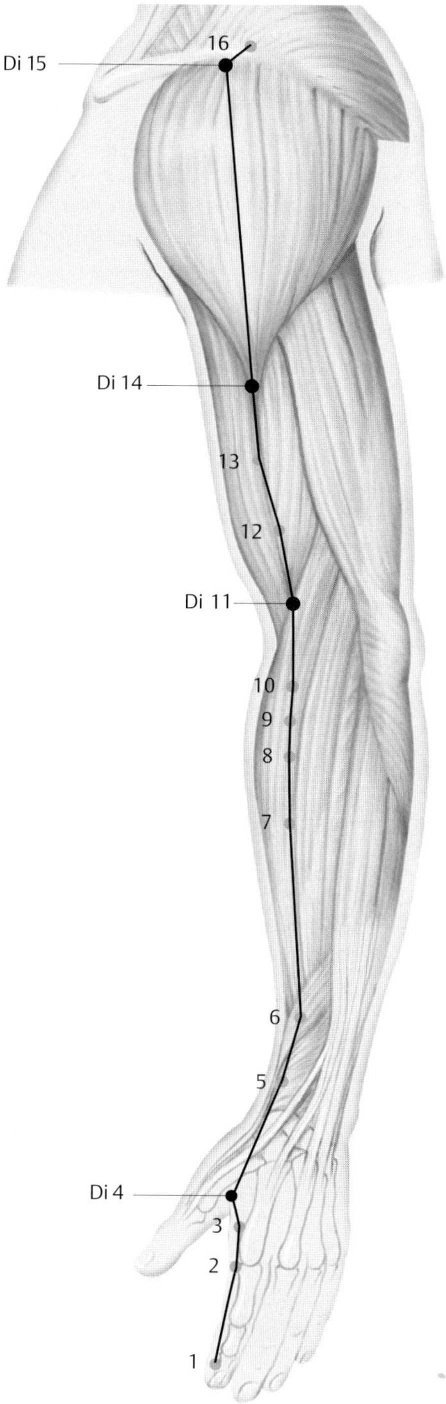
16
Di 15
Di 14
13
12
Di 11
10
9
8
7
6
5
Di 4
3
2
1

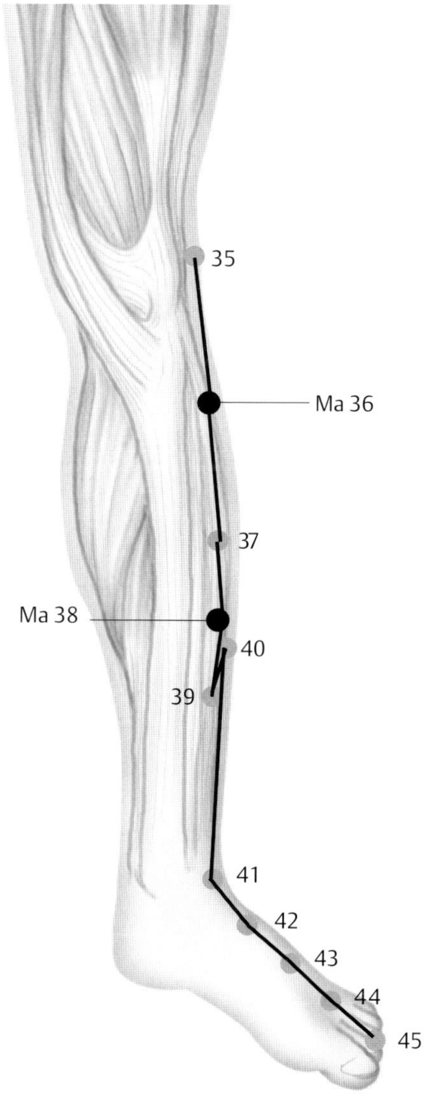
35
Ma 36
37
Ma 38
40
39
41
42
43
44
45

Pharyngitis I

Saisonal bedingt, treten besonders nach Ablauf der rheinischen „Fünften Jahreszeit" (Karneval) in der Praxis vermehrt Fälle von Heiserkeit, Halsschmerzen und Husten auf. Nadine N., 21 Jahre, Nichtraucherin, tanzt aktiv mit bei den „Roten Funken" und klagt jetzt, drei Tage nach Aschermittwoch, über einen anhaltenden trockenen Husten. Auswurf oder Fieber bestehen nicht, wohl aber Schluckbeschwerden. Der Rachen ist diffus mittelgradig gerötet, regelrechte Tonsillen, keine nennenswerte Lymphknotenschwellung. – Die bisher eingesetzten und sonst bewährten Hausmittel haben kaum Linderung gebracht.

! Diesen Fall finden Sie auch in Stufe II Seite 98

Zur unterstützenden Behandlung werden zunächst folgende Punkte gestochen:

Therapieprinzip Stufe I – Pharyngitis

Di4	*Yuan*-Quellpunkt, sedierende Nadeltechnik zur Schmerzlinderung, wirkt auch fiebersenkend (in diesem Fall ohne Relevanz)	
	Lok.:	Punktion an der höchsten Stelle des M. adductor pollicis, wenn der Daumen dem Zeigefinger anliegt, Stichrichtung etwas zum Zeigefinger hin (Höhe des zweiten Metakarpalknochens)
Di11	Ausleitungs- und Tonisierungspunkt	
	Lok.:	am lateralen Ende der Beugefalte des Ellenbogens, bei gestrecktem Arm zwischen der Bizepssehne und dem Epicondylus radialis humeri, auf der Beugefalte
Lu11	Akutpunkt, bei Pharyngitis	
	Lok.:	am radialen Nagelfalzwinkel des Daumens

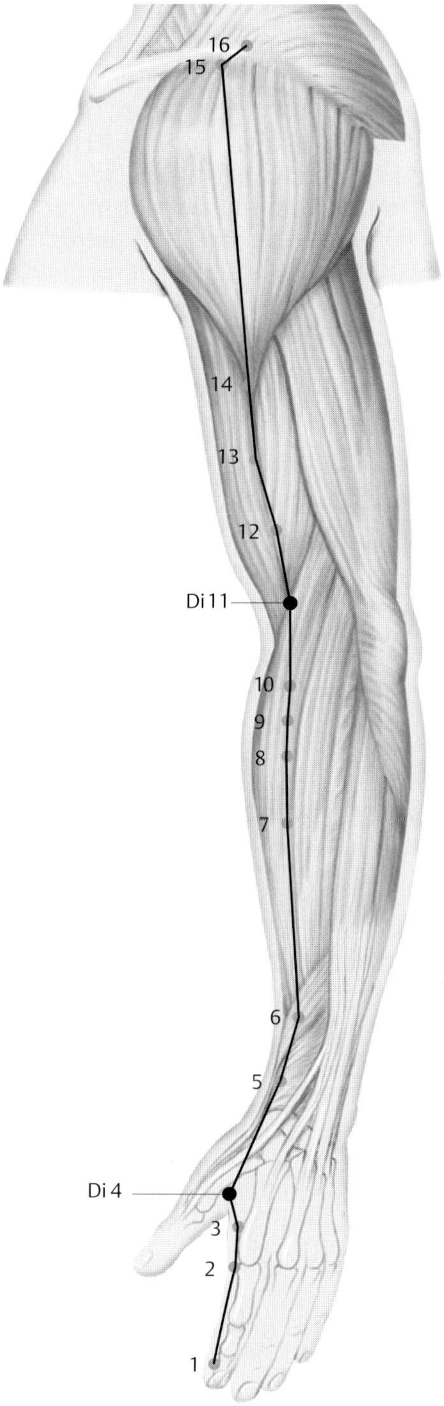
16
15
14
13
12
Di 11
10
9
8
7
6
5
Di 4
3
2
1

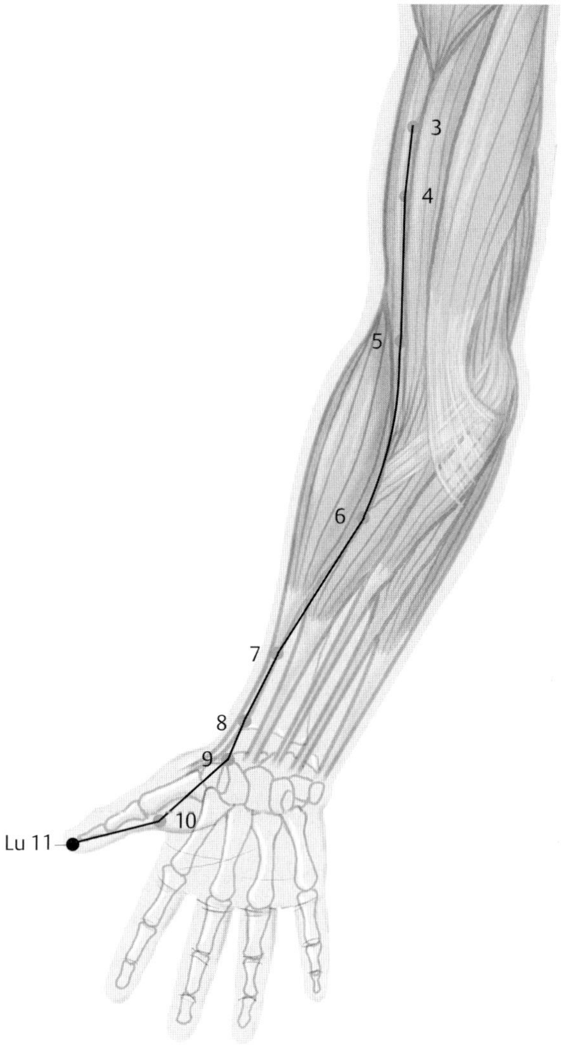
3
4
5
6
7
8
9
10
Lu 11

Prämenstruelles Syndrom I

Anneliese U., 19 Jahre alt, klagt über ziehende Schmerzen im Unterleib, die kurz vor der Menses einsetzen und dann mehrere Tage anhalten. Sie habe der Schule schon mehrfach fernbleiben müssen und einen Gynäkologen konsultiert. Die daraufhin verordnete „Pille" nehme sie nur sehr ungern, die Beschwerden seien auch nicht besser geworden. Ferner besteht ein perimenstruelles Druckgefühl im Kopf, „als ob er platzen will". Auch jetzt haben die Beschwerden seit dem Vortag erneut begonnen.

! Diesen Fall finden Sie auch in Stufe II Seite 100

Ich behandele zur Beschwerdelinderung erst einmal mit bewährten, schmerzwirksamen Punkten. Die Punkte werden beidseitig und sedierend genadelt:

Therapieprinzip Stufe I – Prämenstruelles Syndrom

Di4	stark schmerzwirksamer Punkt	
	Lok.:	Punktion an der höchsten Stelle des M. adductor pollicis, wenn der Daumen dem Zeigefinger anliegt
Lu7	Passagepunkt (*Luo*) schmerzlindernde Wirkung	
	Lok.:	1,5 Cun proximal der distalen Handgelenksbeugefalte auf der Radialiskante, in einem von proximal nach distal hin palpablen Grübchen
Ma36	schmerzwirksam, *Qi*-stärkender Punkt	
	Lok.:	in Höhe und lateral von der Tuberositas tibiae, mitten zwischen Tibia und Fibula, 3 Cun unter dem äußeren Knieauge
Mi6	wichtiger Punkt, vereint die *Yin*-Meridiane des Beines (Le, Mi, Ni)	
	Lok.:	am Hinterrand der Tibia, 3 Cun oberhalb des Innenknöchels

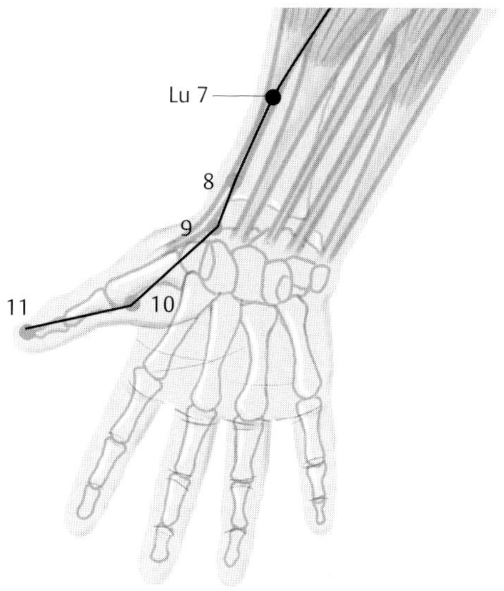

Lu 7
8
9
10
11

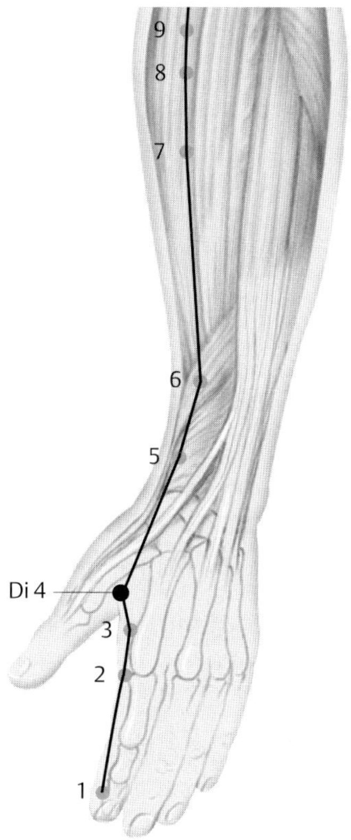

9
8
7
6
5
Di 4
3
2
1

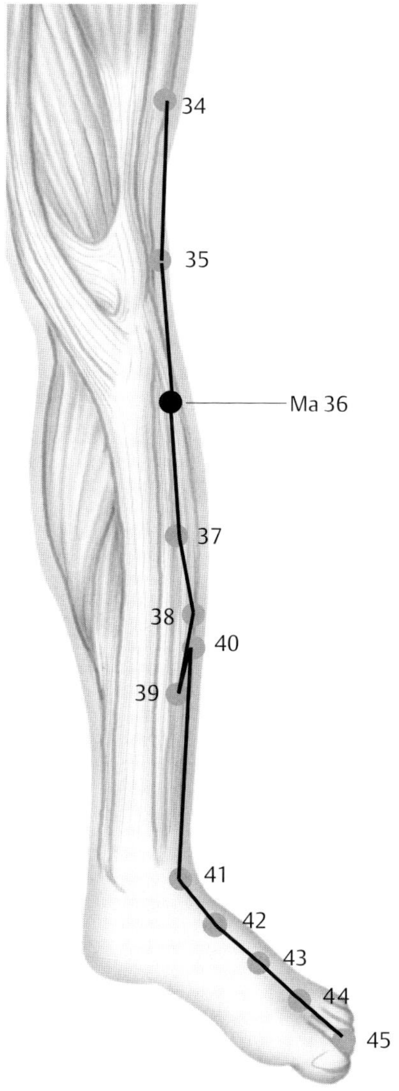

34
35
Ma 36
37
38
40
39
41
42
43
44
45

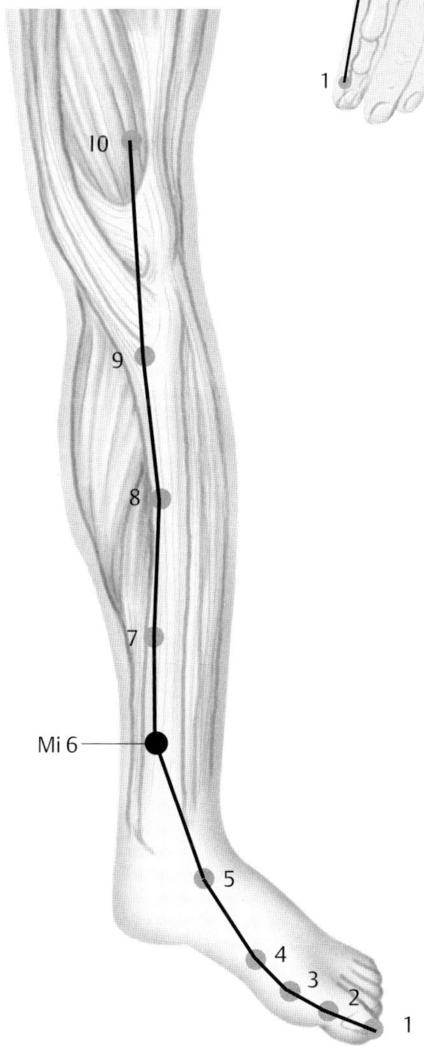

10
9
8
7
Mi 6
5
4
3
2
1

Rauchen I

Giuseppe N., 38. Jahre, hat schon vier Abstinenzversuche hinter sich – zuletzt auch mit dem Nikotinpflaster. Die längste Nichtraucherperiode betrug drei Wochen, bis er zu einer Geburtstagsfeier eingeladen war. Während der nikotinfreien Zeiten hat er sich stets unausgeglichen und aggressiv gefühlt. Dadurch wurde auch die bestehende Partnerschaft mit einer konsequenten Nichtraucherin unter Druck gesetzt.

! Diesen Fall finden Sie auch in Stufe III Seite 162

Psychologisch lassen sich die Gründe, aus denen geraucht wird, in drei Gruppen teilen:

1. „Schlechte Angewohnheit“: Man hat sich angewöhnt beim Zeitunglesen, nach dem Frühstück, an der Bushaltestelle usw. zu rauchen. Vorteil: Angewohnheiten sind erlernt und lassen sich wieder verlernen, möglichst durch eine noch angenehmere, gesündere Gewohnheit.
2. „Soziale Gründe“: In der gemeinsamen Frühstückspause mit Kollegen, bei Einladungen, abends in der Stammkneipe. Hier lassen sich individuelle Vermeidungsstrategien entwickeln.
3. „Sucht“: Nikotin macht abhängig und kann beim Absetzen Entzugserscheinungen auslösen. Schwindel, Nervosität, Reizbarkeit, Unausgeglichenheit belasten auch Herrn N.

Die Folgeerscheinungen von Punkt 3 lassen sich durch die Akupunktur hervorragend beheben. Praktisch findet zunächst eine Beratung des Patienten statt, in der die Beweggründe für den Nikotinkonsum eruiert und Gegenstrategien entwickelt werden. Die einzelnen Beratungsschritte orientieren sich an dem Nichtraucherprogramm der Bundesärztekammer und werden individuell angepasst. Dieses Programm ist einfach durchführbar. Es hat früher schon in der Schweiz zu einer Erfolgsquote von mehr als 70 % Nichtraucher geführt. Es beeinflusst die Punkte 1 und 2.

Die vorangehende, ausführliche Beratung ist erforderlich, um die Motivationslage des Patienten zu Gunsten „Nicht rauchen“ zu verschieben und zu stabilisieren. Außerdem werden Situationen identifiziert, die mit einem Rückfallrisiko einhergehen. So kann man schon vorher Gegenstrategien erarbeiten.

Vor der ersten Behandlung sollte der Patient bereits 24 Stunden nicht mehr geraucht haben – Anlass zu einem ersten Lob, und zur gezielten Punktauswahl, falls schon Entzugserscheinungen aufgetreten sind. Es werden maximal vier bis sechs Behandlungen in zwei bis drei Wochen durchgeführt. Wer dann noch raucht, dem kann auch die „längste Akupunkturnadel“ zur Zeit nicht helfen (dies wird auch dem Patienten während des vorangehenden Beratungsgespräches erläutert). Nach dieser Zeit ist die Nikotinentgiftung erfolgt, und ein Rückfall ist meistens auf die ungenügende Berücksichtigung der Motivationslage des Rauchers zurückzuführen (Punkt 1 und 2).

Therapieprinzip Stufe I – Rauchen

Lu9	Tonisierungs- und *Yuan*-Quellpunkt, zur Stärkung des Lungen-*Qi*	
	Lok.:	lateral der A. radialis an der radialen Handgelenksbeugefalte in einer gut palpablen Vertiefung
Di6	*Luo*-Punkt, besonders bei begleitendem Husten hilfreich	
	Lok.:	radial an der Dorsalseite des Unterarms, 3 Cun proximal der Handgelenksbeugefalte
Di4	*Yuan*-Quellpunkt, psychisch stärkend und stabilisierend	
	Lok.:	Punktion an der höchsten Stelle des M. adductor pollicis, wenn der Daumen dem Zeigefinger anliegt, Stichrichtung etwas zum Zeigefinger hin (Höhe des zweiten Metakarpalknochens)

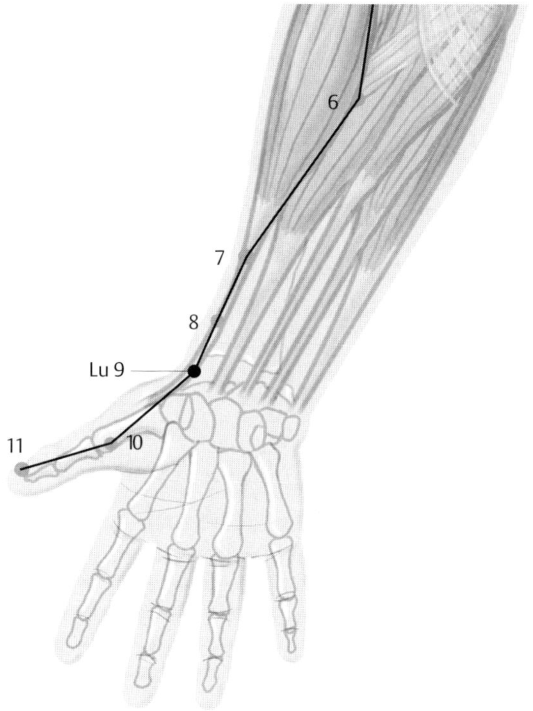

6
7
8
Lu 9
10
11

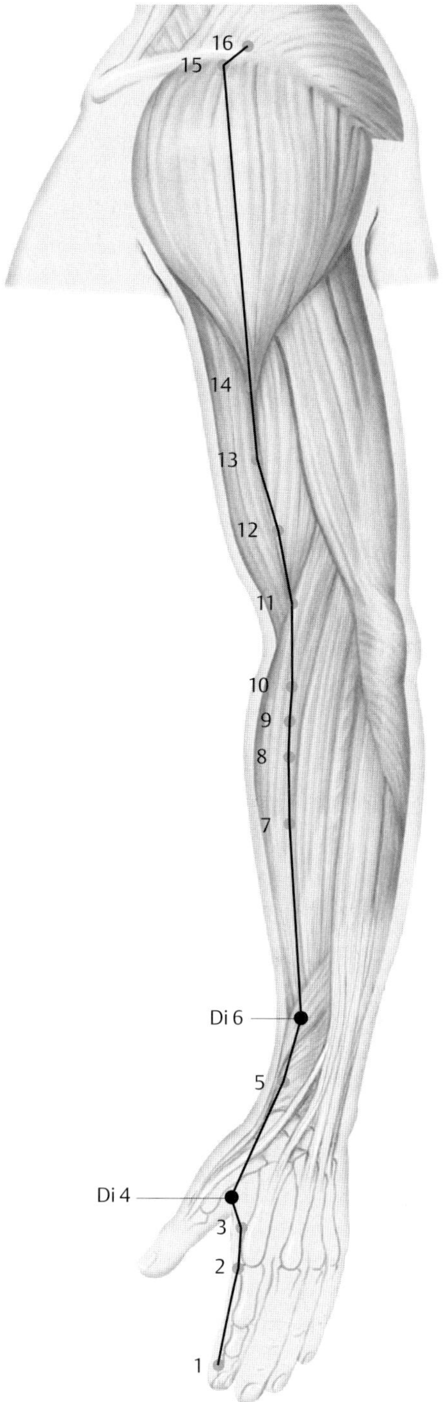

16
15
14
13
12
11
10
9
8
7
Di 6
5
Di 4
3
2
1

Rheumatoide Arthritis I

Frau Josefa O. kommt erstmalig in die Sprechstunde. Sie ist 70 Jahre alt. Auf den ersten Blick ist ihr Leiden, eine rheumatoide Arthritis, ersichtlich. Sie klagt über seit vielen Jahren bestehende wetterabhängige Schmerzen, eigentlich in allen Muskeln und Knochen. Bei nasskaltem Nebelwetter wird alles schlimmer. Derzeit findet so recht keine Behandlung statt, „es hilft ja alles doch nichts" und Medikamente werden schlecht vertragen – wohl schon bei der Lektüre des Beipackzettels. Frau O. wünscht sich eine milde Medizin. Ihr Ehemann (71 Jahre), der schon länger bei mir behandelt wird, hat „für das ewige Gejammer" kein Verständnis mehr, übernimmt aber klaglos die wesentlichen anfallenden Arbeiten im Haushalt.

! Diesen Fall finden Sie auch in Stufe II Seite 102

Die kleinen Fingergelenke sind deformiert und in der Bewegung erheblich eingeschränkt. Die Muskulatur wirkt etwas atrophisch. Die Haut ist blass, es finden sich etliche Verquellungen. Die Patientin wirkt trotz des langen und einschränkenden Leidens sehr freundlich und ausgeglichen. Aus psychosomatischer Sicht scheint sie die Zuwendung ihres Ehemannes zu vermissen, jedoch sind die körperlichen Einschränkungen eindeutig objektivierbar.

Mir ist zunächst eine Schmerzlinderung wichtig, um die Beweglichkeit und die Einschränkungen im Alltag zu verbessern. Ich erhoffe mir so auch eine verstärkte Autonomie der Patientin, wenn sie im Alltag wieder selbstständiger zurechtkommen kann. Vielleicht gewinnt sie dann auch eine größere Unabhängigkeit von den emotionalen Zuwendungen des Ehemannes.

Zunächst werden diese Punkte verwendet und beidseitig sedierend genadelt:

Therapieprinzip Stufe I – Rheumatoide Arthritis

Di4 *Yuan*-Quellpunkt gegen Schmerzen, auch zur Stärkung der Abwehrkräfte

Lok.: Punktion an der höchsten Stelle des M. adductor pollicis, wenn der Daumen dem Zeigefinger anliegt

Di11 bei Schwellung, Rötung und Überwärmung der Gelenke

Lok.: am lateralen Ende der Beugefalte des Ellenbogens, bei gestrecktem Arm zwischen der Bizepssehne und dem Epicondylus radialis humeri, auf der Beugefalte

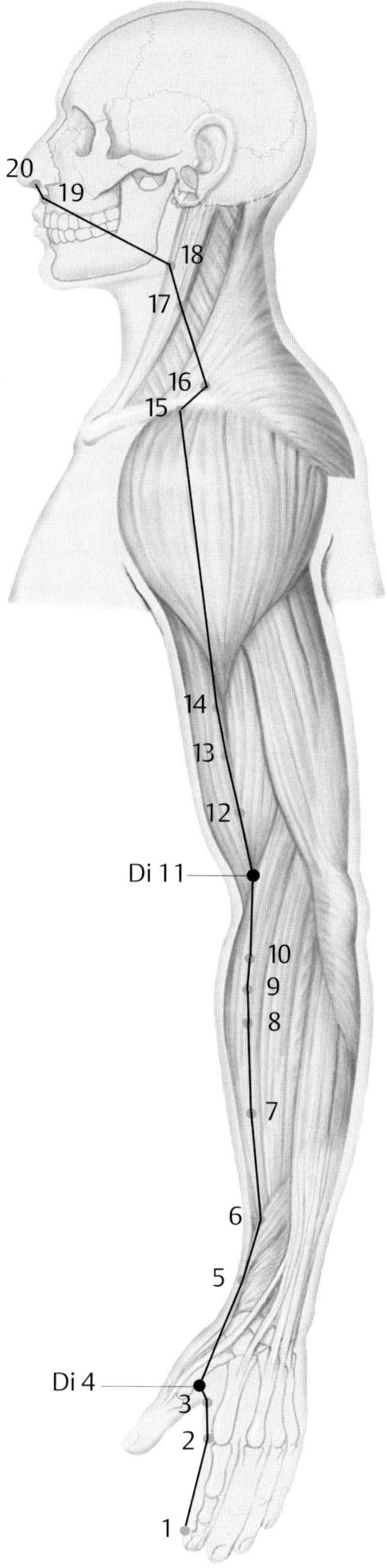
20
19
18
17
16
15
14
13
12
Di 11
10
9
8
7
6
5
Di 4
3
2
1

Rhino-Conjunctivitis allergica I

Frau Brigitte B., 48 Jahre, stellt sich im Mai mit ihrem langjährig bekannten Heuschnupfen vor. Die Nase ist zu, die Augen sind gerötet und geschwollen. Sie wird durch Niesattacken und neuerdings auch durch nächtliche Hustenanfälle beeinträchtigt. Die bisherige (Selbst-)Therapie erfolgte mit Terfenadin-Präparaten.

! Diesen Fall finden Sie auch in Stufe II Seite 104

Die allergische Rhino-Conjunctivitis lässt sich im akuten Stadium auch mit nur wenigen Punkten erfahrungsgemäß gut bessern. Bei Patienten, die sich mit bereits aufgetretenen Beschwerden vorstellen, erfolgt die Behandlung nach Bedarf. Wenn nötig, wird anfangs täglich bis zur Beschwerdebesserung, dann in größerem Abstand oder bei eventuellem Wiederauftreten der Symptome behandelt. Bei akuten Beschwerden empfiehlt sich eine Sitzungsdauer von 10 – 15 Minuten. Die Punkte werden beiderseits genadelt.

Geeignete Punkte:

Therapieprinzip Stufe I – Rhino Conjunctivitis allergica

Lu7	wichtiger Fernpunkt, der nach traditioneller Vorstellung Windeinflüsse fern hält, *Luo* zu Di 4	
	Lok.:	1,5 Cun proximal der Handgelenksbeugefalte auf der Radialiskante, in einem von proximal nach distal hin palpablen Grübchen
Di4	*Yuan*-Quellpunkt, eliminiert Einflüsse wie Wind, Kälte oder Feuchtigkeit und beseitigt Stauungen in den Meridianen (Niesattacken der Patientin!)	
	Lok.:	auf der höchsten Stelle des M. adductor pollicis, wenn der Daumen dem Zeigefinger anliegt, Stichrichtung etwas zum Zeigfinger hin (Höhe des zweiten Metakarpalknochens)
Di11	Tonisierungspunkt des Meridians. Er eliminiert ebenfalls die krankmachenden Einflüsse von Wind, Kälte oder Feuchtigkeit, ist aber als Tonisierungspunkt eher bei Schwäche- oder Leeresymptomatik (wenig dünner Schnupfen, aber durch verschiedene Blütezeiten hindurch oder sogar durch ganzjährige Beschwerden) angezeigt. Nadel etwas länger liegen lassen	
	Lok.:	am lateralen Ende der Beugefalte des Ellenbogens, bei geschlossenem Arm zwischen der Bizepssehne und dem Epicondylus radialis humeri, auf der Beugefalte
Di20	lokal wirksamer Punkt. Endpunkt des Dickdarm-Meridians mit sehr schnell einsetzender Wirkung. Die Patienten merken oft schon wenige Sekunden nach dem Setzen der Nadeln, dass festsitzender Schleim sich löst. Der Einstich ist bei akuter Erkrankung manchmal etwas schmerzhaft, deshalb dünne Nadeln verwenden	
	Lok.:	zwischen Nasenflügel und Nasolabialfalte (auf der Gegenseite des Meridianverlaufes von Di1 bis Di18)
Lu5	Sedierungspunkt, kühlt die Hitze der Lunge. Immunstimulierender Einfluss	
	Lok.:	auf der Beugefalte des Ellenbogens, lateral der Bizepssehne, ca. 1 cm tief

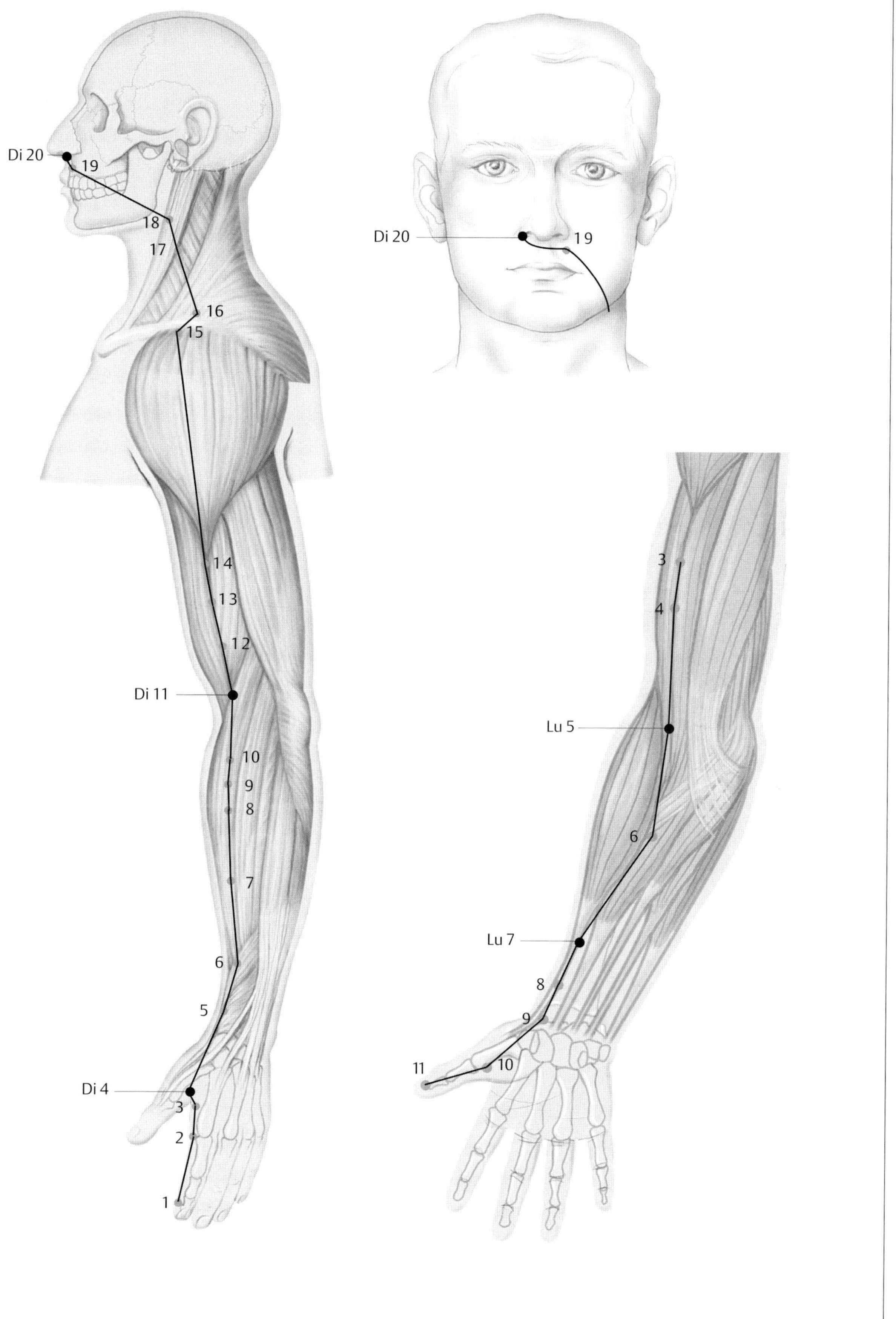
Di 20
19
18
17
16
15
14
13
12
Di 11
10
9
8
7
6
5
Di 4
3
2
1
Di 20
19
3
4
Lu 5
6
Lu 7
8
9
10
11

Tennisellenbogen I

Frank O., 38 Jahre, arbeitet seit 23 Jahren in einer Reifenwerkstatt. Nach einem frühen Wintereinbruch ist es saisonbedingt durch den vermehrten Arbeitsanfall zu einer Epicondylitis radialis humeri links gekommen, die sich trotz intensiver schulmedizinischer Behandlung mit Ruhigstellung, Cortison-Infiltration, Reizstromanwendungen und ähnlichen Maßnahmen auch nach vier Wochen noch nicht recht bessern will.

! Diesen Fall finden Sie auch in Stufe II Seite 110

Schmerzlinderung führt zu vermehrter Beweglichkeit und erleichtert die Stoffwechselvorgänge im betroffenen Areal. Die Behandlung der Schmerzen mit Akupunktur darf anfangs natürlich nur für passive Bewegungsübungen genutzt werden. Auf den Leitbahnen Lunge und Dickdarm liegen drucksensible Punkte, die deshalb mit genadelt werden.

Geeignete Punkte sind:

Therapieprinzip Stufe I – Tennisellenbogen

Di4	der am stärksten schmerzwirksame Punkt, *Yuan*-Quellpunkt	
	Lok.:	Punktion an der höchsten Stelle des M. adductor pollicis, wenn der Daumen dem Zeigefinger anliegt
Di11	Ausleitungspunkt, lokal wirksam	
	Lok.:	am lateralen Ende der Beugefalte des Ellenbogens, bei gestrecktem Arm zwischen der Bizepssehne und dem Epicondylus radialis humeri, auf der Beugefalte
Di10	lokal wirksam	
	Lok.:	2 Cun distal von Di11
Lu5	Ausleitungspunkt, lokal wirksam	
	Lok.:	auf der Beugefalte des Ellenbogens, lateral der Bizepssehne, ca. 1 cm tief
Locus dolendi		
	im Bereich des Epicondylus	

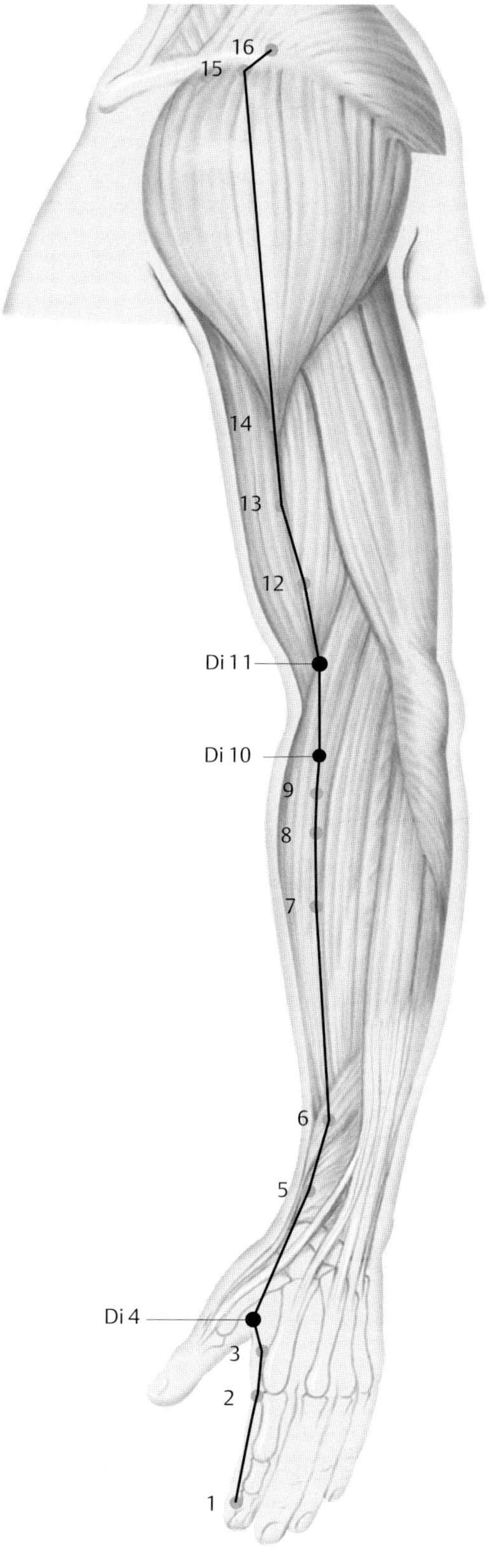
16
15
14
13
12
Di 11
Di 10
9
8
7
6
5
Di 4
3
2
1

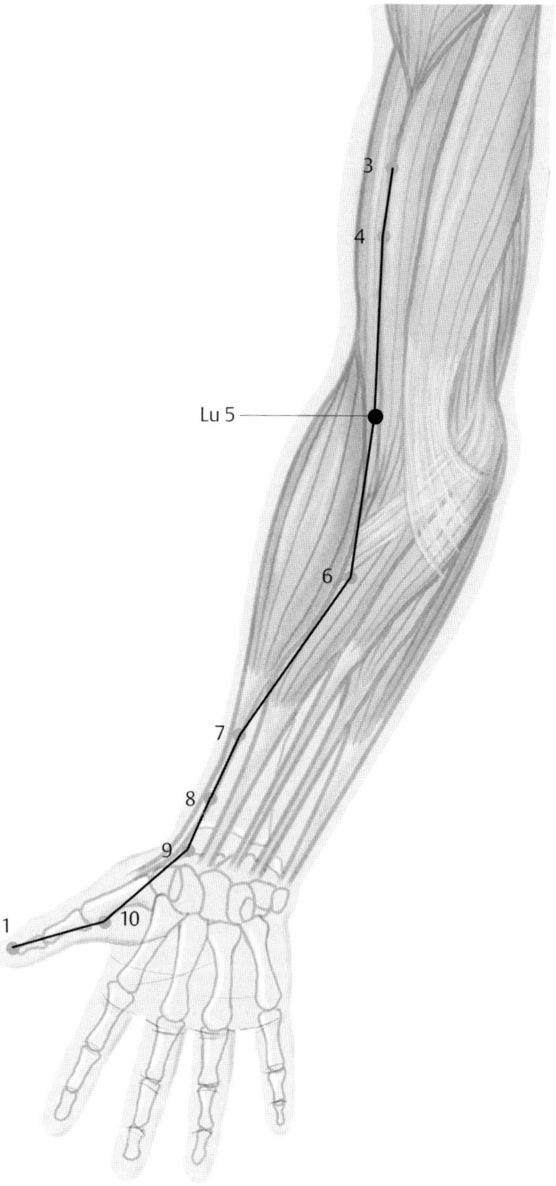
3
4
Lu 5
6
7
8
9
10
11

Vegetative Dystonie I

Frau Anna O., 78 Jahre alt, klagt über Mattigkeit und Schwächegefühl, die „wie aus dem Nichts auftauchen" und sie in ihrer Leistungsfähigkeit erheblich einschränken. Sie habe schon den gewohnten Einkaufsausflug zum nahe gelegenen Supermarkt abbrechen müssen und fürchte sich inzwischen davor, Besuche zu empfangen. Mir fällt eine gewisse Blässe und Unruhe auf. Beim Aufstehen aus dem Stuhl des Sprechzimmers kollabiert Frau O. beinahe. Es finden sich erhebliche vegetative Stigmata wie feuchte, kühle Haut, positiver Dermographismus und ein pathologischer Schellong-Test mit hypoton-hyperkinetischer Reaktionsform nach Thulesius.

! Diesen Fall finden Sie auch in Stufe II Seite 114

Die eingehende internistische Untersuchung ergibt trotz des fortgeschrittenen Alters keine weiteren Hinweise auf eine organische Ursache der Beschwerden. Solche Patientinnen sind in der Praxis meist wesentlich jünger, das Beschwerdebild ist jedoch durchaus häufig. Als begleitende Maßnahme zu einer psychosomatischen supportiven Therapie wird eine Akupunkturbehandlung eingeleitet, bei der zunächst allgemein tonisierende Punkte Verwendung finden.

Therapieprinzip Stufe I – Vegetative Dystonie

Lu9	Tonisierungspunkt der Lunge	
	Lok.:	lateral der A. radialis an der radialen Handgelenksbeugefalte in einer gut palpablen Vertiefung
Di11	Tonisierungspunkt des Dickdarms	
	Lok.:	am lateralen Ende der Beugefalte des Ellenbogens, bei gestrecktem Arm zwischen der Bizepssehne und dem Epicondylus radialis humeri, auf der Beugefalte
Ma36	UEP Magen, *Qi*-stärkender Punkt	
	Lok.:	in Höhe und lateral von der Tuberositas tibiae, mitten zwischen Tibia und Fibula, 3 Cun unter dem äußeren Knieauge (Ma35)
Mi6	Kreuzung der drei *Yin*-Meridiane am Bein, *Qi*-stärkender Punkt	
	Lok.:	am Hinterrand der Tibia, 3 Cun oberhalb des Innenknöchels

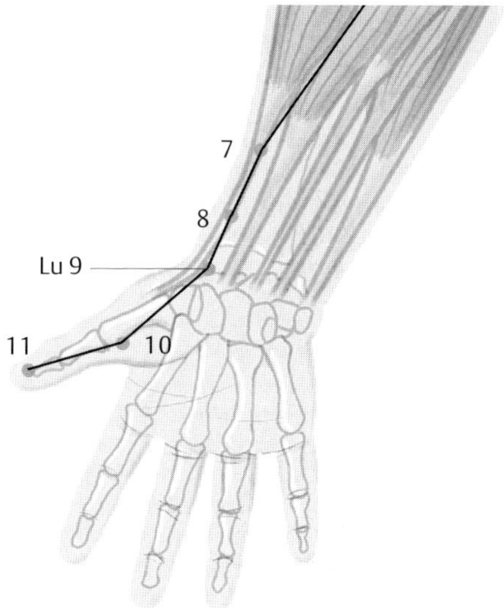
7
8
Lu 9
11
10

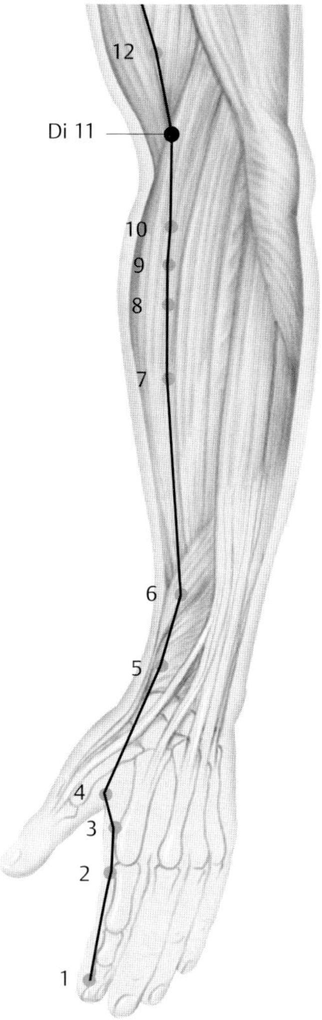
12
Di 11
10
9
8
7
6
5
4
3
2
1

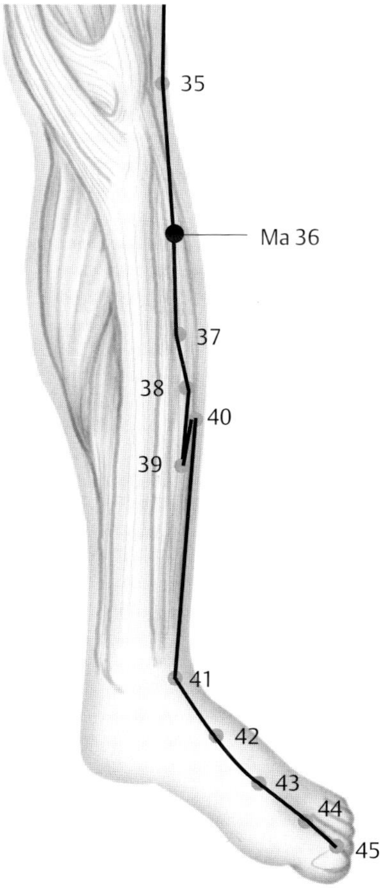
35
Ma 36
37
38
40
39
41
42
43
44
45

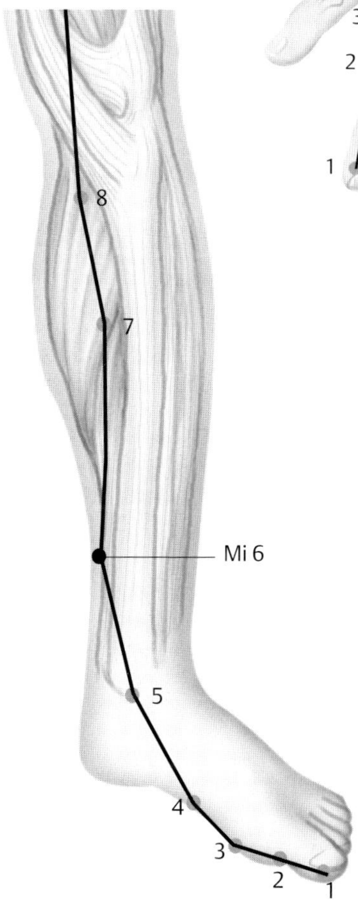
8
7
Mi 6
5
4
3
2
1

Wadenkrämpfe I

Herr Peter I.. 64 Jahre alt, leidet unter nächtlichen Wadenkrämpfen. Die Beschwerden treten etwa eine halbe Stunde nach Beginn der Nachtruhe auf und verschlimmern sich im Laufe der Nacht, so dass Herr I. gegen 2.00 Uhr morgens wieder aufsteht und in der Wohnung umherwandert.

! Diesen Fall finden Sie auch in Stufe III Seite 188

Die Ursachen für solche nächtlichen Wadenkrämpfe sind oft vielfältig, die Beschwerden multikausal bedingt. Risikofaktoren sind Übergewicht, muskuläre Überlastung, Bewegungsmangel, Rauchen, venöse Insuffizienz, Beinödeme, Diabetes mellitus, Schilddrüsenerkrankungen und andere Störungen. Das Behandlungskonzept besteht daher meist in einem mehrdimensionalen Ansatz, der die Beseitigung der Risikofaktoren anstrebt und gleichzeitig durch Venengymnastik, Kneippsche Anwendungen, Trockenbürsten und Ähnliches die gewünschte Besserung anstrebt.
Die Traditionelle Chinesische Medizin bietet zur Schmerzlinderung folgende Akupunkturpunkte an:

Therapieprinzip Stufe I – Wadenkrämpfe

Di4	stark schmerzlösender Punkt	
	Lok.:	Punktion an der höchsten Stelle des M. adductor pollicis, wenn der Daumen dem Zeigefinger anliegt
Lu7	*Luo*-Punkt	
	Lok.:	1,5 Cun proximal der distalen Handgelenksbeugefalte auf der Radialiskante, in einem von proximal nach distal hin palpablen Grübchen
Ma36	*Qi*-stärkender Punkt, UEP Magen	
	Lok.:	in Höhe und lateral von der Tuberositas tibiae, mitten zwischen Tibia und Fibula, 3 Cun unter dem äußeren Knieauge (Ma35)
Mi6	*Qi*-stärkender Punkt, Kreuzung der drei *Yin*-Meridiane am Bein	
	Lok.:	am Hinterrand der Tibia, 3 Cun oberhalb des Innenknöchels
Mi3	*Yuan*-Quellpunkt	
	Lok.:	an der Fußinnenseite proximal des Köpfchens Os metatarsale I bzw. des Großzehengrundgelenks, am Übergang zwischen dorsalem und plantaren Hauttyp
Ma40	*Luo*-Punkt	
	Lok.:	1 Cun lateral von Ma38 (2 Cun lateral der Tibiakante)

Die Punkte werden – wie meistens zur Schmerzlinderung – sedierend behandelt. Außerdem werden die Punkte beidseits gestochen, zumindest wenn keine weiteren zusätzlichen Punkte zum Einsatz kommen.

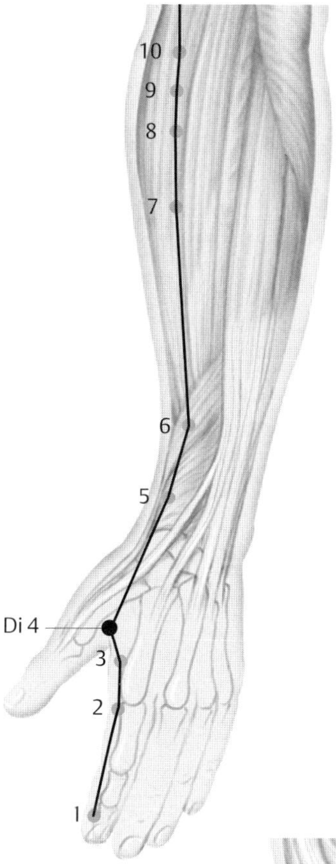
10
9
8
7
6
5
Di 4
3
2
1

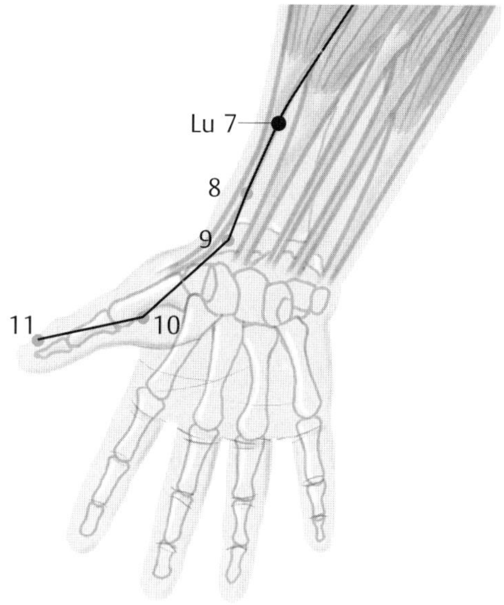
Lu 7
8
9
11
10

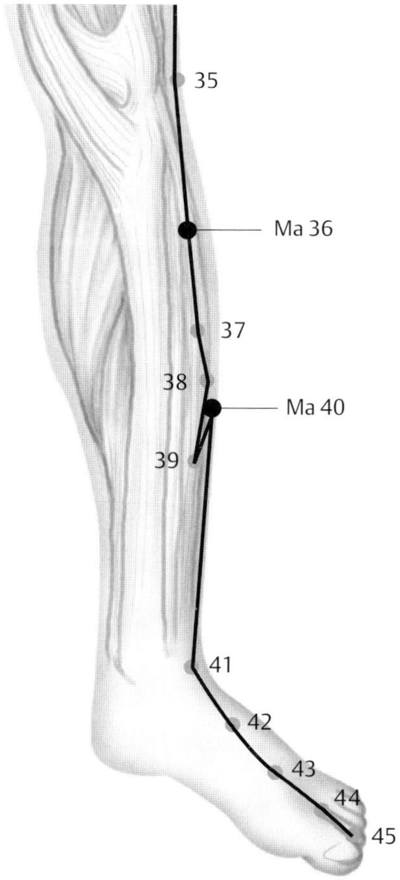
35
Ma 36
37
38
Ma 40
39
41
42
43
44
45

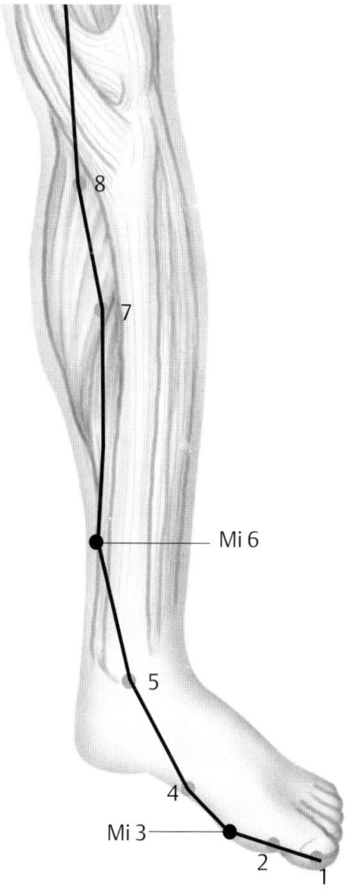
8
7
Mi 6
5
4
Mi 3
2
1

Zahnschmerzen I

Birgit Y., 28 Jahre, klagt über Zahnschmerzen im rechten Oberkiefer. Der zahnärztliche Befund habe jedoch keine erkennbare Ursache ergeben, auch die entsprechenden Röntgenbilder seien unauffällig gewesen. Ein zugezogener Kieferorthopäde habe eine Fehlstellung des Kiefergelenks festgestellt und die Behandlung mit einer Aufbissschiene empfohlen. Die Schmerzen sind im rechten Oberkiefer lokalisiert.

! Diesen Fall finden Sie auch in Stufe III Seite 190

Hier bietet sich zur Schmerztherapie die Kombination aus Fern- und Nahpunkten an, wobei Nahpunkte im akuten Stadium kontralateral – also links – behandelt werden:

Therapieprinzip Stufe I – Zahnschmerzen

Di4	einer der wichtigsten schmerzwirksamen Punkte, auch geeignet vom Meridianverlauf her
	Lok.: Punktion an der höchsten Stelle des M. adductor pollicis, wenn der Daumen dem Zeigefinger anliegt
Ma44	wichtiger Fernpunkt
	Lok.: in der Schwimmhautfalte zwischen der 2. und 3. Zehe
Di20	Endpunkt des Meridians, Lokalpunkt (kontralateral stechen)
	Lok.: zwischen Nasenflügel und Nasolabialfalte
Ma7	Lokalpunkt
	Lok.: fast senkrecht über Ma6, auf einer Linie zwischen Ma6 und Ma8, am Unterrand des Jochbeinbogens, bei leicht geöffnetem Mund aufsuchen
Ma6	Lokalpunkt
	Lok.: auf der höchsten Stelle des M. masseter, Patient zubeißen lassen
Ma5	Lokalpunkt
	Lok.: im Winkel, der von der Oberkante des Unterkiefers und dem M. masseter gebildet wird
Ma4	Lokalpunkt
	Lok.: 1 Cun lateral des Mundwinkels, genau unter der Pupillenmitte (Blick geradeaus)

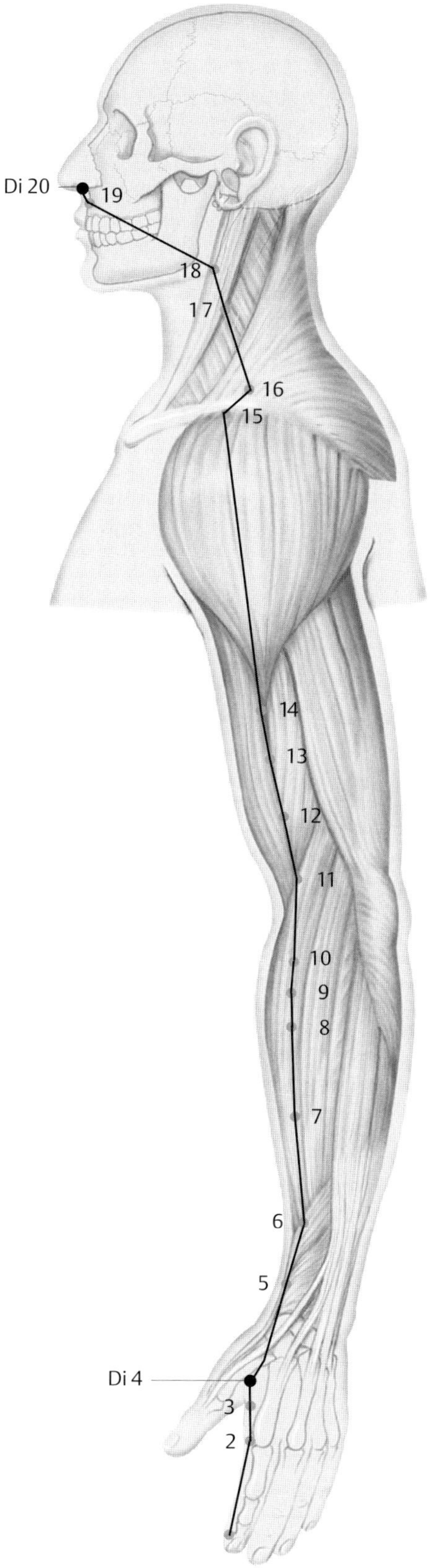
Di 20
19
18
17
16
15
14
13
12
11
10
9
8
7
6
5
Di 4
3
2

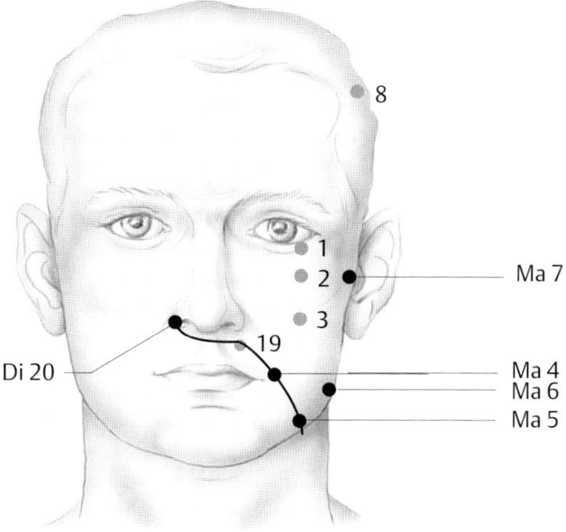
8
1
2
Ma 7
3
19
Di 20
Ma 4
Ma 6
Ma 5

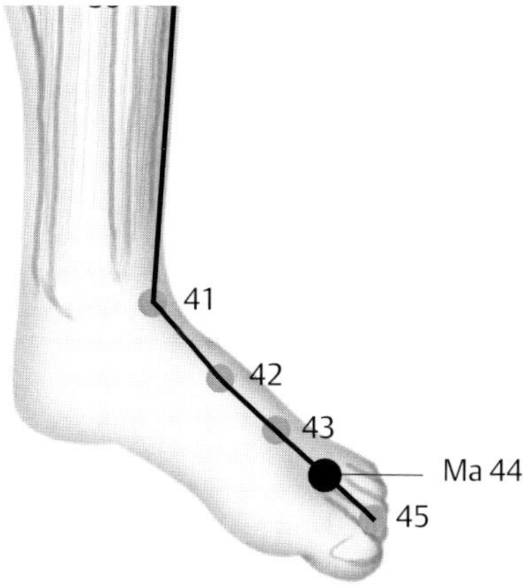
41
42
43
Ma 44
45

Zervikalsyndrom I

Ingo Z., 33 Jahre, klagt über Schmerzen im Nacken. Bei näherem Nachfragen sind die Schmerzen im oberen Teil der Halswirbelsäule lokalisiert und strahlen – je nach Bewegung des Kopfes – temporal und bis nach vorn in Richtung Augen aus. Vorangegangen war eine Fahrt im geöffneten Cabrio an einem doch noch sehr milden Frühlingstag.

! Diesen Fall finden Sie auch in Stufe II Seite 116

Die grundsätzlich schmerzwirksamen Punkte sind bereits mehrfach besprochen worden und können auch hier wieder erfolgreich eingesetzt werden:

Therapieprinzip Stufe I – Zervikalsyndrom

Di4	stark schmerzwirksamer Punkt, *Yuan*-Quellpunkt	
	Lok.:	Punktion an der höchsten Stelle des M. adductor pollicis, wenn der Daumen dem Zeigefinger anliegt
Lu7	*Luo*-Punkt	
	Lok.:	1,5 Cun proximal der distalen Handgelenksbeugefalte auf der Radialiskante, in einem von proximal nach distal hin palpablen Grübchen

Die Behandlung erfolgt beidseits mit sedierender Nadeltechnik.

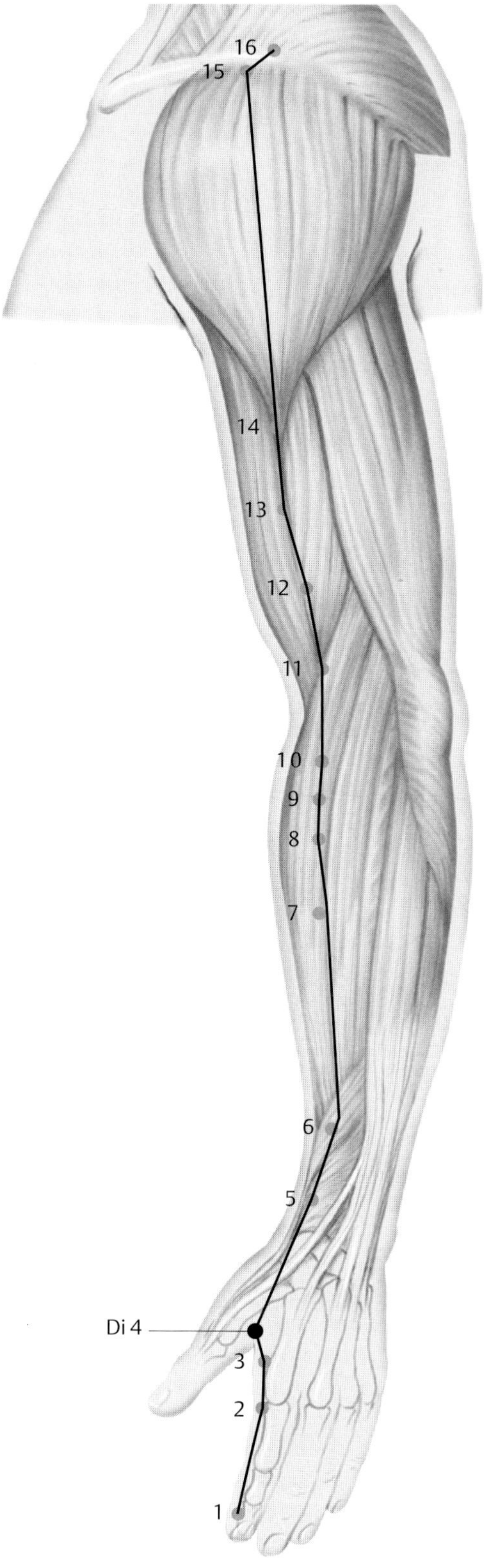
16
15
14
13
12
11
10
9
8
7
6
5
Di 4
3
2
1

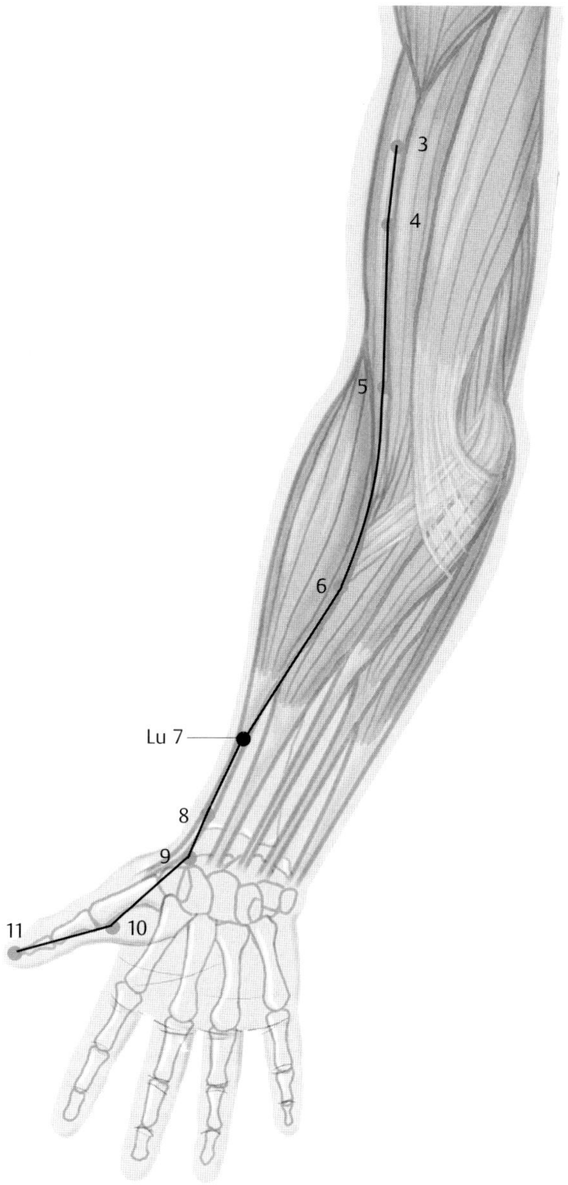
3
4
5
6
Lu 7
8
9
10
11

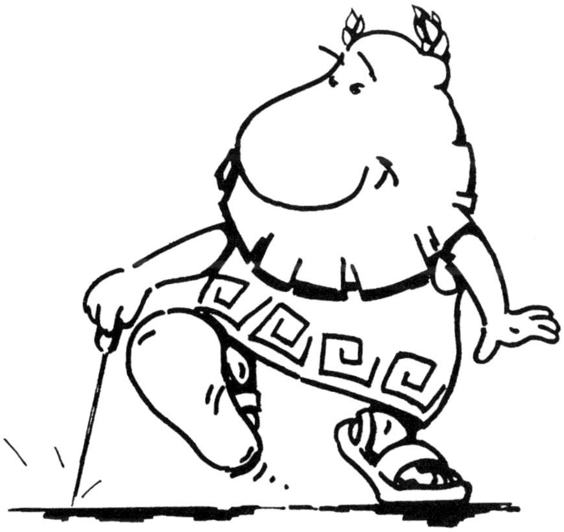

Stufe II

Adipositas II

Frau Roswitha P., 42 Jahre, wiegt seit der Jugendzeit stets zwischen 90 und 95 kg bei einer Körpergröße von 1,64 m. Die Vorgeschichte ist durch zahlreiche mehr oder weniger exotische Diätversuche gekennzeichnet. Seit drei Jahren stellen sich zunehmend Kniegelenkbeschwerden beim treppab gehen ein. Außerdem besteht eine Belastungsdyspnoe bei mittlerer Anstrengung (zwei Treppen), für die sich bei der allgemeininternistischen Untersuchung keine andere Ursache als die Adipositas finden lässt.

! Sie finden diesen Fall auch in Stufe III Seite 120

Die Durchführung einer Akupunkturbehandlung als unterstützende Maßnahme zur Gewichtsreduktion ist relativ populär. Gleichwohl sind die Erfolgsaussichten eher schlecht, wenn es sich um eine alleinige Maßnahme handelt. Daher ist unbedingt begleitend eine Ernährungsberatung erforderlich. Dazu gibt es hervorragende Konzepte von der Deutschen Gesellschaft für Ernährung (Tel.: 069-9 76 80 30, Fax: 069-97 68 03 99) sowie von der Kassenärztlichen Bundesvereinigung in Köln (Tel.: 02 21-7 76 30). Es ist einfach, sich in diese Beratungskonzepte einzuarbeiten. Gleichzeitig besteht ein größtmögliches Maß an Flexibilität und Individualität in der Beratung, die Programme sind daher durchweg empfehlenswert.

Oft gibt es auch psychosomatische Ursachen für eine Polyphagie, die vom Patienten nicht immer als solche wahrgenommen wird. Die Aufarbeitung dieser Zusammenhänge gelingt unter einer laufenden Akupunkturtherapie besonders gut.

Geeignete Punkte:

Therapieprinzip Stufe II – Adipositas

He7	starke seelisch ausgleichende Wirksamkeit	
	Lok.:	auf der Handgelenksbeugefalte, radial der Sehne des M. flexor carpi ulnaris
Ma36	UEP Magen, stark psychotrop wirksam	
	Lok.:	in Höhe und lateral von der Tuberositas tibiae, mitten zwischen Tibia und Fibula, 3 Cun unter dem äußeren Knieauge (Ma35)
Mi6	vermindert die Lust auf Süßes	
	Lok.:	am Hinterrand der Tibia, 3 Cun oberhalb des Innenknöchels

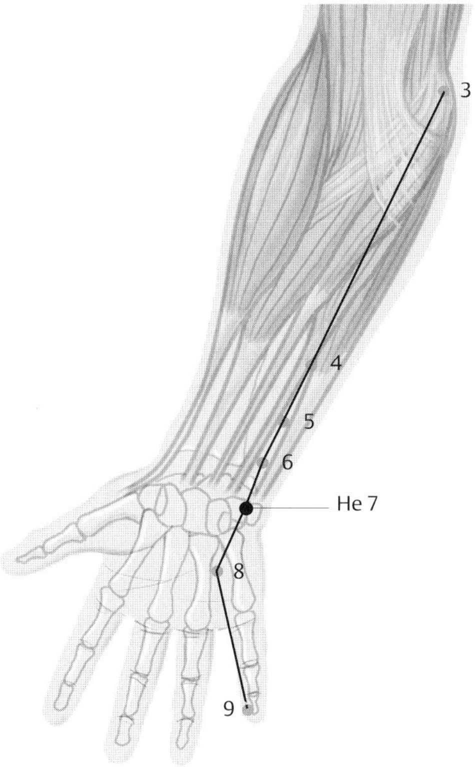
3
4
5
6
He 7
8
9

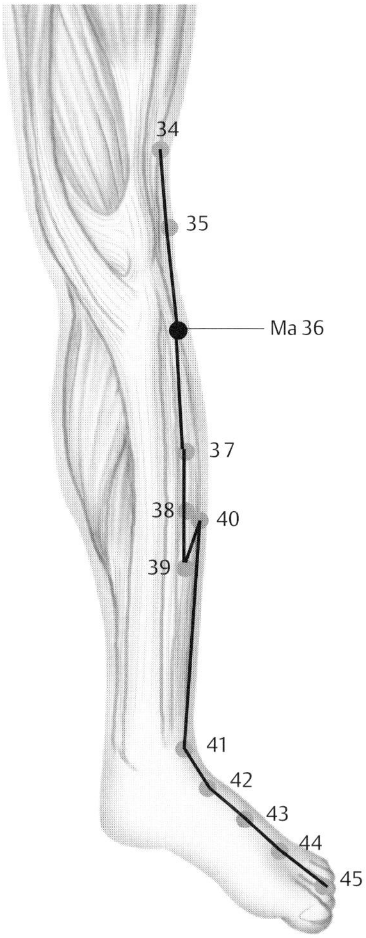
34
35
Ma 36
37
38
40
39
41
42
43
44
45

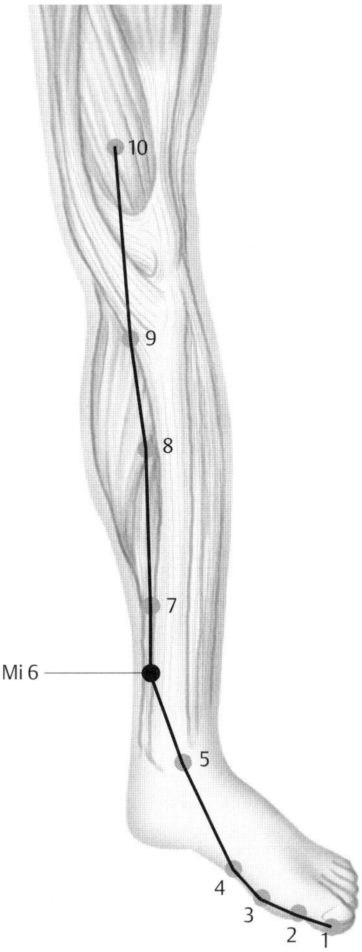
10
9
8
7
Mi 6
5
4
3
2
1

Asthma bronchiale II

! Sie kennen diesen Fall aus Stufe I Seite 16

Bei Frau Irmgard L. ist es gelungen, die Cortison-Dosis auf 5 mg Prednisolon täglich zu reduzieren. Die Leistungsfähigkeit ist jedoch immer noch beeinträchtigt. Sie wohnt in der zweiten Etage und muss mehrfach stehen bleiben, wenn sie ihre Wohnung erreichen will. Sie klagt besonders über festsitzenden Schleim, das Abhusten ist sehr schwierig. Bei der Untersuchung zeigt sich ein zunehmender Emphysem-Aspekt, die Haut des Gesichts ist bläulich livide verfärbt, zeitweise scheint auch eine leichte Zyanose zu bestehen. Klinisch entspricht das Bild am ehesten einem Blue bloater.

! Diesen Fall finden Sie auch in Stufe III Seite 122

Aus Sicht der TCM überwiegt die Fülle-Symptomatik. Die Entstehung der Beschwerden dieser Patientin lässt sich so erklären, dass durch eine Schwäche der *Wei Qi* der krankheitsauslösende Faktor „Wind" eindringen und eine Füllestörung auslösen konnte. Das therapeutische Konzept besteht entsprechend in einer Stärkung der Abwehr-Energie und der zusätzlichen Anwendung von schleimlösenden Punkten. Oft liegt auch eine Schwäche der Milz vor. Nach chinesischer Vorstellung ist die Milz für das Fließen der Körpersäfte und das Halten der Flüssigkeiten in den Gefäßen zuständig. Eine vermehrte Ansammlung von zähem Schleim kann also auf eine Störung des Funktionskreises Milz zurückgeführt werden. Damit erklärt sich die Bedeutung der bereits verwendeten Milzpunkte aus Sicht der Wandlungsphasen.

Bisher verwendete Punkte:

Lu1	Alarmpunkt
Lu5	Sedierungspunkt, 5. Antiker Punkt (Wasserpunkt), kühlt die Hitze der Lunge
Lu7	*Qi*-stärkender Punkt, *Luo* zu Di4
Lu9	*Yuan*-Quellpunkt, Tonisierungspunkt
Lu11	akut wirksamer Punkt, auch bei Notfällen (Endpunkt des Meridians)
Di4	*Yuan*-Quellpunkt
Di11	Tonisierungspunkt, leitet Wind, Hitze und Feuchtigkeit aus
Ma36	Ausleitungspunkt, UEP Magen, *Qi*-stärkender Punkt
Ma40	Punkt mit spezifischer schleimlösender Wirkung
Mi3	zur Stärkung des Funktionskreises Milz
Mi6	*Qi*-stärkender und schleimlösender Punkt

Weitere geeignete Punkte:

Therapieprinzip Stufe II – Asthma bronchiale

Bl13	Zustimmungspunkt Lunge, gemeinsam mit dem *Yuan*-Quellpunkt Lu9 behandeln
	Lok.: 1,5 Cun lateral der Unterkante des Dornfortsatzes des BWK 3
Ni27	Lokalpunkt, Endpunkt des Nieren-Meridians
	Lok.: am Unterrand des Sternoclaviculargelenks, 2 Cun paramedian
Bl20	Zustimmungspunkt Milz
	Lok.: 1,5 Cun lateral der Unterkante des Dornfortsatzes des BWK 11

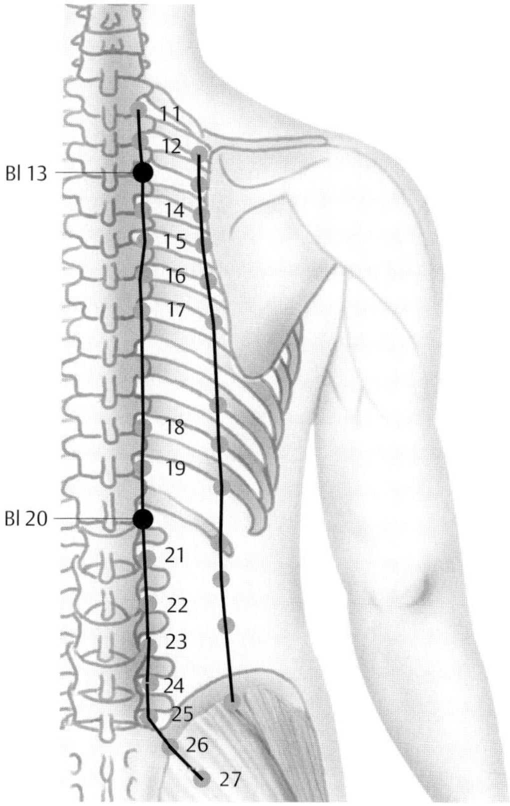
Bl 13
Bl 20
11
12
14
15
16
17
18
19
21
22
23
24
25
26
27

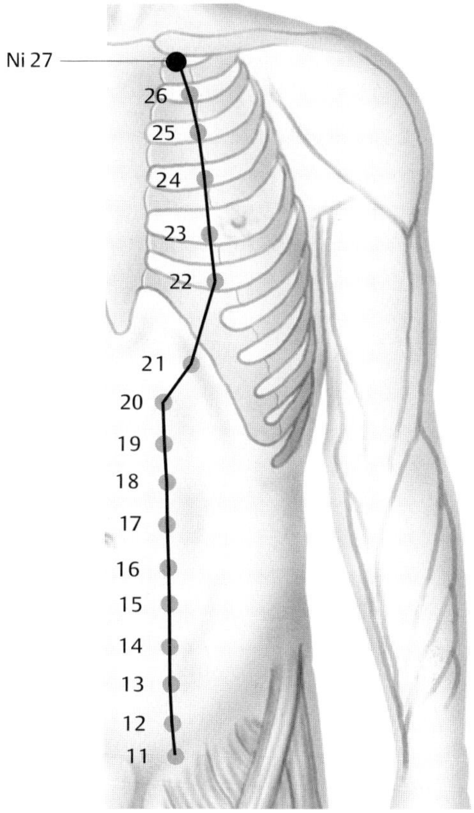
Ni 27
26
25
24
23
22
21
20
19
18
17
16
15
14
13
12
11

Diarrhoe II

! Sie kennen den Patienten aus Stufe I Seite 18

Nach zunächst über einen Zeitraum von acht Wochen durchgeführten Behandlungen mit anfänglicher Stabilisierung wurde bei unserem Patienten nun vom Internisten die Diagnose eines Morbus Crohn endoskopisch und histologisch gesichert. Das Beschwerdebild ist zum jetzigen Zeitpunkt noch nicht sehr stark ausgeprägt, so dass der Patient sich nicht zu einer andauernden Medikation entschließen mag.

! Diesen Fall finden Sie auch in Stufe III Seite 126

Bisher verwendete Punkte:

Di4	*Yuan*-Quellpunkt, stark wirksam bei Schmerzen und im Darmbereich
Di11	eliminiert Hitze
Ma25	Alarmpunkt des Magens
Mi6	regulierende Wirkung bei gastrointestinalen Erkrankungen
Mi9	vertreibt Feuchtigkeit

Sein gesteigerter Durst, die gelblich belegte Zunge, ein schneller Puls und subfebrile Körpertemperaturen sind typische Hitzeerscheinungen bei diesem Patienten. Die bisherige Behandlung kann zu diesem Zeitpunkt jedoch nicht mehr als ausreichend angesehen werden, denn es treten weiterhin Beschwerden auf. Zur zusätzlichen Auswahl von ergänzenden Punkte sollte unterschieden werden, ob es sich um einen Füllezustand (heftige Durchfälle, Tenesmen) oder mehr um ein Leerebild (dünne wässerige Diarrhoe) handelt. Beim Vorliegen einer Fülle ist neben dem Punkt Di11 die Kombination mit Mi9, Ma25 und Mi6 wichtig.

Therapieprinzip Stufe II – Diarrhoe

Bei einem Füllezustand werden eingesetzt:

Mi9 in Kombination mit Di11

Lok.: unterhalb des Kniegelenks, am medialen Hinterrand der Tibia, am Hinterrand des Pes anserinus superficialis. Palpation von distal nach proximal, in Höhe der Tuberositas tibiae

Ma25 in Kombination mit Di11

Lok.: 2 Cun lateral des Bauchnabels

Mi6 in Kombination mit Di 11

Lok.: am Hinterrand der Tibia, 3 Cun oberhalb des Innenknöchels

Bei einem Leerezustand werden eingesetzt:

Bl25 Zustimmungspunkt Dickdarm

Lok.: 1,5 Cun lateral der Unterkante des Dornfortsatzes des LWK 4. Der LWK 4 befindet sich in Höhe des Beckenkammes, der Dornfortsatz bzw. seine Unterkante liegt geringfügig tiefer

Ma25 Alarmpunkt des Dickdarms

Lok.: 2 Cun lateral des Bauchnabels

Mi3 Quellpunkt (*Yuan* von Ma40), bei zusätzlich bestehender Kältesymptomatik hier Moxibustion

Lok.: an der Fußinnenseite proximal des Köpfchens Os metatarsale I bzw. des Großzehengrundgelenks, am Übergang zwischen dorsalem und plantarem Hauttyp

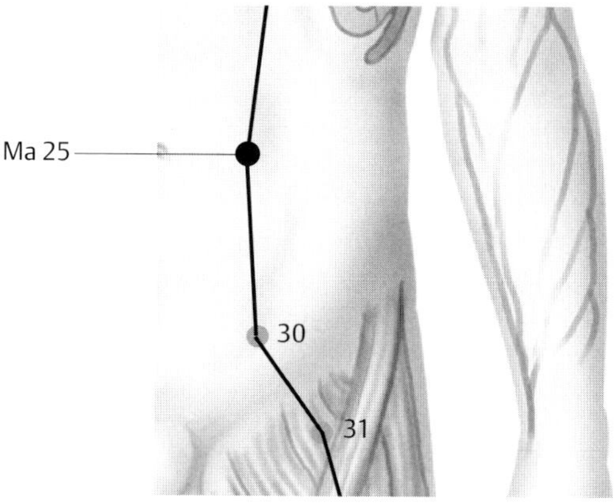
Ma 25
30
31

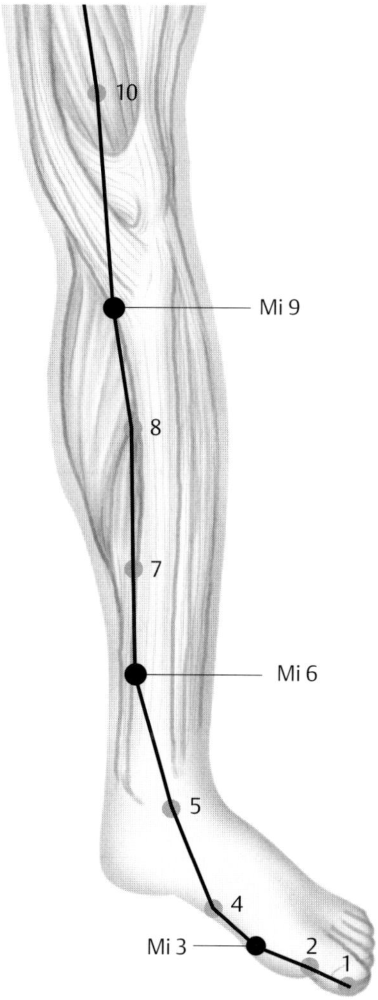
10
Mi 9
8
7
Mi 6
5
4
Mi 3
2
1

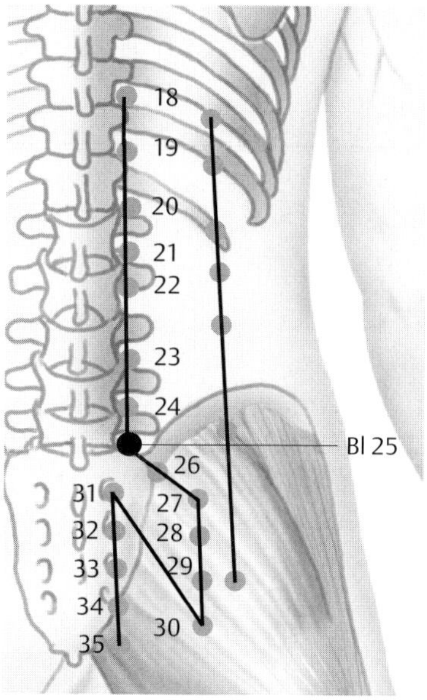
18
19
20
21
22
23
24
Bl 25
26
31
27
32
28
33
29
34
30
35

Erkältungsinfekte II

! Sie kennen die Patientin aus Stufe I Seite 20

Bei Waltraud P. treten immer noch gehäuft Atemweginfekte auf. Aus Sicht der chinesischen Medizin sollten deshalb zusätzlich energetisch wirksame Punkte eingesetzt werden, die entweder eine spezifisch immunstimulierende Wirkung oder auch eine lokale Wirksamkeit haben.

! Diesen Fall finden Sie auch in Stufe III Seite 128

Zwar kommt es immer wieder zu akuten Exazerbationen, die Erkrankung ist jedoch bezüglich der konstitutionellen Schwäche der Patientin (immer wiederkehrende, langwierige Verläufe, Mattigkeit, schwacher Husten trotz obstruktiver Komponente) als chronisch anzusehen. Von außen eindringende Faktoren (z.B. Wind, Kälte, Feuchtigkeit) führen zu einer Schwäche des Abwehr-*Qi* (*Wei Qi*), und neben den Hitzesymptomen (erhöhte Temperatur) treten auch Kältezeichen (Frösteln, Durst nach heißen Getränken, blasser Zungenbelag, ruhiger Puls) auf. Blasse Hautfarbe, schwacher und unproduktiver Husten, ein dünner Puls und eine auffällige Mattigkeit deuten auch mehr auf einen Leerezustand hin als auf eine übermäßige Fülle.
Als Konsequenz aus dieser Symptomatik sollte deshalb keine sedierende Nadelung, sondern eine tonisierende Nadeltechnik angewandt werden. Wenn die akuten Beschwerden es erlauben, werden die Behandlungsintervalle möglichst weit gefasst und wenige Nadeln verwendet. Bei starken Kältezeichen und Leere kann die Moxibustion an den entsprechenden Punkten gut eingesetzt werden.

Bisher verwendete Punkte:

Lu5	Sedierungspunkt Lungen-Meridian
Lu7	*Luo*-Gefäß zu Di4
Lu11	Akutpunkt, Endpunkt des Meridians
Di4	Quellpunkt von Lu7
Di11	Ausleitungspunkt, eliminiert Hitze
Di20	lokal wirksamer Punkt, bei Rhinitis schleimlösend
Ma8	lokal wirksamer Punkt, besonders günstig bei frontal betontem Kopfschmerz im Rahmen eines Nebenhöhlenkatarrhs
Mi10	immunstimulierender Punkt, besonders in Verbindung mit Di4

Die Berücksichtigung der diagnostischen Kriterien, wie sie oben besprochen werden, ist für den Therapieerfolg wichtiger als der Einsatz zahlreicher weiterer Punkte. Deshalb wird hier als zusätzlichen Punkt nur genannt:

Therapieprinzip Stufe II – Erkältungsinfekt

Bl13 Zustimmungspunkt zur Lunge! Stärkt das Lungen-*Qi*, eventuell Moxibustion
Lok.: 1,5 Cun lateral der Unterkante des Dornfortsatzes des BWK 3

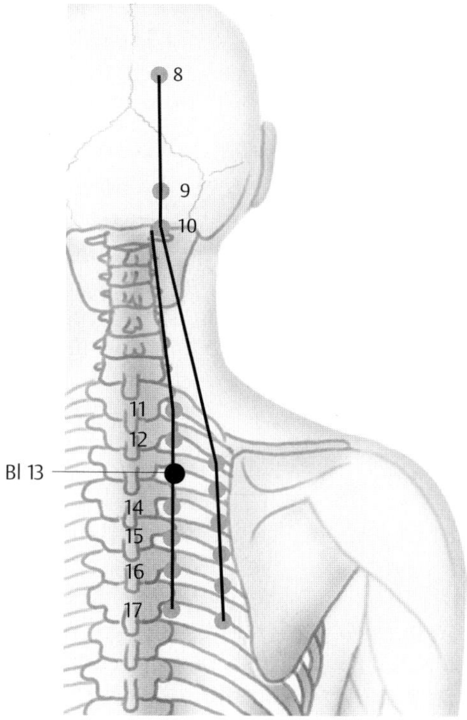
8
9
10
11
12
Bl 13
14
15
16
17

Funktionelle Darmbeschwerden II

! Sie kennen den Patienten aus Stufe I Seite 22

Bei Rainer X. bestehen wechselnde Beschwerdebilder, bei denen zeitweise eine Magensymptomatik mit Völlegefühl, Aufstoßen und Übelkeit, manchmal jedoch mehr krampfartige Bauchbeschwerden ohne Magenbeteiligung im Vordergrund stehen. Ärztlicherseits werden psychosomatische Zusammenhänge vermutet. Möglicherweise leidet doch das Familienleben von Herrn X. unter seinen ungewöhnlichen Arbeitszeiten (Bäcker; Arbeitsbeginn morgens 3.00 Uhr). Er selbst lehnt jedoch solche Zusammenhänge kategorisch ab. Er weist auch bei jedem seiner regelmäßigen Arztbesuche das Angebot einer Arbeitsunfähigkeitsbescheinigung zurück.

! Diesen Fall finden Sie auch in Stufe III Seite 130

Das Krankheitsbild eignet sich gut zur Besprechung der Unteren einflussreichen Punkte (UEP).
Aus Sicht der chinesischen Medizin überwiegt bei akuten Beschwerden mit starken Krämpfen und Schmerzen eine Füllesymptomatik, weshalb eine sedierende Nadeltechnik durchgeführt werden sollte. Dazu können Alarm- und Zustimmungspunkte für Magen und Dickdarm bzw. Dünndarm eingesetzt werden, in Kombination mit den entsprechenden Unteren einflussreichen Punkten (UEP). Die UEP haben eine hervorragende Wirkung bei Störungen der Hohlorgane. Außerdem sollten psychotrop wirksame Punkte zum Einsatz kommen.

Bisher verwendete Punkte:

Di11	Tonisierungspunkt, vertreibt Feuchtigkeit.
Di10	bei Obstipation
Ma25	Alarmpunkt des Dickdarm-Meridians
Ma36	Ausleitungspunkt, starke psychische Wirkung, schmerzwirksam, UEP Magen

Überblick über die Unteren einflussreichen Punkte (UEP):

Dickdarm	Ma37
Magen	Ma36
Blase	Bl40
Gallenblase	Gb34
Dünndarm	Ma39
3 Erwärmer	Bl39

Weitere geeignete Punkte:

Therapieprinzip Stufe II – Funktionelle Darmbeschwerden

Bl25 Zustimmungspunkt des Dickdarm-Meridians
Lok.: 1,5 Cun lateral der Unterkante des Dornfortsatzes des LWK 4. Der LWK 4 befindet sich in Höhe des Beckenkammes, der Dornfortsatz liegt geringfügig tiefer.

Bl21 Zustimmungspunkt des Magen-Meridians
Lok.: 1,5 Cun lateral der Unterkante des Dornfortsatzes des BWK 12

He7 psychisch ausgleichend
Lok.: auf der Handgelenksbeugefalte, radial der Sehne des M. flexor carpi ulnaris

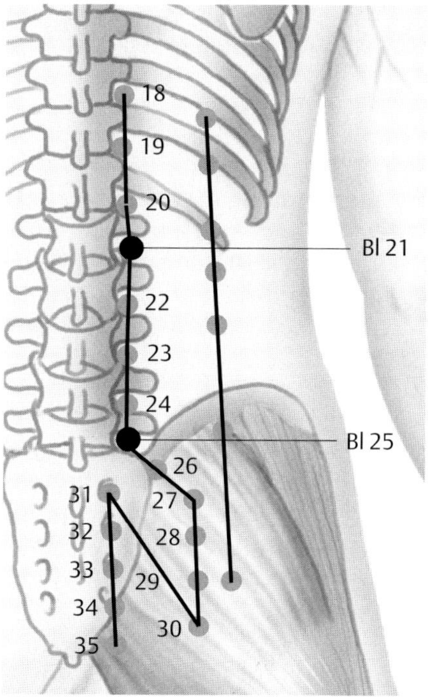
18
19
20
Bl 21
22
23
24
Bl 25
26
27
28
29
30
31
32
33
34
35

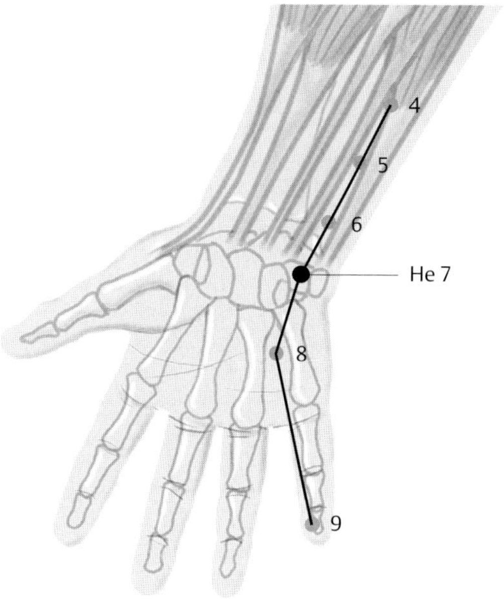
4
5
6
He 7
8
9

Gastritis II

! Sie kennen den Patienten aus Stufe I Seite 24

Hans-Jürgen G. klagt weiter über Beschwerden, die jetzt aber nicht mehr ständig auftreten. Vielmehr sind sie abhängig von der Nahrungsaufnahme. Reichliche Mahlzeiten, besonders scharfe Speisen, ebenso aber eine große Portion Speiseeis haben schon zu Verschlechterungen und krampfartigen Beschwerden geführt.

! Diesen Fall finden Sie auch in Stufe III Seite 132

So werden schon die aus Sicht der TCM schädigenden Einflüsse deutlich: Je nach Beschaffenheit der Speisen können Kälte, oder auch Hitze das *Qi* beeinträchtigen. Gleichfalls große Bedeutung kommt der Einnahme der Mahlzeiten an sich zu: Eine Schädigung durch Essen, Trinken oder Nikotin ist häufig ein Auslöser für Beschwerden und Verschlechterungen. Angesichts des schon monatelangen Krankheitsverlaufes sollte das Nieren-*Yin* gestärkt und die Behandlung zusätzlich durch Zustimmungspunkte, z.B. im Bereich Magen und Milz, unterstützt werden.

Bisher verwendete Punkte:

Di4	*Yuan*-Quellpunkt des Dickdarm-Meridians
Di11	Tonisierungspunkt des Dickdarm-Meridians
Ma36	UEP Magen, Ausleitungspunkt
Mi3	*Yuan*-Quellpunkt Milz, stärkt den Funktionsbereich besonders zusammen mit Bl20

Weitere geeignete Punkte:

Therapieprinzip Stufe II – Gastritis

Bl20	Zustimmungspunkt Milz
	Lok.: 1,5 Cun lateral der Unterkante des Dornfortsatzes des BWK 11
Bl21	Zustimmungspunkt Magen
	Lok.: 1,5 Cun lateral der Unterkante des Dornfortsatzes des BWK 12
Ni7	Tonisierungs- und Ausleitungspunkt
	Lok.: 2 Cun proximal des Malleolus medialis, am Vorderrand der Achillessehne

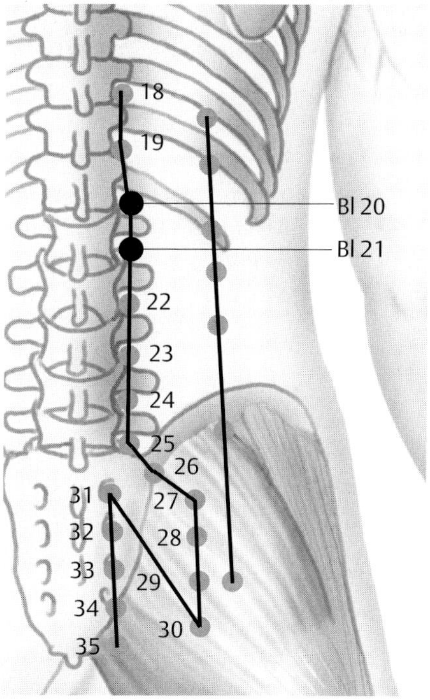
18
19
Bl 20
Bl 21
22
23
24
25
26
27
28
29
30
31
32
33
34
35

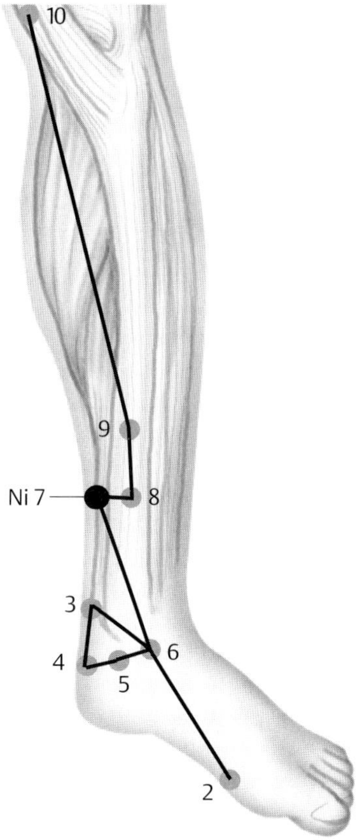
10
9
Ni 7
8
3
6
4
5
2

Harnweginfekt II

! Sie kennen die Patientin aus Stufe I Seite 26

Bislang ist es bei Frau Elisabeth O. trotz laufender Behandlung zu zwei weiteren Harnweginfekten innerhalb recht kurzer Zeit gekommen, wobei die Schmerzen und die Zeitdauer der Beschwerden dem Empfinden von Frau O. nach sich deutlich verkürzen ließen. Natürlich ist das Ergebnis der Behandlung noch nicht befriedigend.

! Diesen Fall finden Sie auch in Stufe III Seite 134

Bei der Pulsdiagnostik zeigt sich der Puls voll und ist recht schnell, die Zunge sieht gerötet aus und weist einen gelbbraunen, dicken Belag auf. Damit sind Zeichen für Hitze, Fülle und eine Innen-Erkrankung nach den acht diagnostischen Kriterien vorhanden. Zusätzlich zum bisherigen Behandlungskonzept sollte deshalb der Funktionskreis Niere/Blase mitbehandelt werden. Hitze und Fülle werden durch eine sedierende und ausleitende Nadeltechnik abgeleitet – keinesfalls Moxibustion!

Bisher verwendete Punkte:

Di4	zur Behandlung der Algurie, immunstimulierender Punkt
Di11	Tonisierungspunkt des Dickdarm-Meridians zur Verbesserung der körpereigenen Abwehr
Mi6	wichtiger Fernpunkt bei Harnweginfekten, immunstimulierend, *Qi*-stärkender Punkt
Mi10	fördert die Abwehrkräfte

Weitere geeignete Punkte:

Therapieprinzip Stufe II – Harnweginfekt

Bl28	Zustimmungspunkt zur Blase
	Lok.: 1,5 Cun lateral der Medianlinie, in Höhe und lateral des 2. Sakralloches, in Höhe der Spina iliaca post. sup.
Bl32	lokal wirksamer Punkt, reguliert den Unteren Drei Erwärmer
	Lok.: im 2. Sakralloch
Bl23	Zustimmungspunkt zur Niere
	Lok.: 1,5 Cun lateral der Unterkante des Dornfortsatzes des LWK 2

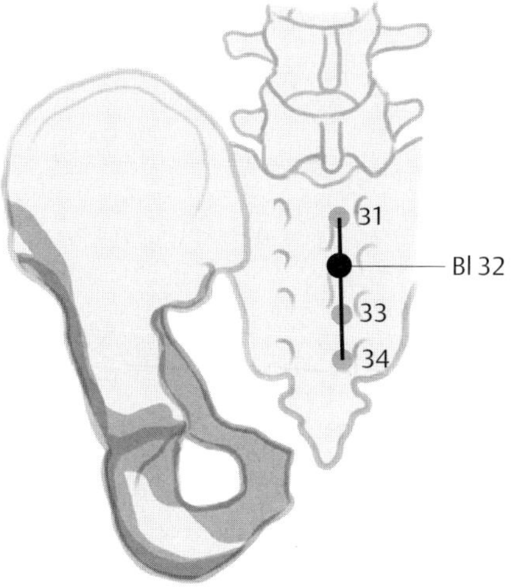
31
Bl 32
33
34

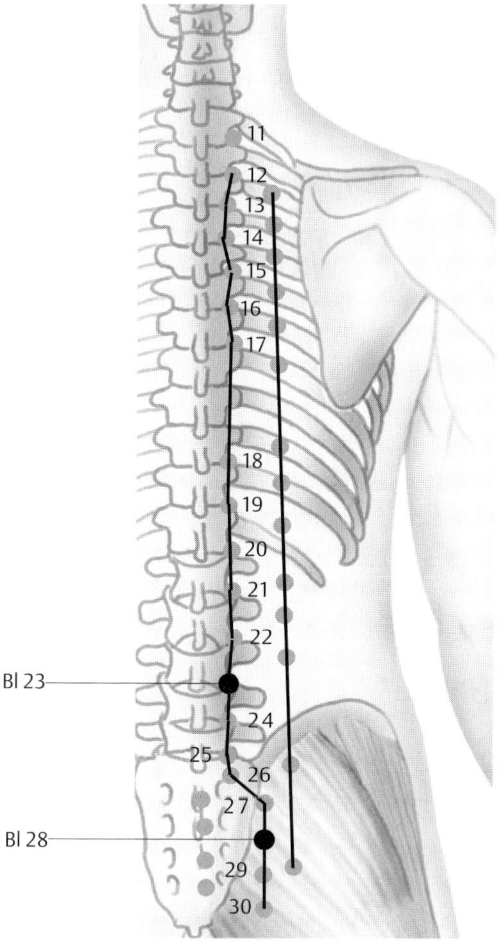
11
12
13
14
15
16
17
18
19
20
21
22
Bl 23
24
25
26
27
Bl 28
29
30

Interkostalneuralgie II

! Sie kennen den Patienten aus Stufe I Seite 28

Zwei Tage später besucht Robert O. wieder die Sprechstunde, weil die einmalige Akupunktur die Beschwerden nicht restlos beseitigen konnte. Eine Selbstbehandlung mit Wärmflasche und hyperämisierender Salbe hat eher zu einer neuerlichen Verschlechterung geführt. Die Schmerzen haben sich nach einer Massage durch die Ehefrau nochmals gesteigert.

! Diesen Fall finden Sie auch in Stufe III Seite 136

Aus Sicht der TCM liegt eine Außen-/Hitze-/Fülle-Störung vor, eine typische *Yang*-Krankheit. Die Beschwerden liegen im Rücken (Außen), Wärme verschlechtert (Zeichen für bestehende Hitze), und Druck (Fülle) ebenfalls. – Eine sedierende Nadeltechnik (starker Reiz, kurze Sitzungsdauer) ist deshalb angezeigt.

Bisher verwendete Punkte:

Lu7	*Luo*-Durchgangspunkt zu Di4, verstärkt die gute Schmerzwirksamkeit von Di4
Di4	*Yuan*-Quellpunkt, stark schmerzwirksamer Punkt

Weitere geeignete Punkte:

Therapieprinzip Stufe II – Interkostalneuralgie

Dü3 schaltet das Lenkergefäß am Punkt LG14 ein

Lok.: proximal vom Kleinfingergrundgelenk, am Ende der Beugefalte, die bei Faustschluss entsteht, Übergang von Caput zu Corpus des Os metacarpale V

Bl60 wichtiger Fernpunkt, schmerzwirksam, schaltet mit Dü3 die *Tai Yang*-Achse ein

Lok.: auf der Mitte zwischen dem Außenknöchel und der Achillessehne

Bl13 wichtiger Lokalpunkt

Lok.: 1,5 Cun lateral der Unterkante des Dornfortsatzes des BWK 3

Bl14 wichtiger Lokalpunkt

Lok.: 1,5 Cun lateral der Unterkante des Dornfortsatzes des BWK 4

Bl15 wichtiger Lokalpunkt

Lok.: 1,5 Cun lateral der Unterkante des Dornfortsatzes des BWK 5

Hier können eventuell auch die Punkte auf dem äußeren Blasen-Meridian oder die *Hua Tuo*-Punkte angezeigt sein. Man wählt als Hauptpunkt den im betroffenen Segment gelegenen Punkt des Blasen-Meridians und ergänzt durch die jeweils kranial und kaudal gelegenen Punkte. Bl14 liegt demnach bei diesem Patienten in dem Segment, das bei der Palpation am meisten Schmerzen gezeigt hat.
Die Punkte des äußeren Blasen-Meridians liegen 3 Cun neben der Medianlinie, die *Hua Tuo*-Punkte nur $^{3}/_{4}$ bis 1 Cun paramedian.

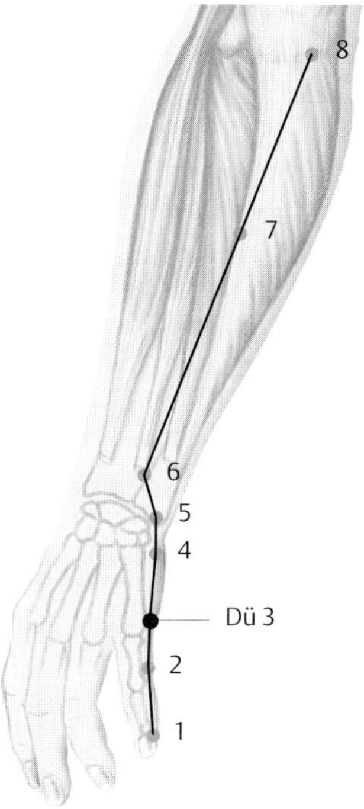
8
7
6
5
4
Dü 3
2
1

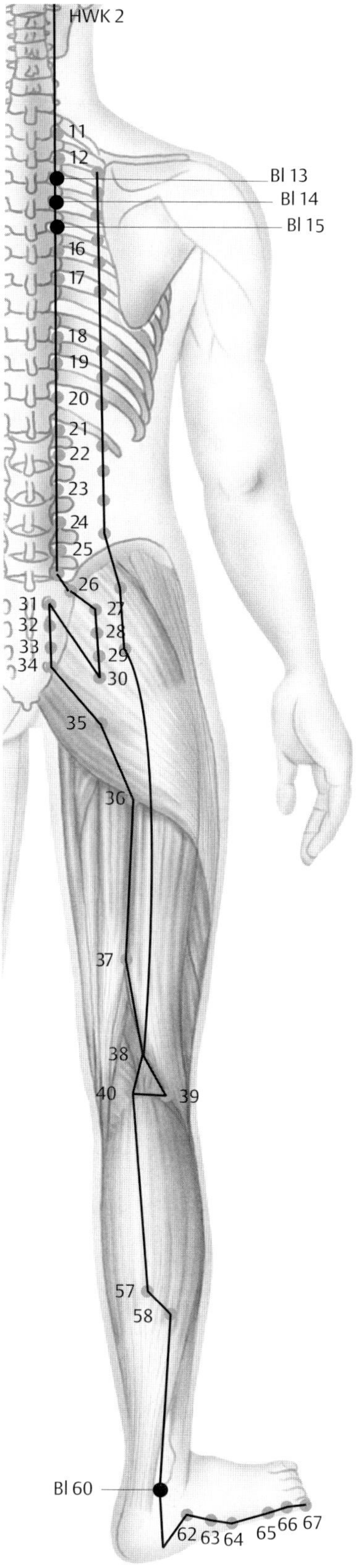
HWK 2
11
12
Bl 13
Bl 14
Bl 15
16
17
18
19
20
21
22
23
24
25
26
27
28
29
30
31
32
33
34
35
36
37
38
39
40
57
58
Bl 60
62 63 64 65 66 67

Ischialgie II

! Sie kennen den Patienten aus Stufe I Seite 30

Bei Franz P. ist auch am folgenden Tag noch keine Besserung eingetreten. Bei der abermaligen Untersuchung des Patienten fällt die Steife der Rückenmuskulatur auf, die Wirbelsäule kann im Lendenwirbelbereich kaum bewegt werden. Aus Sicht der TCM liegt eine Qi- und Blutstagnation vor, die akut aufgetreten ist. Solche Stauungen des Energieflusses sind möglich, besonders wenn eine Schwäche im Nierenbereich vorliegt. Diese Patienten haben dann eher chronische Beschwerden. Deshalb wird ein erweitertes Behandlungskonzept durchgeführt.

! Diesen Fall finden Sie auch in Stufe III Seite 138

Bisher verwendete Punkte:

Di4	stark schmerzwirksamer Punkt, *Yuan*-Quellpunkt des Dickdarm-Meridians	Ma36	stark schmerzwirksamer Punkt

Weitere geeignete Punkte:

Therapieprinzip Stufe II – Ischialgie

Bl40	mit spezifischer schmerzhemmender Wirkung in die Lumbalregion	
	Lok.:	in der Mitte der Kniekehle (Beugefalte)
Bl23	Zustimmungspunkt Niere, Lokalpunkt	
	Lok.:	1,5 Cun lateral der Unterkante des Dornfortsatzes des LWK 2
Bl25	Zustimmungspunkt Dickdarm, Lokalpunkt	
	Lok.:	1,5 Cun lateral der Unterkante des Dornfortsatzes des LWK 4. Der LWK 4 befindet sich in Höhe des Beckenkammes, der Dornfortsatz liegt geringfügig tiefer.
Ni3	*Yuan*-Quellpunkt des Nieren-Meridians. In diesem Fall tonisierend zu nadeln, um eine Nierenschwäche zu beseitigen	
	Lok.:	in der Mitte zwischen dem Malleolus medialis und der Achillessehne (gegenüber von Bl60)

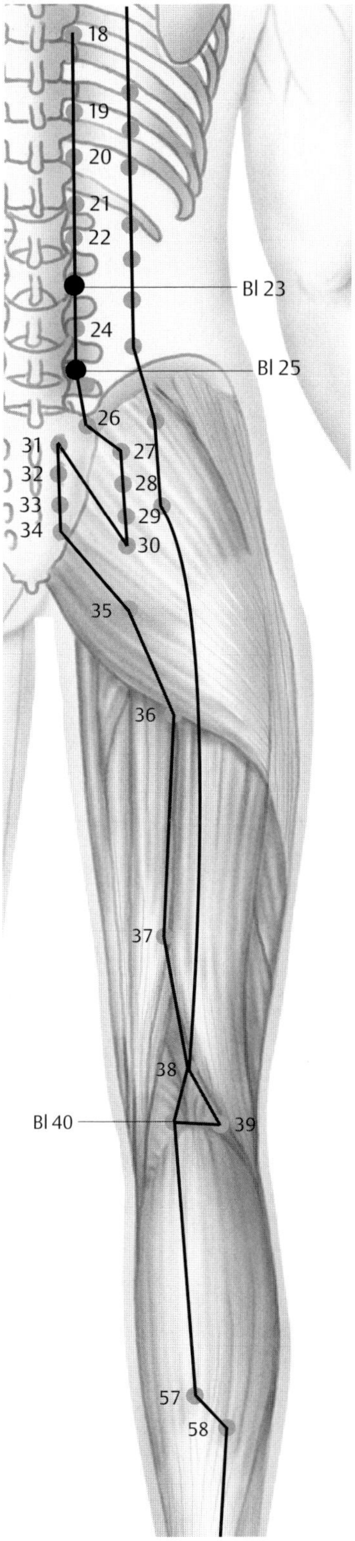
18
19
20
21
22
Bl 23
24
Bl 25
26
27
28
29
30
31
32
33
34
35
36
37
38
Bl 40
39
57
58

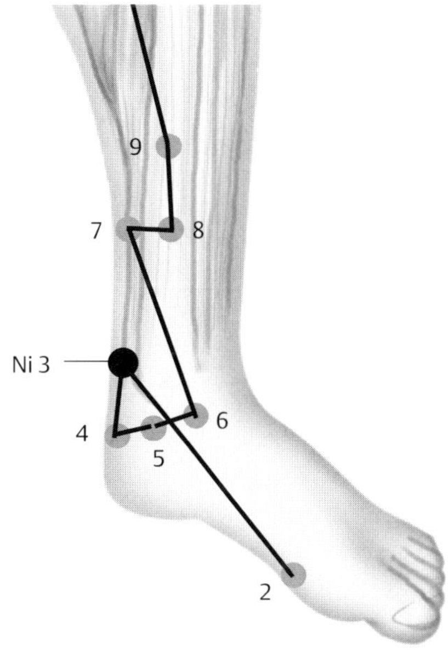
9
7
8
Ni 3
4
5
6
2

Klimakterium II

Hannelore V., 58 Jahre, leidet seit einigen Monaten unter Schlafstörungen, nächtlichem Schwitzen und Palpitationen. Vor einem halben Jahr ist es zu einer kurzen Tinnitusattacke gekommen, seither besteht bei psychisch belastenden Situationen ein leichter Schwindel. Sie fühlt sich sehr leicht reizbar. Gelegentlich wurden leicht erhöhte Blutdruckwerte gemessen. Die Menstruation erfolgt in zunehmenden Abständen und hat an Intensität nachgelassen. Frau V. möchte keine Hormone einnehmen. Ein Behandlungsversuch mit einem homöopathischen Medikament hat ihr aber auch nicht helfen können. Sie möchte deshalb versuchen, ob nicht durch eine Akupunkturbehandlung Besserung erzielt werden kann.

! Diesen Fall finden Sie auch in Stufe III Seite 140

Der Puls ist recht schnell und dünn bis fadenförmig. Der Zungenkörper ist rot und weist einen gelben, dünnen Belag auf. Damit finden sich Zeichen für Leere, Hitze und eine Innenerkrankung. Nach Vorstellung der traditionellen chinesischen Medizin führt der altersbedingt zunehmende Verlust von Ur-*Qi* (Niere) zu längeren Abständen zwischen den Menstruationen und einer Schwäche im Bereich Milz. Die Milzschwäche vermindert die Blutung. Entsprechend muss das Nieren-*Qi* und das Milz-*Qi* gestärkt werden.

Geeignete Punkte:

Therapieprinzip Stufe II – Klimakterium

Ni3	*Qi*-stärkender *Yuan*-Quellpunkt	
	Lok.:	in der Mitte zwischen dem Malleolus medialis und der Achillessehne (gegenüber von Bl60)
Mi6	*Qi*-stärkender Punkt	
	Lok.:	am Hinterrand der Tibia, 3 Cun oberhalb des Innenknöchels
Bl31	„Meisterpunkt Klimakterium" (*G. Kampik*)	
	Lok.:	im 1. Sakralloch

Bei vermehrtem Schwitzen:

He6	*Xi*-Spaltpunkt, hilft auch gegen Palpitationen und Angstgefühle	
	Lok.:	0,5 Cun proximal der Handgelenksbeugefalte (0,5 Cun proximal He7), radial der Sehne des M. flexor carpi ulnaris
Ni7	Tonisierungs- und Ausleitungspunkt	
	Lok.:	2 Cun proximal des Malleolus medialis, am Vorderrand der Achillessehne

Zum Ausgleich der hormonellen Disharmonie im Präklimakterium:

Bl27	lokale Wirksamkeit	
	Lok.:	1,5 Cun lateral der Medianlinie, in Höhe und lateral des 1. Sakralloches
Bl32	bei allen gynäkologischen Erkrankungen, Lokalpunkt	
	Lok.:	im 2. Sakralloch

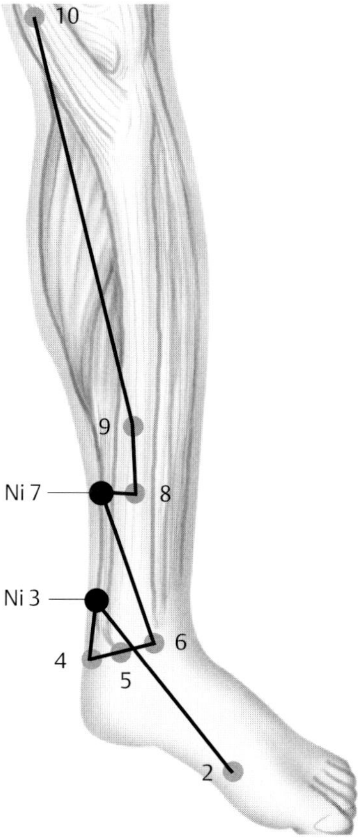
10
9
Ni 7
8
Ni 3
6
4
5
2

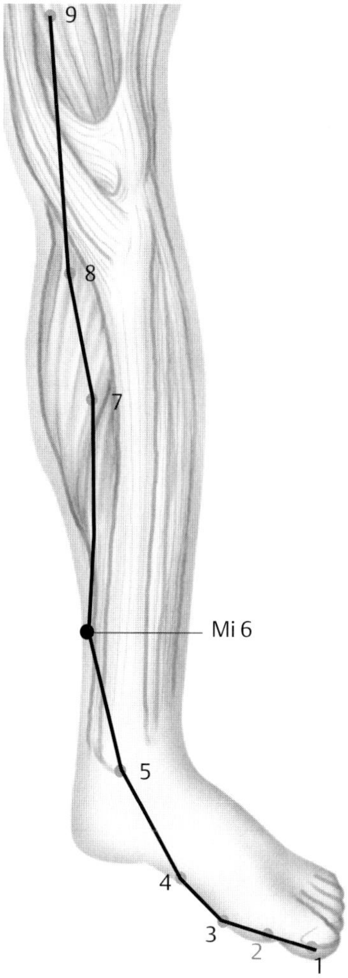
9
8
7
Mi 6
5
4
3
2
1

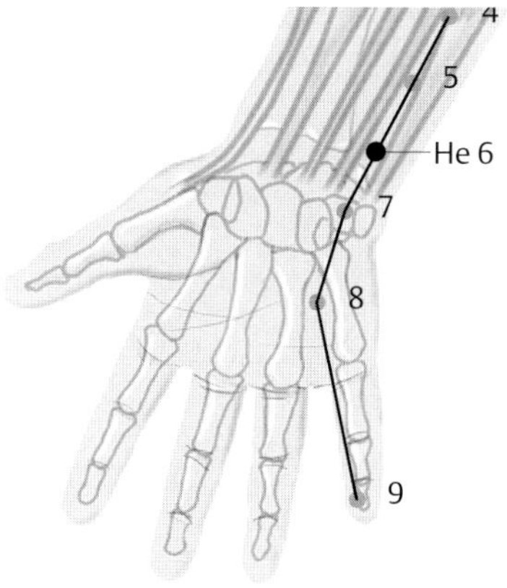
4
5
He 6
7
8
9

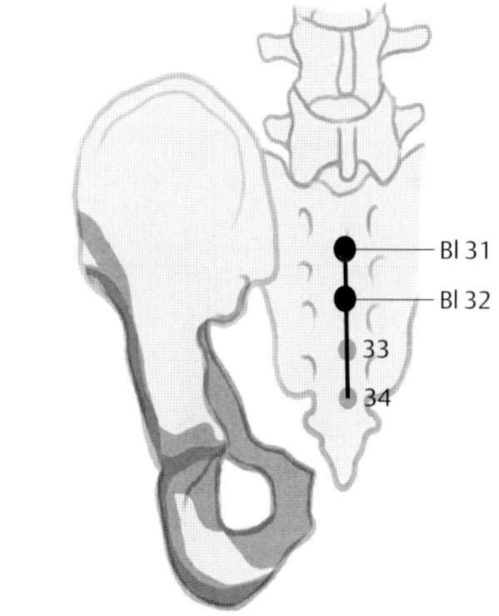
Bl 31
Bl 32
33
34

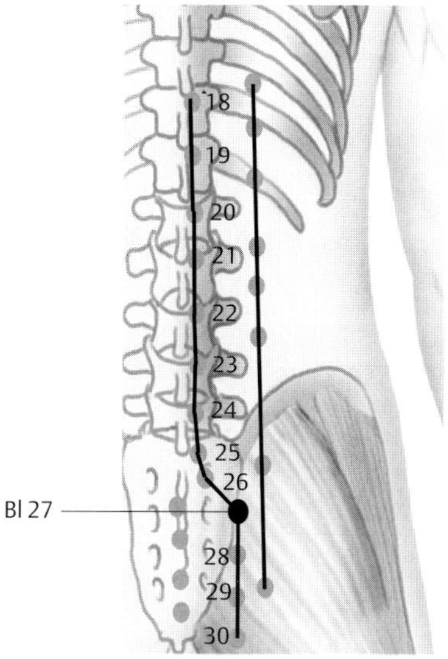
18
19
20
21
22
23
24
25
26
Bl 27
28
29
30

Kopfschmerz II

! Sie kennen die Patientin aus Stufe I Seite 32

Frau Sigrid M. war von der guten Hilfe gegen ihre Kopfschmerzen durch die erste Akupunktursitzung so angetan, dass sie jetzt weitere Behandlungen wünscht.

! Diesen Fall finden Sie auch in Stufe III Seite 142

Akute Kopfschmerzen werden in der Medizin fast regelhaft als Außen-Krankheit interpretiert. Ein Füllezustand mit Stauung oder Stagnation von *Qi*, entsprechend einer Blockade des Energieflusses, ist für die akute Schmerzsymptomatik verantwortlich.

Die Konzepte reichen jedoch nicht aus, um eine chronische Schmerzkrankheit zu erklären. Bei chronischen Schmerzen ist es häufig durch lange bestehende krankmachende Einflüsse zu einer Leere oder Schwächung von Funktionskreisen gekommen. Im Verhältnis zu den geschwächten Funktionskreisen erscheinen dann andere Bereiche, als ob sie in Fülle befindlich wären („Pseudo-Fülle"). Bei dieser Konstellation ist es für langfristige Erfolge unbedingt erforderlich, die in Leere befindlichen Organe zu stärken.

Bisher verwendeter Punkt:

Di4 *Yuan*-Quellpunkt, erhebliche Schmerzwirksamkeit, besonders bei Kopfschmerzen

Therapieprinzip Stufe II – Kopfschmerz

Gesichtsneuralgie:

Yang Ming-Achse Di-Ma

Di2 zusammen mit Ma45
Lok.: in einer Knochendelle, distal und radial vom Grundgelenk des Zeigefingers

Ma45 schaltet mit Di2 die betroffene Achse ein
Lok.: am lateralen Nagelwinkel der 2. Zehe

Di4 stark schmerzwirksamer Punkt der Achse
Lok.: Punktion an der höchsten Stelle des M. adductor pollicis, wenn der Daumen dem Zeigefinger anliegt, Stichrichtung etwas zum Zeigefinger hin (Höhe des zweiten Metakarpalknochens)

Ma36 Ausleitungspunkt, ebenfalls gute Schmerzwirksamkeit
Lok.: in Höhe und lateral von der Tuberositas tibiae, mitten zwischen Tibia und Fibula, 3 Cun unter dem äußeren Knieauge (Ma35)

Ma44 verstärkt die Wirkung von Ma45, Fernpunkt
Lok.: in der Schwimmhautfalte zwischen der 2. und 3. Zehe

Weitere geeignete Punkte bei Stirn- und Hinterhauptkopfschmerz:

Tai Yang-Achse Bl-Dü

Dü3 stark schmerzwirksam
Lok.: proximal vom Kleinfingergrundgelenk, am Ende der Beugefalte, die bei Faustschluss entsteht, Übergang von Caput zu Corpus des Os metacarpale V

Bl60	starke Schmerzwirksamkeit, schaltet mit Dü3 die Meridianachse ein (dazu evtl. auch Bl65 als Sedierungspunkt lateral und proximal des Kleinzehengrundgelenkes verwenden)	
	Lok.:	auf der Mitte zwischen dem Außenknöchel und der Achillessehne
Bl2	lokal wirksam	
	Lok.:	im medialen Ende der Augenbraue, oberhalb des medialen Augenwinkels, Stichrichtung schräg nach lateral
Bl10	regional wirksam	
	Lok.:	1,3 bis 1,5 Cun lateral der Medianlinie, Höhe zwischen den Dornfortsätzen C1/C2, 0,5 Cun unterhalb des Okziputs, im Muskelwulst des M. trapezius. Der Punkt ist häufig an seiner Dolenz zu erkennen. Er liegt ca. 1 Cun medial und kaudal von Gb20

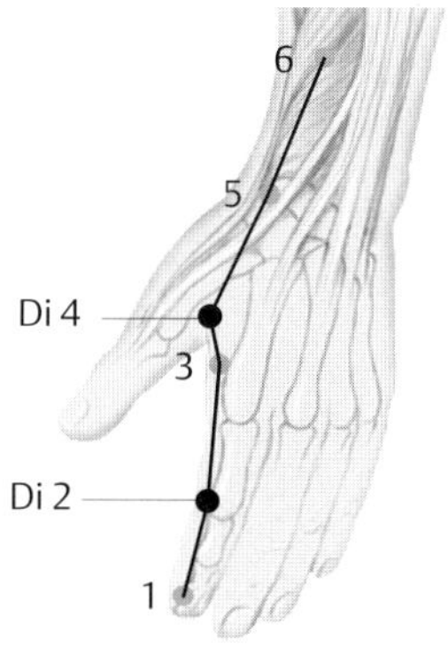

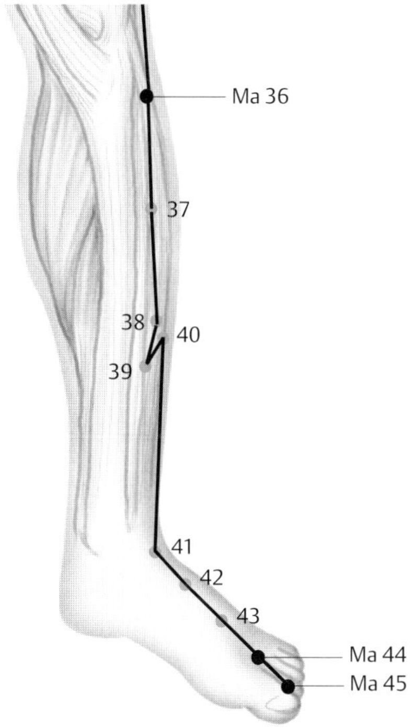

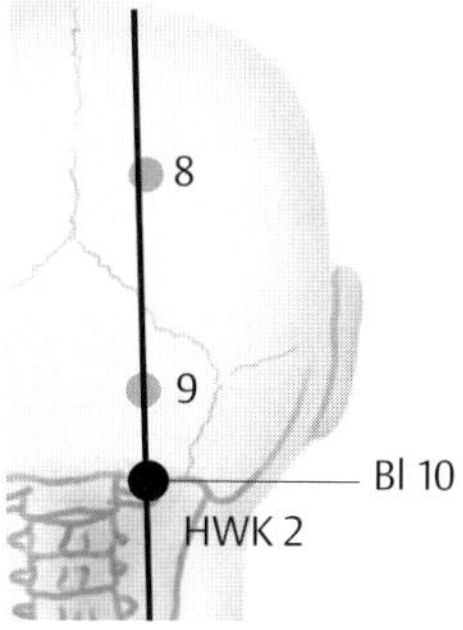

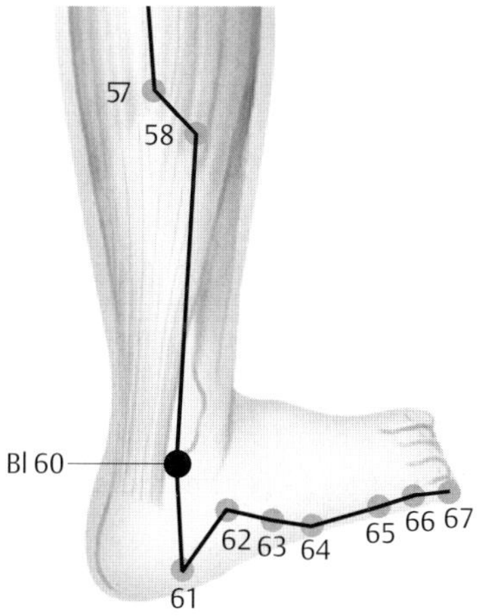

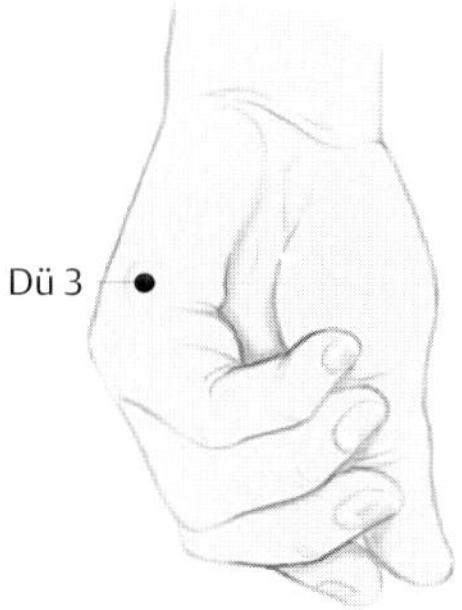

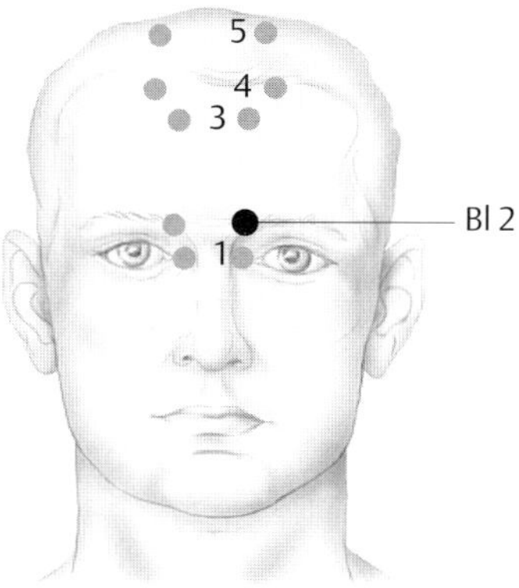

Lumbalgie II

! Sie kennen den Patienten aus Stufe I Seite 34

Trotz dreier Behandlungen in kurzen Abständen haben sich die Beschwerden bei Herrn Hugo F. noch nicht gut gebessert. Die jetzt verspätet durchgeführte Diagnostik ergibt eine kräftigen normfrequenten Puls, die Zunge zeigt einen dicken hellen Belag. Bei der Außen-Erkrankung ist es durch eine Qi-Stagnation zu einem Füllezustand gekommen, ohne dass besondere Hitze- oder Kältezeichen erkennbar sind. Das bisherige Behandlungskonzept wird durch zusätzliche Fernpunkte entlang der außen auf der Yang-Seite des Körpers verlaufenden Tai Yang-Achse (Dü – Bl) und Nahpunkte ergänzt.

! Diesen Fall finden Sie auch in Stufe III Seite 144

Bisher verwendete Punkte:

Di1	Anfangspunkt, bei akuter und extrem schmerzhafter Erkrankung
Di2	Sedierungspunkt des Meridians
Di3	unterstützt und verstärkt Di4
Di4	*Yuan*-Quellpunkt, sehr stark bei Schmerzen wirksam
Di11	Ausleitungs- und Tonisierungspunkt
Ma36	stark schmerzwirksam, Ausleitungspunkt

Weitere geeignete Punkte:

Therapieprinzip Stufe II – Lumbalgie

Dü3 stark schmerzwirksamer Punkt

Lok.: proximal vom Kleinfingergrundgelenk, am Ende der Beugefalte, die bei Faustschluss entsteht, Übergang von Caput zu Corpus des Os metacarpale V

Bl60 stark schmerzwirksam, schaltet zusammen mit Dü3 die *Tai Yang*-Achse ein

Lok.: auf der Mitte zwischen dem Außenknöchel und der Achillessehne

Bl11 Meisterpunkt Knochen

Lok.: 1,5 Cun lateral der Unterkante des Dornfortsatzes des BWK 1

Bl23 Lokalpunkt, Zustimmungspunkt Niere

Lok.: 1,5 Cun lateral der Unterkante des Dornfortsatzes des LWK 2

Bl25 Lokalpunkt

Lok.: 1,5 Cun lateral der Unterkante des Dornfortsatzes des LWK 4. Der LWK 4 befindet sich in Höhe des Beckenkammes, der Dornfortsatz liegt geringfügig tiefer.

Bl40 gut wirksamer Fernpunkt bei Erkrankungen im LWS-Bereich

Lok.: in der Mitte der Kniekehle (Beugefalte)

Ni3 *Yuan*-Quellpunkt, gute Wirksamkeit bei rheumatischen Beschwerden

Lok.: in der Mitte zwischen dem Malleolus medialis und der Achillessehne (gegenüber von Bl60)

Ni7 Tonisierungs- und Ausleitungspunkt

Lok.: 2 Cun proximal des Malleolus medialis, am Vorderrand der Achillessehne

Die beiden letztgenannten Punkte sind besonders indiziert bei Patienten, bei denen schon länger und chronisch Rückenschmerzen bestehen. Bei diesen Menschen ist es häufig durch eine länger dauernde Einwirkung von äußeren Krankheitsfaktoren wie Wind, Kälte oder Feuchtigkeit zu einer Schwäche des Nieren-*Qi* gekommen. An diesen Punkten sollte daher tonisierend genadelt werden, während sonst eher eine sedierende Nadeltechnik angezeigt ist.

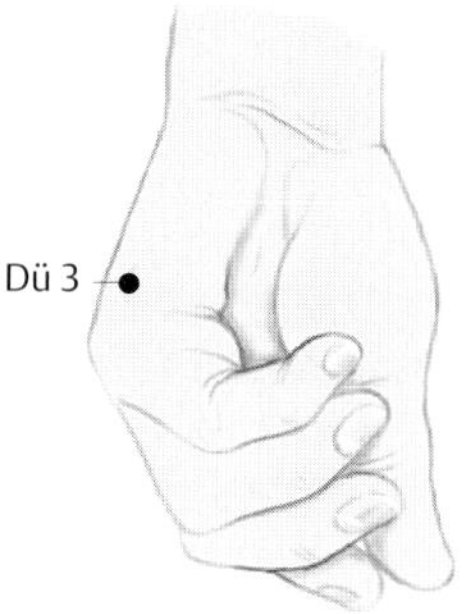
Dü 3

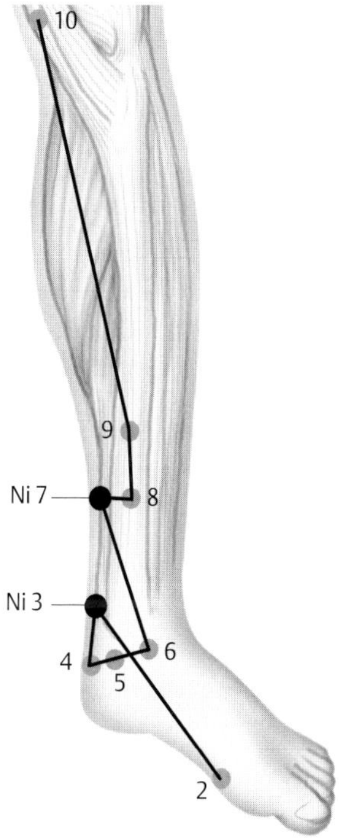
10
9
Ni 7
8
Ni 3
4
5
6
2

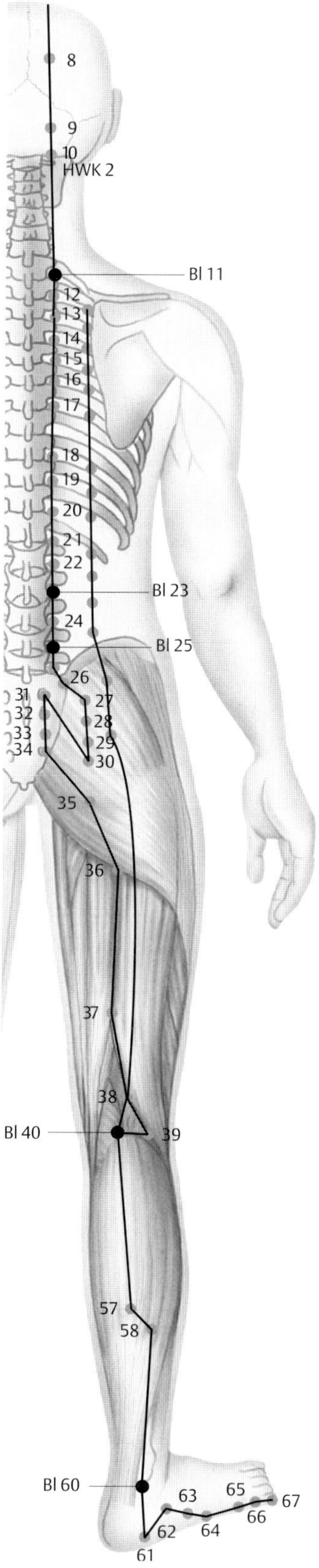
8
9
10
HWK 2
Bl 11
12
13
14
15
16
17
18
19
20
21
22
Bl 23
24
Bl 25
26
31
32
33
34
27
28
29
30
35
36
37
38
Bl 40
39
57
58
Bl 60
63
65
67
66
62
64
61

Migräne, prämenstruell II

! Sie kennen die Patientin aus Stufe I Seite 36

Frau Petra B. erfährt durch die Akupunktur zwar eine gewisse Linderung der Beschwerden, die Attacken treten jedoch weiterhin monatlich auf. Da sich der genaue Zeitpunkt auch nicht vorhersagen lässt – die Periode schwankt zwischen 25 und 29 Tagen – fällt Frau B. auch beruflich stets ungeplant aus. Der Wunsch nach einer Behandlung im Intervall, um die Attacken zu verhindern oder wenigstens abzuschwächen, ist daher gut verständlich.

! Diesen Fall finden Sie auch in Stufe III Seite 146

Aus Sicht der TCM besteht in den Tagen vor der Menses ein Füllezustand im Bereich Leber und Gallenblase. Eine übermäßige Leber-*Yang*-Fülle (gestautes Leber *Qi*) führt dann zu den heftigen migräneartigen Kopfschmerzen, die sich erst mit der einsetzenden Blutung lösen. Therapeutisch muss daher der Leber-*Yang*-Fülle entgegengewirkt werden.
Wichtig ist es auch, die betroffenen Meridianachsen zu berücksichtigen. Die entsprechende Differenzialtherapie wird in den Abschnitten über Kopfschmerz II und III genauer ausgeführt.

Bisher verwendete Punkte:

Di4	*Yuan*-Quellpunkt, erhebliche Schmerzwirksamkeit, besonders bei Kopfschmerzen
Ma36	Ausleitungspunkt, spezifisch schmerzwirksam
Mi6	*Qi*-stärkend, löst Feuchtigkeit auf, fördert das Fließen von *Qi* und Blut

Therapieprinzip Stufe II – Migräne, prämenstruell

Das Behandlungskonzept wird zunächst durch gut wirksame Lokalpunkte und erprobte Fernpunkte ergänzt:

Bl27 der Zustimmungspunkt Dünndarm-Meridian ist in diesem Fall wegen der lokalen Wirksamkeit indiziert

Lok.: 1,5 Cun lateral der Medianlinie, in Höhe und lateral des 1. Sakralloches

Bl32 Lokalpunkt, reguliert den Unteren Erwärmer

Lok.: im 2. Sakralloch

Bl60 schmerzwirksamer Fernpunkt

Lok.: auf der Mitte zwischen dem Außenknöchel und der Achillessehne

Dü3 schaltet das Lenkergefäß und in Kombination mit Bl60 die *Tai Yang*-Achse ein

Lok.: proximal vom Kleinfingergrundgelenk, am Ende der Beugefalte, die bei Faustschluss entsteht, Übergang von Caput zu Corpus des Os metacarpale V

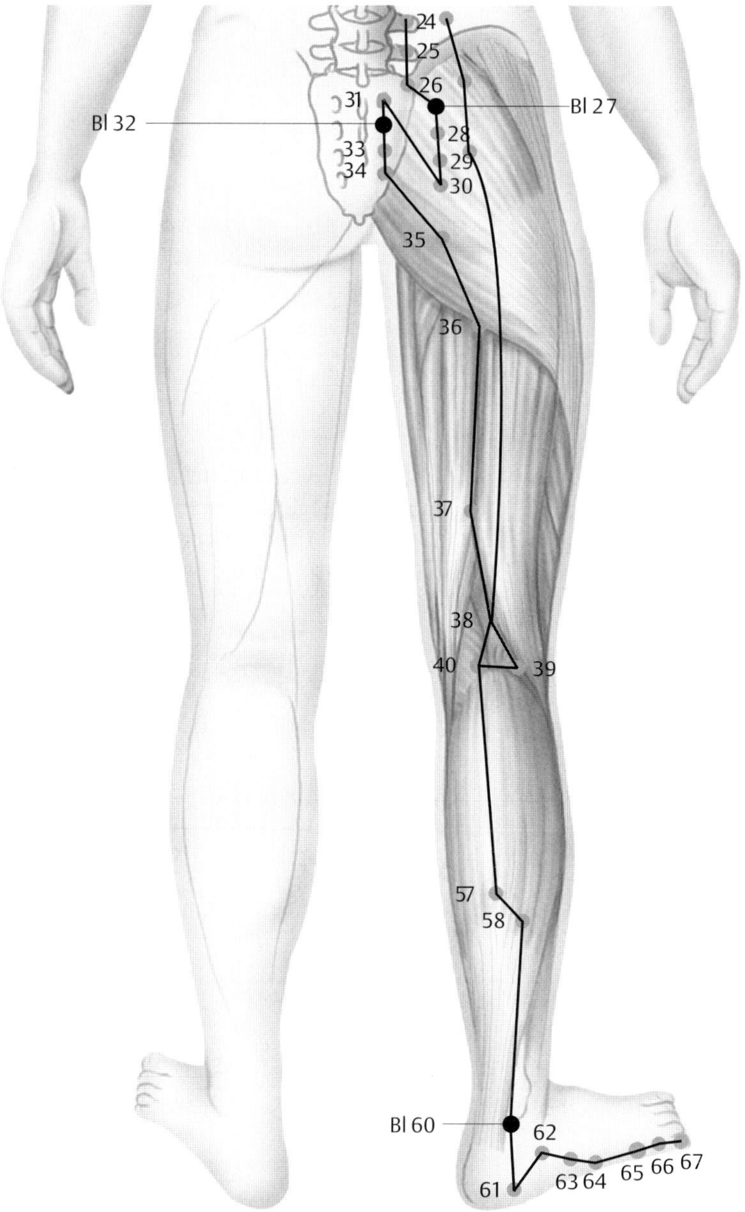
24
25
26
31
Bl 27
Bl 32
28
33
29
34
30
35
36
37
38
40
39
57
58
Bl 60
62
63 64
65 66 67
61

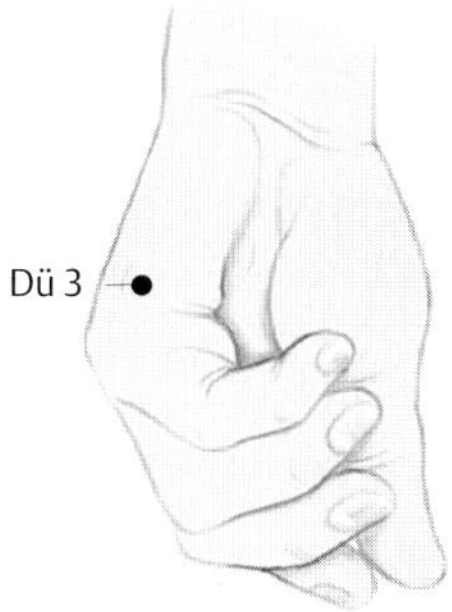
Dü 3

Neurodermitis II

! Sie kennen die Patientin aus Stufe I Seite 38

Zu Beginn des Winterhalbjahres ist es bei Frau Elke O. neuerlich zu einer Verschlechterung der Effloreszenzen gekommen. Das Behandlungskonzept lässt sich durch andere ausleitende Punkte auf den nachfolgenden Meridianen und durch immunmodulierende Punkte ergänzen. Außerdem sollte bei einer so lange bestehenden Neurodermitis auch bedacht werden, dass psychosomatische Zusammenhänge häufig gegeben sind.

! Diesen Fall finden Sie auch in Stufe III Seite 148

Aus Sicht der TCM handelt es sich bei Hautkrankheiten mit roten Effloreszenzen mit Juckreiz, Hitzegefühl und trockener Haut um eine Außen-Krankheit mit Hitzesymptomatik. Erst im späteren Verlauf, wenn es nach langen Jahren durch immer wieder eindringende krankmachende klimatische Energien („Wind-Hitze") zu einer erheblichen Schwächung der Abwehrenergie *Wei Qi* gekommen ist, kann es auch zu einer Innen-Störung mit *Qi*-Schwäche und *Qi*-Mangel kommen.

Bisher verwendete Punkte:

Lu5	„Kältepunkt", Sedierungspunkt (bluten lassen)	Di4	*Yuan*-Quellpunkt des Dickdarm-Meridians
Lu7	*Luo*-Punkt	Di11	Tonisierungspunkt, Ausleitungspunkt

Weitere geeignete Punkte:

Therapieprinzip Stufe II – Neurodermitis

Ma36 Ausleitungspunkt der pathogenen bioklimatischen Energie (Hitze)

Lok.: in Höhe und lateral von der Tuberositas tibiae, mitten zwischen Tibia und Fibula, 3 Cun unter dem äußeren Knieauge (Ma35)

Mi10 „kühlt das Blut", immunmodulierender Punkt

Lok.: 2 Cun proximal des Schnittpunktes von Oberkante Patella und medialem Patellarand, auf dem M. vastus medialis

Mi6 wirkt bei Allergien ebenfalls immunmodulierend

Lok.: am Hinterrand der Tibia, 3 Cun oberhalb des Innenknöchels

He7 *Yuan*-Quell- und Sedierungspunkt der Herz-Leitbahn

Lok.: auf der Handgelenksbeugefalte, radial der Sehne des M. flexor carpi ulnaris

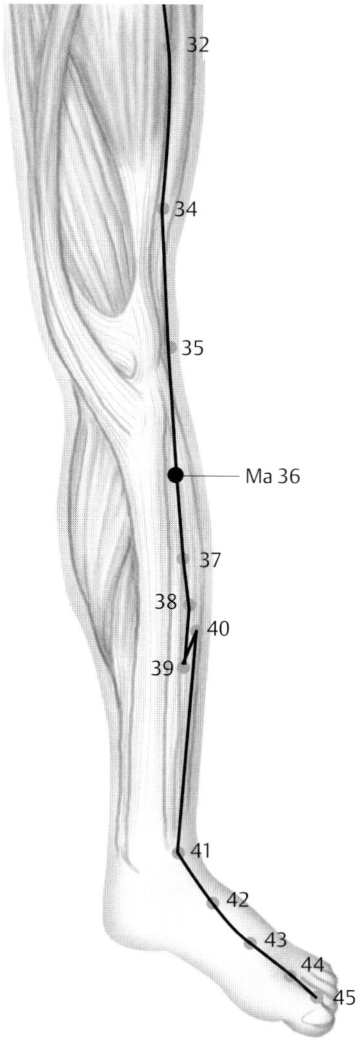
32
34
35
Ma 36
37
38
40
39
41
42
43
44
45

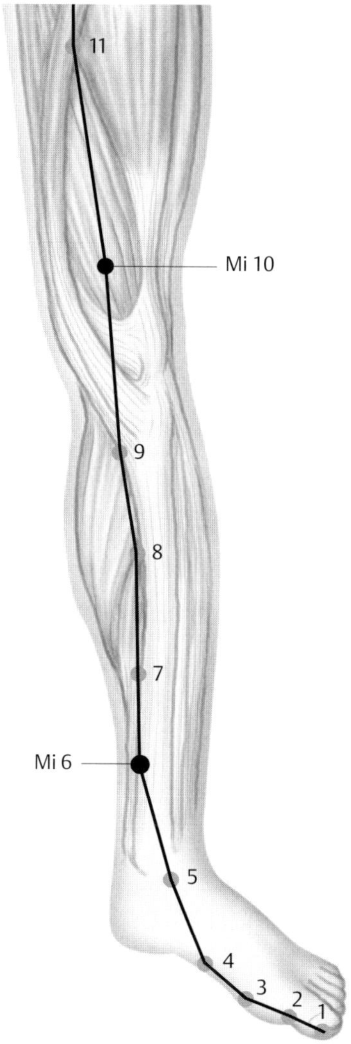
11
Mi 10
9
8
7
Mi 6
5
4
3
2
1

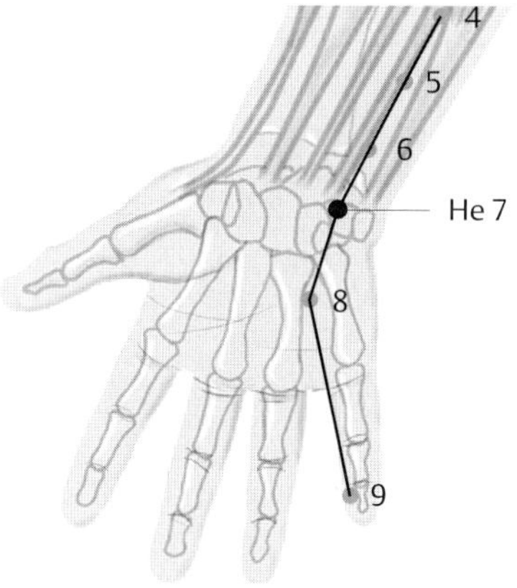
4
5
6
He 7
8
9

Obstipation II

Sie kennen die Patientin aus Stufe I Seite 40

Bei Frau J. treten Tenesmen nicht mehr so häufig auf wie früher. Die Defäkation erfolgt im Abstand von 3-4 Tagen, ist sehr mühsam und wird herbeigesehnt. Der Stuhl ist hart. Beim Versuch, die Flüssigkeitszufuhr zu erhöhen, schlägt dem betreuenden Pflegepersonal und mir Widerstand entgegen.

Diesen Fall finden Sie auch in Stufe III Seite 150

Aus chinesischer Sicht liegt eine *Qi*- und *Yang*-Schwäche des Dickdarms vor, die durch entsprechende Punktauswahl behoben werden sollte.

Bisher verwendete Punkte:

Di4	*Yuan*-Quellpunkt, schmerzwirksam, auch spasmolytisch
Di10	mit tonisierender Behandlung, kann auch mit Akupressur therapiert werden
Di11	Tonisierungspunkt, stärkt die Funktion des Dickdarms, regt den *Qi*-Fluss an
Ma37	UEP Dickdarm

Weitere geeignete Punkte:

Therapieprinzip Stufe II – Obstipation

Ma25 Alarmpunkt Dickdarm

Lok.: 2 Cun lateral des Bauchnabels

Bl25 Zustimmungspunkt Dickdarm, mit Ma25 im Segment wirksam

Lok.: 1,5 Cun lateral der Unterkante des Dornfortsatzes des LWK 4. Der LWK 4 befindet sich in Höhe des Beckenkammes, der Dornfortsatz liegt geringfügig tiefer.

Die Kombination von Alarmpunkt und Zustimmungspunkt hat auch bei anderen Indikationen eine sehr gute Wirksamkeit, besonders bei segmentbezogenen Störungen. Zustimmungspunkt und UEP sind bei Erkrankungen der Hohlorgane ebenfalls sehr hilfreich. Die Verbindung von Alarmpunkt, Zustimmungspunkt und Unterem einflussreichen Punkt (UEP) kann daher auch bei Erkrankungen anderer Funktionskreise mit großem Erfolg eingesetzt werden.

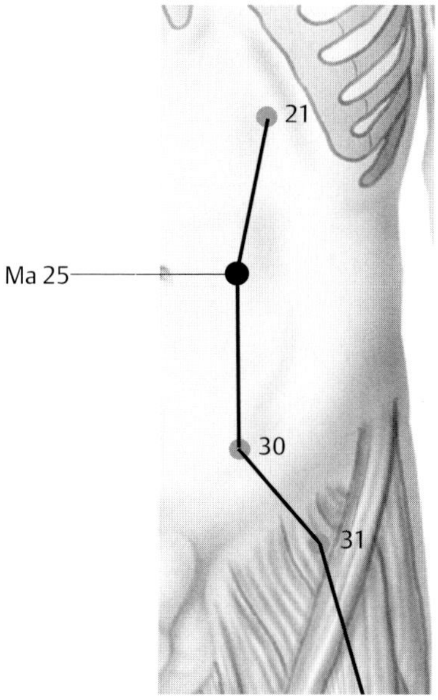
21
Ma 25
30
31

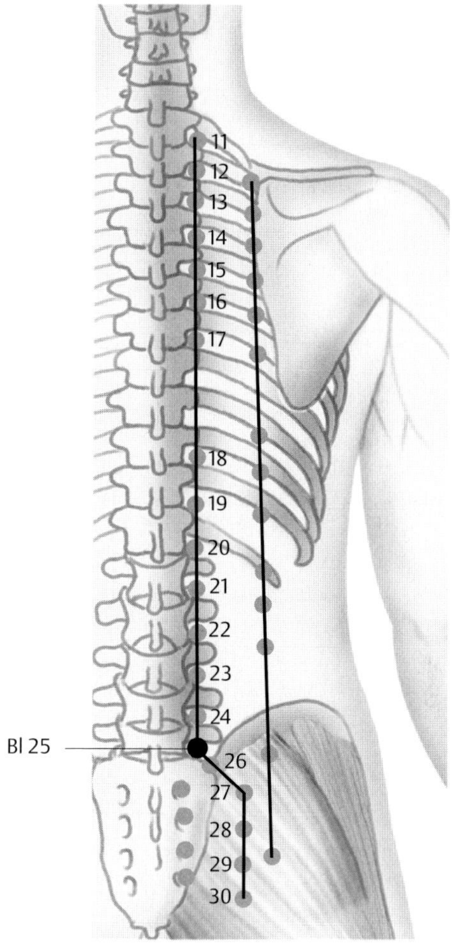
11
12
13
14
15
16
17
18
19
20
21
22
23
24
Bl 25
26
27
28
29
30

Periarthritis humeroscapularis II

Sie kennen den Pat. aus Stufe I Seite 42

Beim nächsten Besuch von Herrn O. zwei Tage später in der Praxis haben die Schmerzen noch nicht recht nachgelassen, obwohl er die Schulter fast den ganzen Tag mit einem Eisbeutel gekühlt hat. Sie fühlt sich entsprechend kalt bis unterkühlt an, und vor weiteren Maßnahmen ordne ich zunächst eine kurze Rotlichtbestrahlung an. Zu Beginn der heutigen Akupunktursitzung soll die Schulter etwas bewegt werden.

Diesen Fall finden Sie auch in Stufe III Seite 152

Prinzipiell ist die hier vorliegende Periarthritis humeroscapularis gut über die entsprechenden Meridianachsen – in diesem Fall *Yang Ming* (Dickdarm / Magen) – zu behandeln. Wenn die Beschwerden mehr lateral oder dorsal liegen, kommen entsprechend Punkte auf den Achsen *Shao Yang* (Drei Erwärmer/Gallenblase) oder *Tai Yang* (Dünndarm/Blase) in Betracht.

Diagnostisch ist die Erkrankung als ein Füllebild und Außen-Erkrankung mit überwiegendem *Yang*-Charakter einzuordnen. Das Behandlungskonzept sollte deshalb auch ausleitende Punkte (5. Antiker Punkt) enthalten. Eine sedierende Nadeltechnik ist angezeigt – die bestehende Energieblockade (*Qi*-Stagnation) muss beseitigt werden.

Bisher verwendete Punkte:

Di4	*Yuan*-Quellpunkt, stark schmerzwirksam, Meridian zieht durch das erkrankte Gebiet
Di11	Ausleitungspunkt (*He*-Punkt)
Di14	lokal wirksam
Di15	Lokalpunkt
Ma36	Ausleitungspunkt
Ma38	Behandlung mit kräftigem, sedierendem Reiz, dabei die Schulter bewegen lassen

Weitere geeignete Punkte:

Therapieprinzip Stufe II – Periarthritis humeroscapularis

Bl11 segmentale Therapie, Meisterpunkt der Knochen
Lok.: 1,5 Cun lateral der Unterkante des Dornfortsatzes des BWK 1

Bl12 segmentale Therapie, „Tor des Windes" (leitet Wind aus)
Lok.: 1,5 Cun lateral der Unterkante des Dornfortsatzes des BWK 2

Beispielhaft sind hier noch geeignete Punkte bei dorsalem Beschwerdebild aufgeführt, das in der Häufigkeit wohl nach der Periarthritis humeroscapularis an zweiter Stelle der Schulterstörungen rangieren dürfte:

Dü3 Tonisierungspunkt, öffnet das Lenkergefäß (in LG14)
Lok.: proximal vom Kleinfingergrundgelenk, am Ende der Beugefalte, die bei Faustschluss entsteht, Übergang von Caput zu Corpus des Os metacarpale V

Dü9 Lokalpunkt
Lok.: 1,5 Cun oberhalb der dorsalen Achselfalte, am Hinterrand des M. deltoideus

Dü10 Lokalpunkt
Lok.: oberhalb von Dü9 (dorsale Achselfalte), unter der Spina scapulae

Dü11	Lokalpunkt	
	Lok.:	in der Mitte der Fossa infraspinata
Dü12	Lokalpunkt	
	Lok.:	in der Mitte der Fossa supraspinata, oberhalb von Dü11
Bl60	Fernpunkt, aktiviert mit Dü3 die *Tai Yang*-Achse	
	Lok.:	auf der Mitte zwischen dem Außenknöchel und der Achillessehne

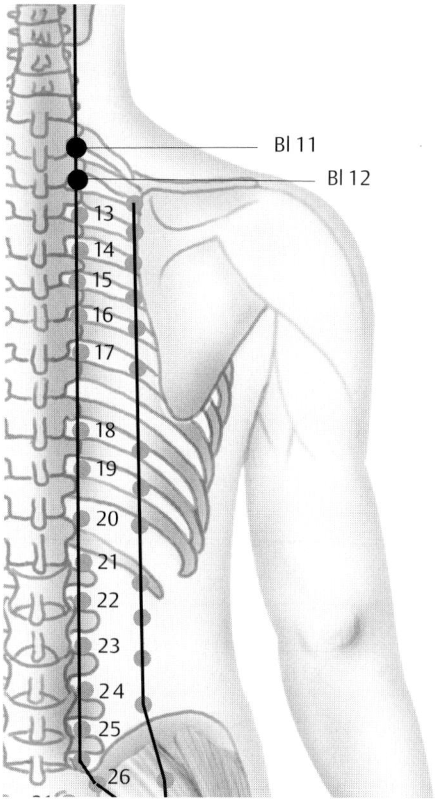

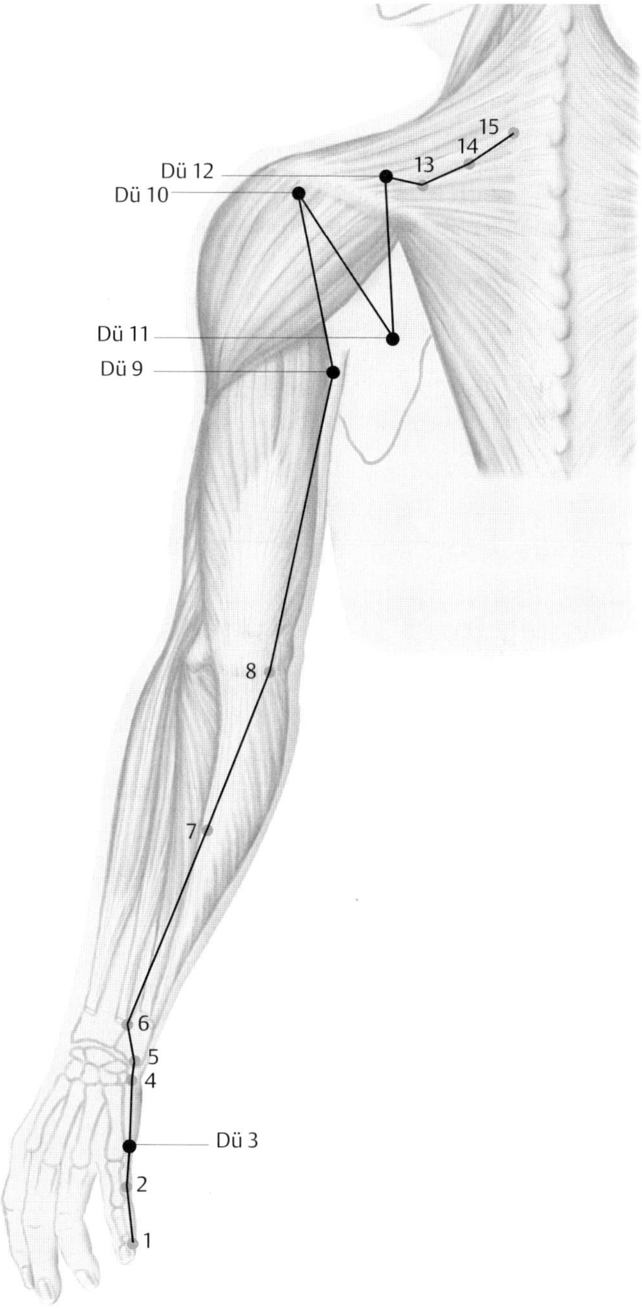

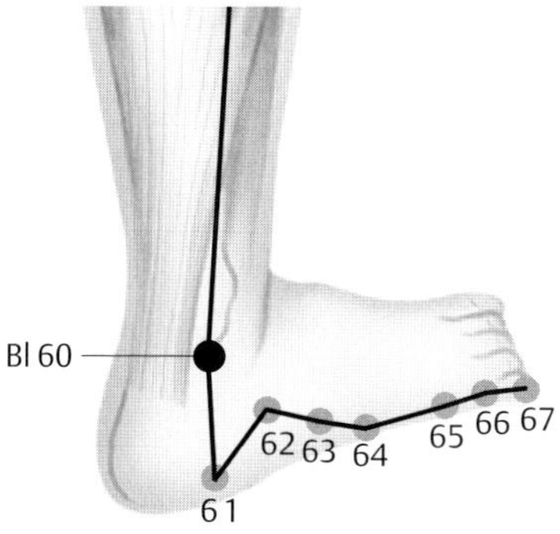

Pharyngitis II

! Sie kennen die Patientin aus Stufe I Seite 44

Die abermalige Befragung und Untersuchung von Nadine N. zeigt einen schwachen Husten, bei nächtlichem Frösteln und spärlichem Urin. Auch der Puls ist dünn und fadenförmig, die Zunge hat einen blassen, geringen Belag. Das Krankheitsbild erscheint jetzt weniger akut, es finden sich Zeichen für eine Qi-Schwäche. Die zunächst von außen einwirkenden pathogenen Faktoren haben offensichtlich zu einer Schwäche (Leere) und Innen-Störung geführt.

! Diesen Fall finden Sie auch in Stufe III Seite 154

Entsprechend wird das Konzept um *Qi*- und Immunsystem stärkende Punkte ergänzt.

Bisher verwendete Punkte:

Di4	*Yuan*-Quellpunkt, sedierende Nadeltechnik zur Schmerzlinderung	Di11	Ausleitungs- und Tonisierungspunkt
		Lu11	Akutpunkt, bei Pharyngitis

Weitere geeignete Punkte:

Therapieprinzip Stufe II – Pharyngitis

Mi10	stärkt die körpereigene Abwehr	
	Lok.:	2 Cun proximal des Schnittpunktes von Oberkante Patella und medialem Patellarand, auf dem M. vastus medialis
Mi6	Kreuzung der drei *Yin*-Meridiane am Bein, *Qi*-stärkend	
	Lok.:	am Hinterrand der Tibia, 3 Cun oberhalb des Innenknöchels
Ma40	wichtiger Punkt bei Husten, kann Schleim lösen	
	Lok.:	1 Cun lateral von Ma38 (2 Cun lateral der Tibiakante)

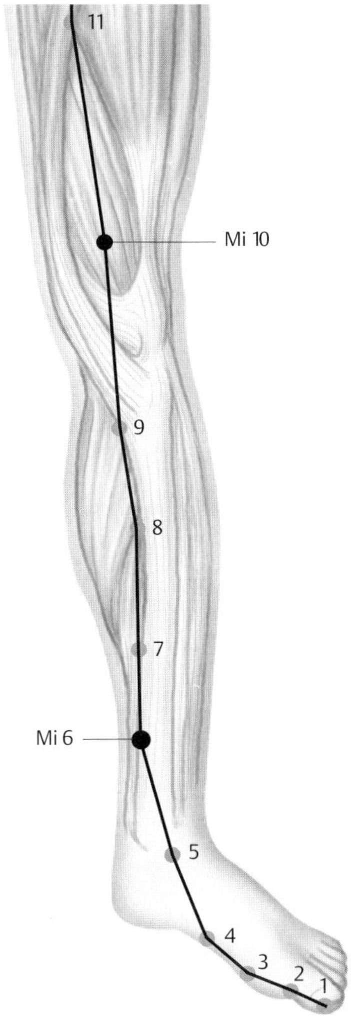
11
Mi 10
9
8
7
Mi 6
5
4
3
2
1

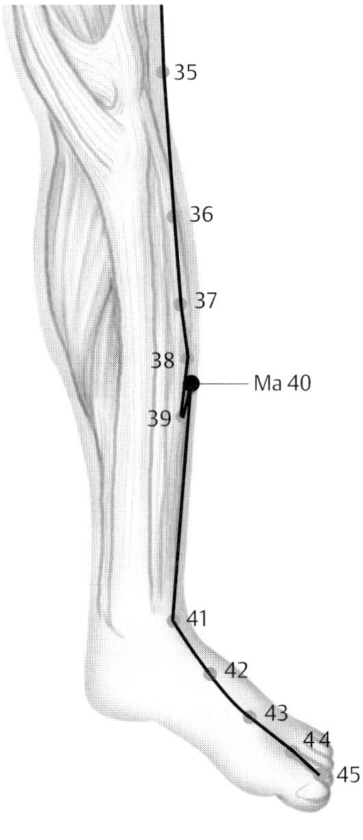
35
36
37
38
Ma 40
39
41
42
43
44
45

Prämenstruelles Syndrom II

! Sie kennen die Patientin aus Stufe I Seite 46

Anneliese U. ist bei ihrem nächsten Besuch in der Praxis etwas verzweifelt. Sie wirkt in sich gekehrt und enttäuscht, weil sich abermals Unterleibsbeschwerden ankündigen. Auch zu Hause – sie wohnt noch bei ihren Eltern – sei eine schlechte Stimmung. Sie fühle sich auch reizbar und gehe „bei jedem bisschen die Wände hoch".

! Diesen Fall finden Sie auch in Stufe III Seite 158

Die erneute Untersuchung der Patientin ergibt einen kräftigen, ruhigen, vollen Puls. Die Zunge ist deutlich gerötet und zeigt einen starken Belag von bräunlicher Färbung. Es besteht ganz sicher ein von *Yang* geprägter Füllezustand, möglicherweise auch mit Zeichen von Hitze (bräunlicher, dicker Zungenbelag). Dem widerspricht allerdings der ruhige, nicht beschleunigte Puls.
Zusätzlich werden nun einige psychotrop wirksame Punkte eingesetzt. Außerdem kann durch den Einsatz weiterer Punkte eine gezielte Wirkung auf den Uterus ausgeübt werden.

Bisher verwendete Punkte:

Lu7	Passagepunkt (*Luo*), schmerzlindernde Wirkung
Di4	stark schmerzwirksamer Punkt
Ma36	schmerzwirksam, *Qi*-stärkender Punkt
Mi6	wichtiger Punkt, vereint die *Yin*-Meridiane des Beines (Le, Mi, Ni)

Weitere geeignete Punkte:

Therapieprinzip Stufe II – Prämenstruelles Syndrom

He7	psychisch stabilisierend und ausgleichend	
	Lok.:	auf der Handgelenksbeugefalte, radial der Sehne des M. flexor carpi ulnaris
Dü3	entlastet den Kopfdruck der Patientin, auch spasmolytische Wirkung	
	Lok.:	proximal vom Kleinfingergrundgelenk, am Ende der Beugefalte, die bei Faustschluss entsteht, Übergang von Caput zu Corpus des Os metacarpale V
Mi4	stärkt das Leber-*Qi*, und lässt zusammen mit Ma36 *Qi* und Blut fließen, außerdem Schlüsselpunkt des Sondermeridians *Chong Mai* mit Wirkung auf den Uterus	
	Lok.:	an der Fußinnenseite proximal von Mi3, distal und unterhalb der Basis des Os metatarsale I, am Übergang zwischen „rotem" und „weißem" Fleisch

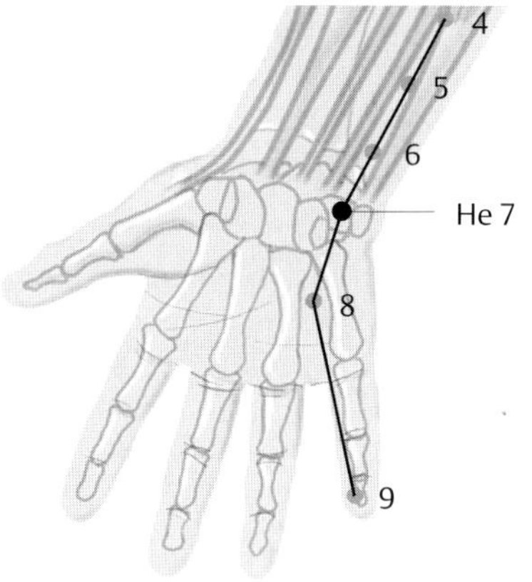
4
5
6
He 7
8
9

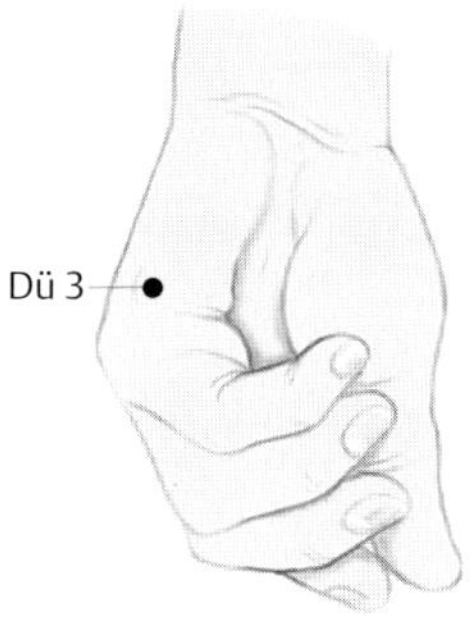
Dü 3

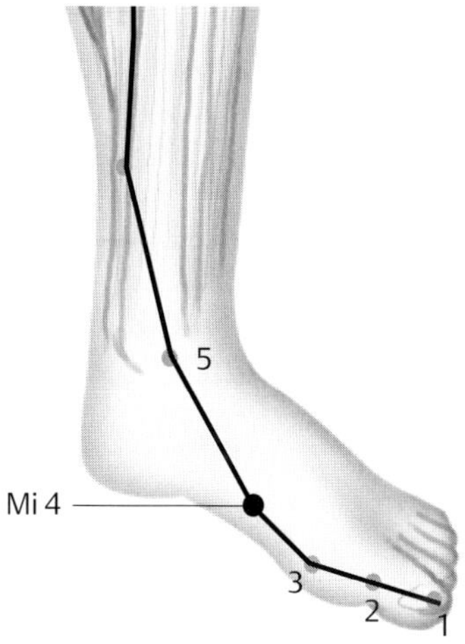
5
Mi 4
3
2
1

Rheumatoide Arthritis II

! Sie kennen die Patientin aus Stufe I Seite 50

Die Schmerzen von Frau O. haben sich etwas gebessert, die Beweglichkeit jedoch nicht. Auch der Allgemeinzustand ist wohl noch nicht gut, sie klagt über Mattigkeit und Lustlosigkeit.

! Diesen Fall finden Sie auch in Stufe III Seite 164

Die erneute Untersuchung der Patientin zeigt eine blasse Zunge mit einer Rarefizierung der Zotten. Der Puls ist dünn und langsam, sie neigt auch zu hypotonen Blutdruckwerten. Das helle Hautkolorit lässt einen anämischen Eindruck entstehen, obwohl die inzwischen durchgeführte Labordiagnostik eine Blutarmut ausschließen konnte.

Aus chinesischer Sicht lassen sich die Symptome als Zeichen für einen Leerezustand deuten. Ferner überwiegen Kältesymptome (blasse Zunge, langsamer Puls), obwohl bei akuten Entzündungsschüben mit Gelenkrötung und -schwellung auch Hitzezeichen auftreten könnten. Der jetzige Zustand lässt sich auch als *Yin*-Leere beschreiben. Die wetterabhängig auftretenden Beschwerden, besonders paravertebral, lassen an eine Außen-Störung denken.

Bei so langer Krankheitsdauer und Erkrankung der Gelenkfunktion ist prinzipiell auch eine mögliche Beteiligung der inneren Organe (Gelenke: Funktionskreis Niere) zu bedenken. Die Unterteilung in eine Innen- oder Außen-Krankheit fällt jetzt noch etwas schwer, kann sich aber aus dem Krankheitsverlauf während der Behandlung noch klären.

In der TCM beschreibt das *Bi*-Syndrom eine Störung des Energieflusses in einer Meridianachse, die durch krankmachende Wetterfaktoren (Wind, Feuchtigkeit, Kälte) hervorgerufen wird. Eine schwache Konstitution wird manchmal als bahnendes Element des *Bi*-Syndroms angesehen. Der andauernde Einfluss von Wind, Nässe oder Kälte führt zur Stockung des Energieflusses in der Leitbahn, so dass nach einiger Zeit eine *Qi*-Obstruktion mit Schmerzen entsteht.

Ich entschließe mich deshalb zu einer achsenorientierten Behandlung. Hier ist die *Tai Yang*-Achse (Dü/Bl) betroffen. Die genannten Punkte haben immer auch lokale Wirksamkeit. Die Muskulatur wird entspannt, die Durchblutung verbessert, es erfolgt eine segmentale Therapie, der kutiviszerale Reflex wird ausgelöst, die segmentale Hemmung der Schmerzleitung wird eingeleitet.

Bisher verwendete Punkte:

Di4	*Yuan*-Quellpunkt gegen Schmerzen, auch zur Stärkung der Abwehrkräfte
Di11	bei Schwellung, Rötung und Überwärmung der Gelenke

Weitere geeignete Punkte:

Therapieprinzip Stufe II – Rheumatoide Arthritis

Bl11	Meisterpunkt Knochen
	Lok.: 1,5 Cun lateral der Unterkante des Dornfortsatzes des BWK 1
Bl18	*Shu*-Punkt der Leber, bewegt gestautes *Qi*
	Lok.: 1,5 Cun lateral der Unterkante des Dornfortsatzes des BWK 9
Bl20	*Shu*-Punkt der Milz
	Lok.: 1,5 Cun lateral der Unterkante des Dornfortsatzes des BWK 11

Bl23	*Shu*-Punkt der Niere, bei Schwächezuständen der Niere, evtl. Moxibustion bei Kältesymptomatik (Nieren-*Yang*-Schwäche)
	Lok.: 1,5 Cun lateral der Unterkante des Dornfortsatzes des LWK 2
Bl25	*Shu*-Punkt des Dickdarms, bei lumbalen und ischialgieformen Schmerzen
	Lok.: 1,5 Cun lateral der Unterkante des Dornfortsatzes des LWK 4. Der LWK 4 befindet sich in Höhe des Beckenkammes, der Dornfortsatz liegt geringfügig tiefer.
Mi6	Kreuzung der drei *Yin*-Meridiane am Bein, Stärkung der Milzfunktion gegen die Obstruktion bzw. Stauung von *Qi* und Blut, *Qi*-stärkender Punkt, Gegengewicht zu den zahlreichen verwendeten *Yang*-Punkten des Blasen-Meridians
	Lok.: am Hinterrand der Tibia, 3 Cun oberhalb des Innenknöchels
Ni3	*Yuan*-Punkt zur Stärkung des Nieren-*Qi*
	Lok.: in der Mitte zwischen dem Malleolus medialis und der Achillessehne (gegenüber von Bl60)
Ni7	Tonisierungspunkt zur Unterstützung der Nierenfunktion
	Lok.: 2 Cun proximal des Malleolus medialis, am Vorderrand der Achillessehne

Selbstverständlich werden nicht alle Punkte gleichzeitig oder bei jedem Patienten eingesetzt. Da ein Leerebild vorliegt, sollte man die Anzahl der benötigten Punkte niedrig halten und – anders als zur rein akuten Schmerztherapie – tonisierend nadeln. Die Punktauswahl richtet sich nach Art und Lokalisation der Hauptbeschwerden. Wenn eine eindeutige Lokalisation wegen diffuser Beschwerden nicht möglich ist, kann man sich nach energetischen Gesichtspunkten (Charakteristik des Akupunkturpunktes) richten.

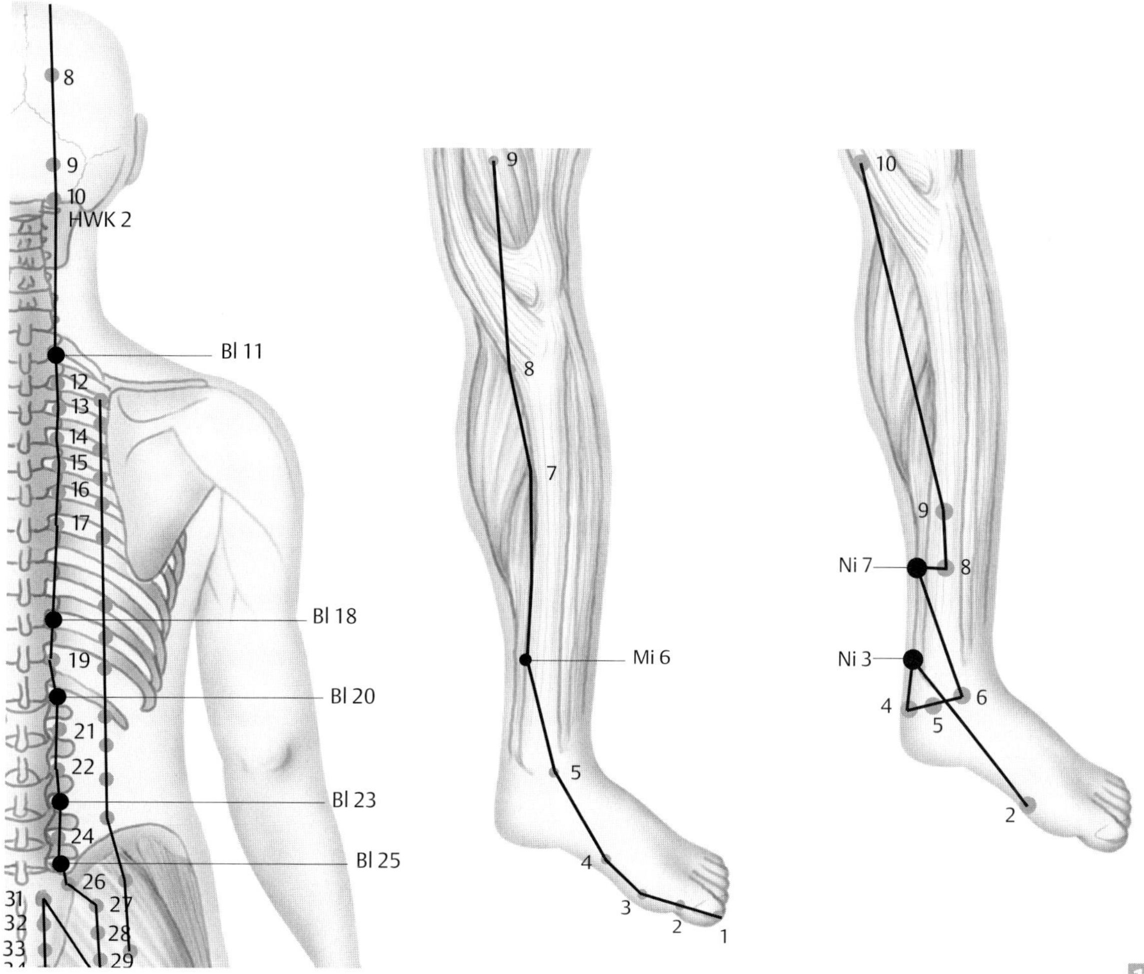

Rhino-Conjunctivitis allergica II

! Sie kennen die Patientin aus Stufe I Seite 52

Der Heuschnupfen von Frau Brigitte B. ist trotz der begonnenen Akupunkturbehandlung noch nicht besser geworden. Besonders nach den nächtlichen Hustenattacken kommt es auch zu Schmerzen im Stirnhöhlenbereich und vermehrtem Schwitzen. Tags verschlimmern sich die Beschwerden bei Neigung des Kopfes, so dass auch eine Sinusitis catarrhalis bestehen könnte. Am Morgen ist der Nacken verspannt. Ein Prick-Test zeigt eine deutliche Reaktion auf Gräserpollen und frühblühende Bäume (Birke, Erle, Hasel).

! Diesen Fall finden Sie auch in Stufe III Seite 166

Aus chinesischer Sicht liegt ein Syndrom mit Zeichen der Fülle (Schleim staut sich in Nase und Nebenhöhlen), Hitze (Schwitzen) und eine außen liegende Krankheit (Nackenschmerzen, Pollenflug als exogener, krankmachender Faktor) vor. Zumindest im akuten Stadium überwiegen somit ganz eindeutig die *Yang*-Aspekte. Ziel der Behandlung muss es demnach sein, die im Übermaß vorhandenen und gestauten Energien zum Fließen zu bringen. Neben dem Lungen-(und Dickdarm-)Meridian ist auch der Blasen-Meridian (verspannter Nacken) betroffen.

Bisher verwendete Punkte:

Lu7	Fernpunkt gegen Windeinflüsse, *Luo* zu Di4
Di4	*Yuan*-Quellpunkt
Di11	Tonisierungspunkt
Di20	Lokalpunkt
Lu5	Sedierungspunkt

Weitere geeignete Punkte:

Therapieprinzip Stufe II – Rhino-Conjunctivitis allergica

Bl2 hochwirksamer Lokalpunkt, besonders in Verbindung mit Di 20

Lok.: am medialen Augenbrauenende, gleich medial der tastbaren Austrittsstelle des N. supraorbitalis, Nadelung schräg nach unten und zur Gegenseite (in Richtung auf die Nasenwurzel)

Bl10 ebenfalls Wirkung zur Region Nase/Nebenhöhlen, außerdem lokal stark wirkend bei HWS-Syndrom und ähnlichen Beschwerden (Nackenverspannung)

Lok.: 1,5 Cun lateral von C1/2, kurz oberhalb des Haaransatzes

Bl12 „Tor des Windes", schützt gegen krankmachende Windeinflüsse, unterstützt das Immunsystem, hilfreich bei Myogelosen und Sinusitis

Lok.: 1,5 Cun lateral von BWK 2 (unterer Rand des Dornfortsatzes)

Bl13 Shu-Punkt der Lunge, im Bereich der Lunge ist nach chinesischer Vorstellung das *Wei Qi* (Abwehrenergie gegen äußere Einflüsse) lokalisiert.

Lok.: 1,5 Cun lateral der Unterkante des Dornfortsatzes des BWK 3

An den Punkten Bl12 und Bl13 kann auch mit gutem Erfolg als ausleitendes Verfahren (unblutig) geschröpft werden, um die im Übermaß vorhandene Energie abzuführen. An Lu5 kann aus gleichem Grund ein Mikroaderlass durchgeführt werden (Einstich mit einer Lanzette, einige Tropfen Blut austreten lassen).

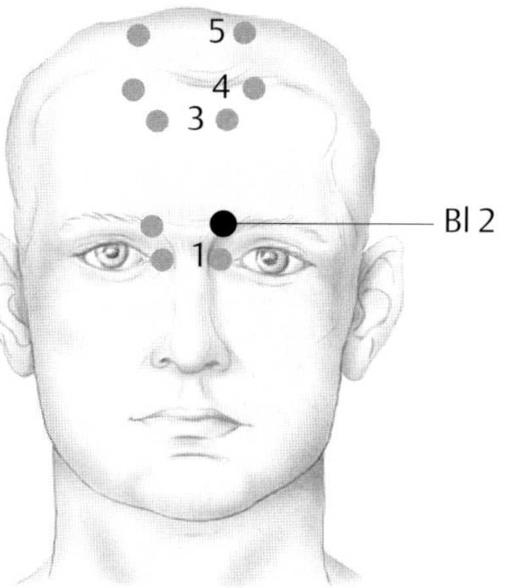
5
4
3
Bl 2
1

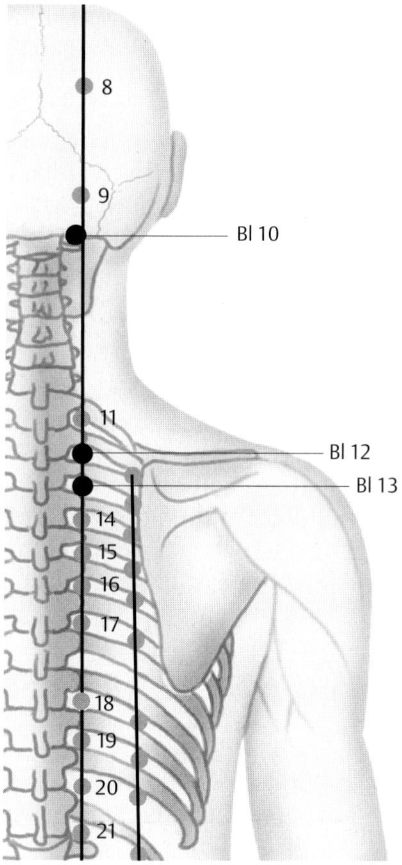
8
9
Bl 10
11
Bl 12
Bl 13
14
15
16
17
18
19
20
21

Schlafstörungen II

Cäcilie P. ist 76 Jahre alt. Sie leidet unter einem erheblich gestörten Nachtschlaf. Genaueres Nachfragen ergibt, dass sie kurz einschläft und sich dann, unterbrochen von kurzen „Nickerchen", im Bett bis gegen Morgen herumwälzt. Dabei fühlt sie sich matt, und es kommt bei geringfügigen Alltagsbelastungen zu Luftnot. In der Herzgegend wird ein verstärktes Klopfen empfunden.

! Diesen Fall finden Sie auch in Stufe III Seite 168

Eine nennenswerte Herzinsuffizienz ist nicht festzustellen. Die Zunge ist blass, der Puls leer. Zum Ausschluss einer weiter gehenden Herzerkrankung und von Stoffwechselstörungen werden Labordiagnostik und Ergometrie veranlasst. Eine Belastungsstufe von 75 Watt kann angesichts des Alters der Patientin als in jeder Hinsicht ausreichend angesehen werden. Weitere Auffälligkeiten haben sich nicht ergeben, und nach einer erneuten Exploration ist von einer primären Schlafstörung auszugehen. Palpitationen, Blässe, leerer Puls und blasse Zunge deuten auf einen Leerezustand und eine Innen-Erkrankung bei einer *Qi*-Schwäche hin. Die *Yin*-Schwäche kann über folgende Punkte behandelt werden:

Therapieprinzip Stufe II – Schlafstörungen

Ma36	*Qi*-stärkend	
	Lok.:	in Höhe und lateral von der Tuberositas tibiae, mitten zwischen Tibia und Fibula, 3 Cun unter dem äußeren Knieauge (Ma35)
Mi6	*Qi*-stärkend, besonders bei *Yin*-Schwäche und Kältezeichen Moxibustion	
	Lok.:	am Hinterrand der Tibia, 3 Cun oberhalb des Innenknöchels
He6	*Xi*-Punkt, bei Herzklopfen, Nachtschweiß	
	Lok.:	0,5 Cun proximal der Handgelenksbeugefalte (0,5 Cun proximal He7), radial der Sehne des M. flexor carpi ulnaris
He7	*Yuan*-Quellpunkt	
	Lok.:	auf der Handgelenksbeugefalte, radial der Sehne des M. flexor carpi ulnaris
He9	Tonisierungspunkt. Bei akuter Störung: Akupressur zur Eigenbehandlung, mit dem Daumennagel sedierend behandeln. Bei Kälte und Leeresymptomen: evtl. vorsichtig Moxibustion.	
	Lok.:	am radialen Nagelfalzwinkel des Kleinfingers

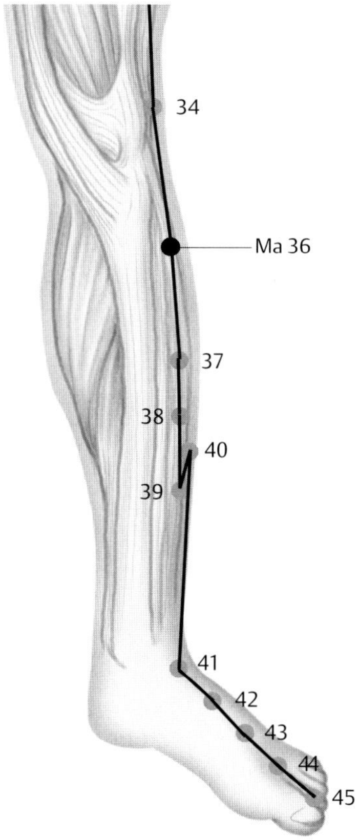
34
Ma 36
37
38
40
39
41
42
43
44
45

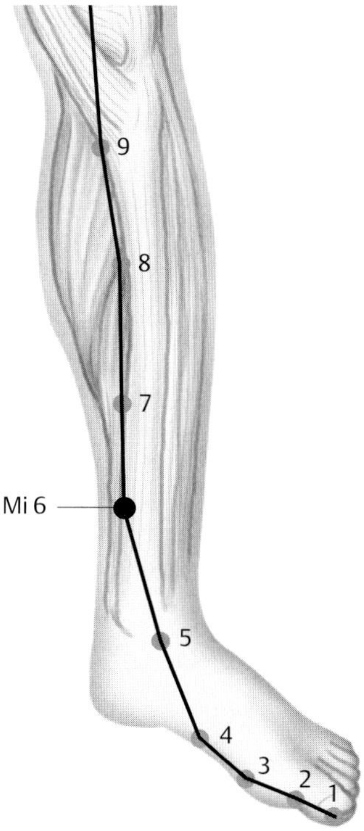
9
8
7
Mi 6
5
4
3
2
1

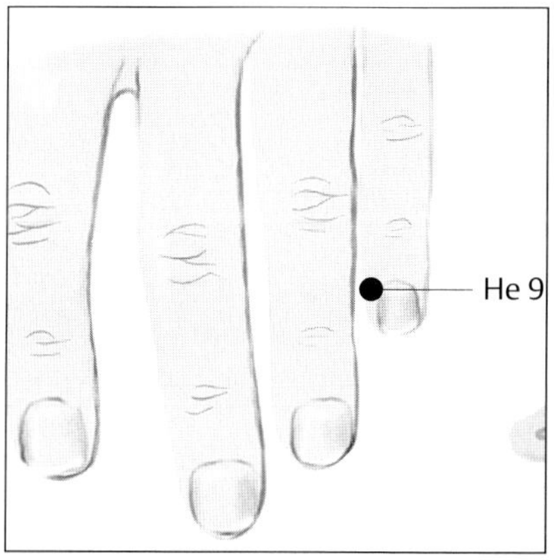
He 9

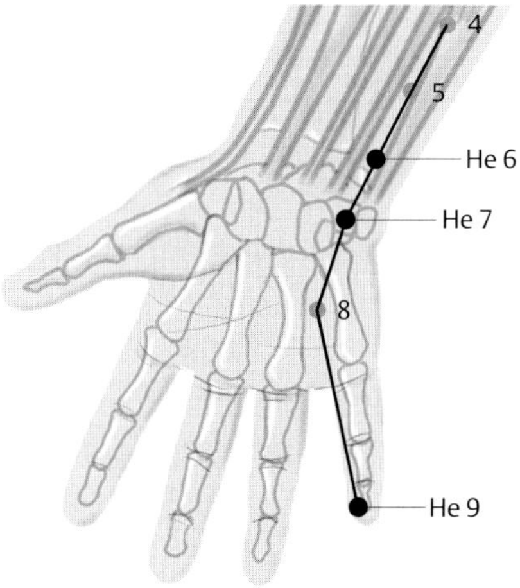
4
5
He 6
He 7
8
He 9

Sinusitis frontalis II

Hans-Dieter R., 42 Jahre alt, leidet zu Beginn der kühleren Jahreszeit und dann bis zum Frühjahr unter rezidivierenden Sinusitiden. Eine allergische Disposition besteht nicht, ein Prick-Test verlief negativ. Der radiologische Befund zeigt eine mäßige, chronische Schleimhautschwellung der Kieferhöhle links, die nicht operationswürdig ist.

! Diesen Fall finden Sie auch in Stufe III Seite 174

Die Beschwerden sind stets mit frontal betonten Kopfschmerzen verbunden. Die Nase ist meistens „zu“, zwischenzeitlich kommt es zu Niesattacken. Zeichen für Fülle überwiegen. Die Behandlung wird mit folgenden Punkten in sedierender Technik während einer akuten Erkrankungsphase eingeleitet:

Therapieprinzip Stufe II – Sinusitis frontalis

Di20 lokal wirksamer Punkt

Lok.: zwischen Nasenflügel und Nasolabialfalte

Di4 wichtiger Fernpunkt, immunmodulierend, fiebersenkend

Lok.: Punktion an der höchsten Stelle des M. adductor pollicis, wenn der Daumen dem Zeigefinger anliegt

Bl2 lokal wirksamer Punkt

Lok.: im medialen Ende der Augenbraue, oberhalb des medialen Augenwinkels, Stichrichtung schräg nach lateral

Mi10 immunmodulierend

Lok.: 2 Cun proximal des Schnittpunktes von Oberkante Patella und medialem Patellarand, auf dem M. vastus medialis

Ma40 schleimlösend, *Luo*-Punkt

Lok.: 1 Cun lateral von Ma38 (2 Cun lateral der Tibiakante)

Diese Punkte helfen erfahrungsgemäß sehr gut gegen die Schmerzen, sind oft schon innerhalb von Sekunden bis Minuten schleimlösend und schaffen so schnell Erleichterung. Die primäre Erfolgsquote liegt bei ca. 90 %. Dünne Nadeln verwenden, die Punkte sind bei der akuten Störung oft etwas dolent.

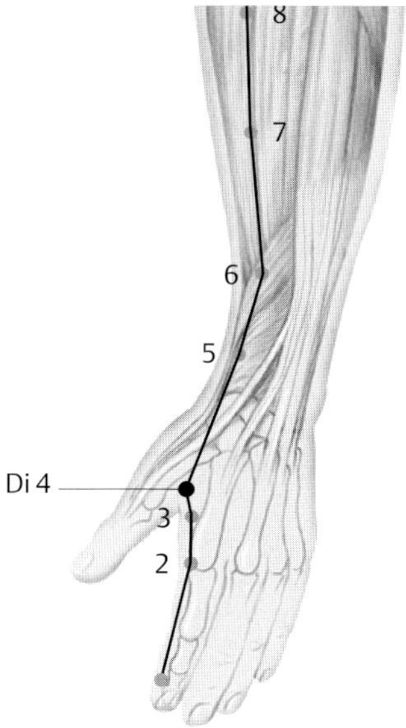
8
7
6
5
Di 4
3
2

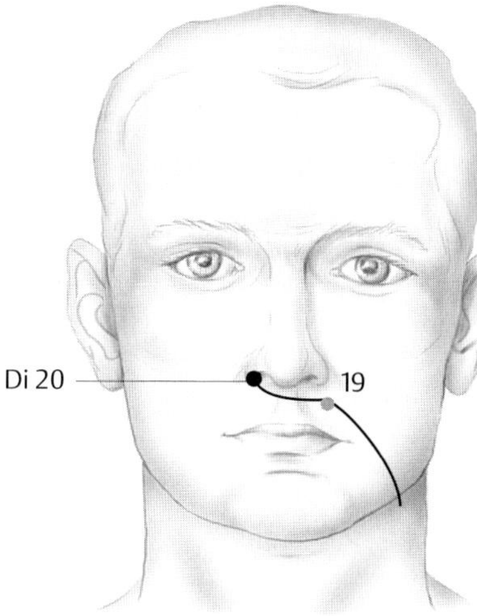
Di 20
19

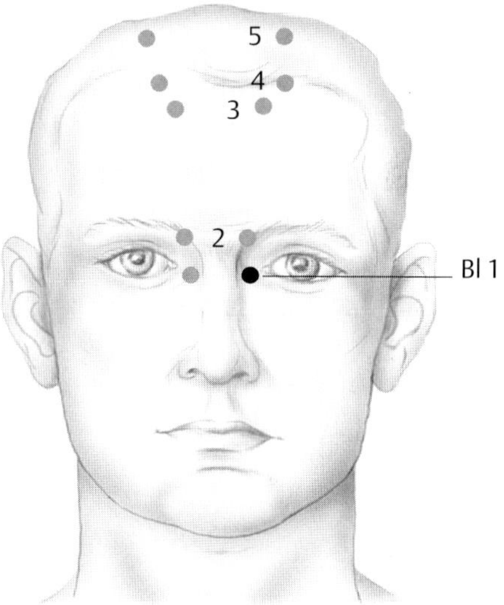
5
4
3
2
Bl 1

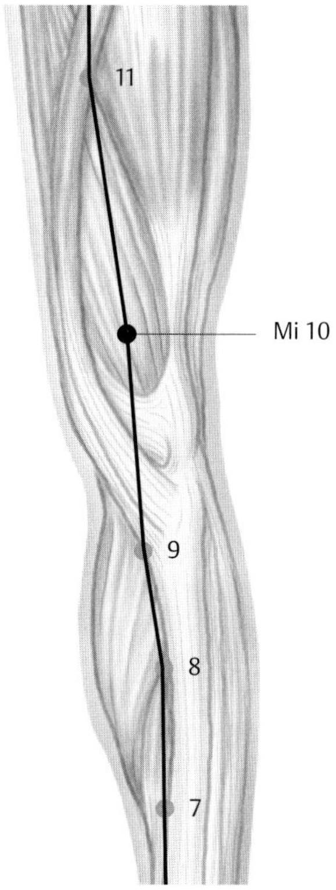
11
Mi 10
9
8
7

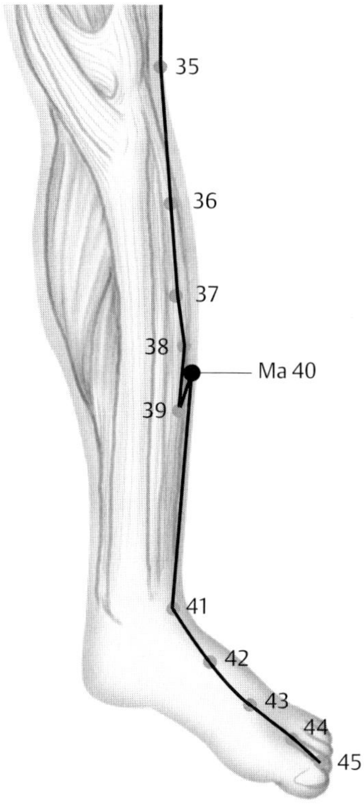
35
36
37
38
Ma 40
39
41
42
43
44
45

Tennisellenbogen II

! Sie kennen den Patienten aus Stufe I Seite 54

Der vorzeitige Versuch einer Arbeitsaufnahme von Herrn Frank O. hat zu einer erneuten Verschlechterung geführt. Das Berufsbild des Reifenmonteurs ist mit einem erheblichen Risiko für die Entwicklung einer Epikondylitis behaftet. Das Behandlungskonzept wird durch die Nahpunkte auf den betroffenen Leitbahnen ergänzt. Weitere Fernpunkte auf den Meridianen können ebenfalls eingesetzt werden.

! Diesen Fall finden Sie auch in Stufe III Seite 180

Bisher verwendete Punkte:

Lu5	Ausleitungspunkt, lokal wirksam
Locus dolendi	Punkte am Epicondylus
Di4	der am stärksten schmerzwirksame Punkt. *Yuan*-Quellpunkt
Di11	Ausleitungspunkt, lokal wirksam
Di10	lokal wirksam

Weitere geeignete Punkte:

Therapieprinzip Stufe II – Tennisellenbogen

Dü3 schmerzwirksamer Punkt mit Wirkung zum Ellenbogen hin

Lok.: proximal vom Kleinfingergrundgelenk, am Ende der Beugefalte, die bei Faustschluss entsteht, Übergang von Caput zu Corpus des Os metacarpale V

Der Vollständigkeit halber ist hier auch ein Punkt für eine mediale Erkrankung aufgeführt (medial bedeutet hier: im Bereich der medial gelegenen Leitbahnen, also He und Dü. Hier ist an eine Epicondylitis medialis humeri sive „Golferellenbogen" zu denken):

He3 Lokalpunkt

Lok.: bei gebeugtem Ellenbogen zwischen der ulnaren Ende der Beugefalte und dem Epicondylus ulnaris humeri

Nach *G. Kampik* lässt sich eine gute Wirkung auch erzielen, wenn eine Nadel im Schmerzzentrum und vier Nadeln seitlich davon subkutan gesetzt werden. Die umgebenden Nadeln werden zum Schmerzzentrum hin gerichtet.

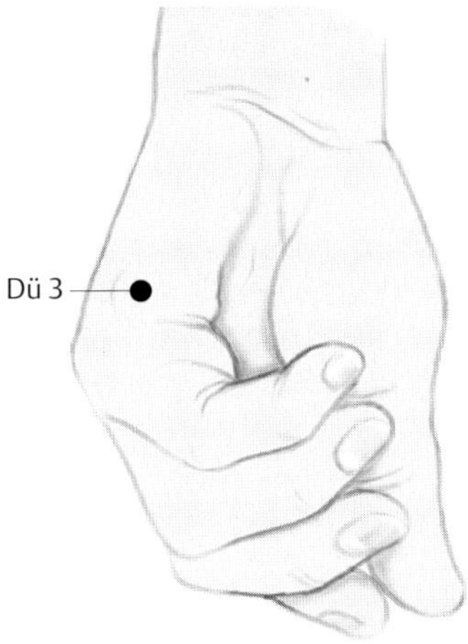
Dü 3

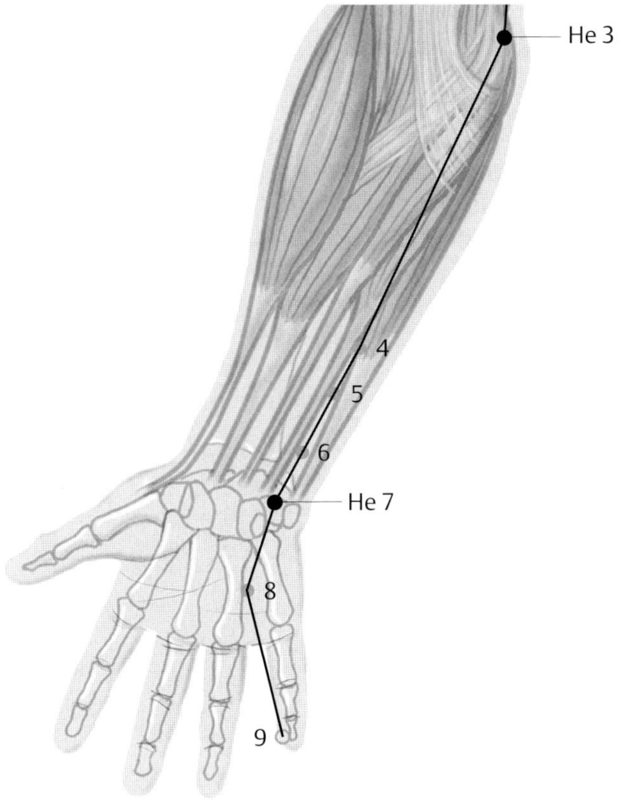
He 3
4
5
6
He 7
8
9

Trigeminusneuralgie II

Frau Silvia W. ist 83 Jahre alt und leidet seit mindestens 40 Jahren an einer hartnäckigen Trigeminusneuralgie, die möglicherweise nach einer Gürtelrose aufgetreten ist. Eine genaue Anamnese ist nach der langen Zeit nicht mehr sicher zu erheben. Jegliche bisherige Behandlung mit Medikamenten hat in keiner Weise angeschlagen, Kaubewegungen und Kältereiz können erhebliche Schmerzattacken auslösen. Frau W. hat Angst vor jedem Zahnarztbesuch und ernährt sich fast nur noch breiig und flüssig.

! Diesen Fall finden Sie auch in Stufe III Seite 182

Leider ist auch die Trigeminusneuralgie mit der Akupunktur nicht einfach zu behandeln. Die Schwere der Erkrankung – die Patienten sind oft suizidal gefährdet – rechtfertigt aber einen Behandlungsversuch auch dann, wenn die Erfolgquote nur bei 30 – 40% liegt.
Lokalpunkte sind in jedem Fall zu vermeiden, um eine vorübergehende Verschlimmerung auszuschließen und um keine Attacke auszulösen! Dies gilt bei der Trigeminusneuralgie auch für die Behandlung mit kontralateral gelegenen Punkten, die bei anderen Schmerzkrankheiten ja schon wirksam sein können (z. B. akute Periarthritis humeroscapularis, Epikondylitis, Wirbelsäulensyndrome, Knieschmerzen).
Die Trigeminusneuralgie weist vordergründig immer Zeichen von Fülle, Hitze und Außen-Charakteristika auf: Rötung der betroffenen Gesichtshälfte, Tränenfluss, hochakutes Geschehen usw. Anfangs können durchaus Behandlungen in Abständen von ein, zwei oder drei Tagen erforderlich sein. Die Gesamtzahl der Behandlungen beläuft sich oft auf 20 – 30 Sitzungen. Folgende Punkte können – natürlich sedierend behandelt – wirksam sein:

Therapieprinzip Stufe II – Trigeminusneuralgie

Di4	stark schmerzwirksam	
	Lok.:	Punktion an der höchsten Stelle des M. adductor pollicis, wenn der Daumen dem Zeigefinger anliegt
Bl60	zusammen mit Dü3	
	Lok.:	auf der Mitte zwischen dem Außenknöchel und der Achillessehne
Dü3	schaltet die *Tai Yang*-Achse und das Lenkergefäß (LG14) ein	
	Lok.:	proximal vom Kleinfingergrundgelenk, am Ende der Beugefalte, die bei Faustschluss entsteht, Übergang von Caput zu Corpus des Os metacarpale V
Ma44	wichtiger schmerzwirksamer Fernpunkt bei Gesichtsschmerzen	
	Lok.:	in der Schwimmhautfalte zwischen der 2. und 3. Zehe
Ma2-8	Lokalpunkte (kontralateral nadeln!)	
	Lok.:	**Ma2**: über dem Foramen infraorbitale
		Ma3: unterhalb Ma2, auf der Höhe des Nasenflügelrandes
		Ma4: in Höhe des Mundwinkels, genau unter der Pupillenmitte (Blick geradeaus)
		Ma5: am Winkel, der von der Oberkante des Unterkiefers und dem M. masseter gebildet wird
		Ma6: auf der höchsten Stelle des M. masseter. Patient zubeißen lassen
		Ma7: fast senkrecht über Ma6, auf einer Linie zwischen Ma6 und Ma8, am Unterrand des Jochbeinbogens, bei leicht geöffnetem Mund aufsuchen.
		Ma8: vordere Haaransatzlinie, am Rand des M. temporalis (zubeißen lassen)

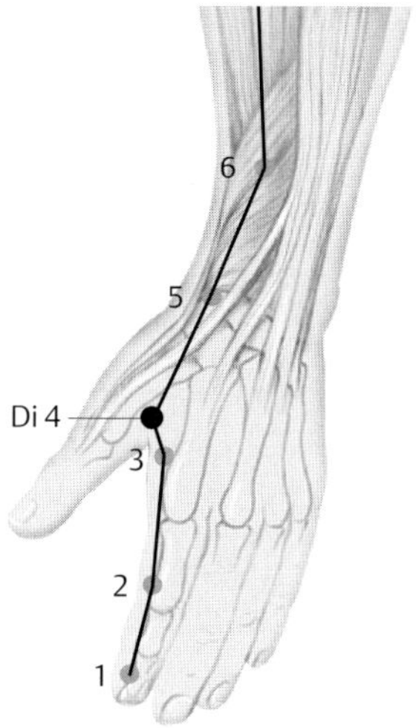
6
5
Di 4
3
2
1

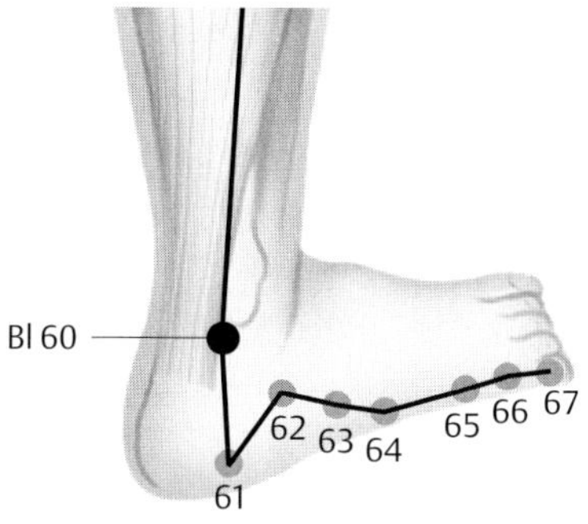
Bl 60
62
63
64
65
66
67
61

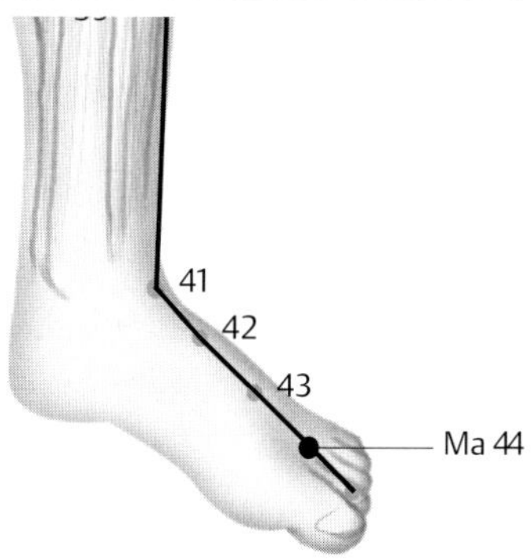
41
42
43
Ma 44

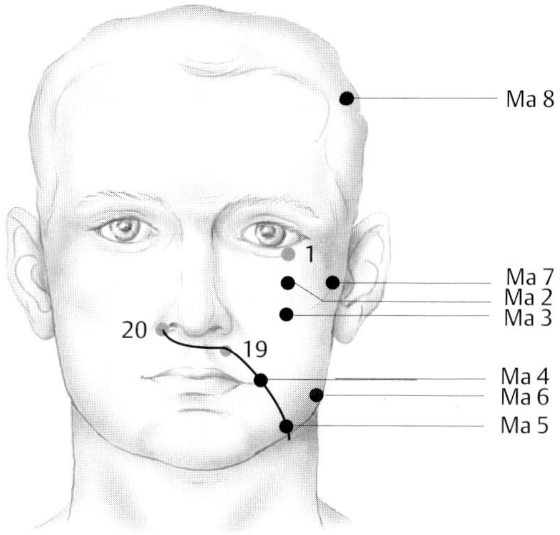
Ma 8
1
Ma 7
Ma 2
Ma 3
20
19
Ma 4
Ma 6
Ma 5

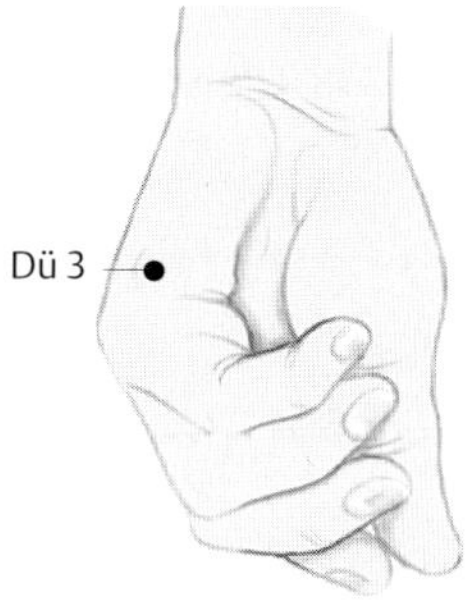
Dü 3

Vegetative Dystonie II

! Sie kennen die Patientin aus Stufe I Seite 56

Frau Anna O. berichtet inzwischen, dass sie unter der weiten geographischen Entfernung zu ihren Kindern leidet und keine Aufgabe mehr hat.

! Diesen Fall finden Sie auch in Stufe III Seite 184

Bei der Puls- und Zungendiagnostik fällt ein schwacher, dünner Puls auf, die Zunge ist blass und fast ohne Belag. In diesem Fall dürften überwiegend innere Ursachen maßgeblich für das ausgeprägte Leerebild sein.

Bisher verwendete Punkte:

Lu9	Tonisierungspunkt Lunge	Ma36	UEP Magen, *Qi*-stärkender Punkt
Di11	Tonisierungspunkt Dickdarms	Mi6	Kreuzung der drei *Yin*-Meridiane am Bein, *Qi*-stärkender Punkt

Weitere geeignete Punkte:

Therapieprinzip Stufe II – Vegetative Dystonie

He7	*Yuan*-Quellpunkt mit starker psychisch stützender Wirkung
	Lok.: auf der Handgelenksbeugefalte, radial der Sehne des M. flexor carpi ulnaris
He9	Tonisierungspunkt des Herz-Meridians
	Lok.: am radialen Nagelfalzwinkel des Kleinfingers

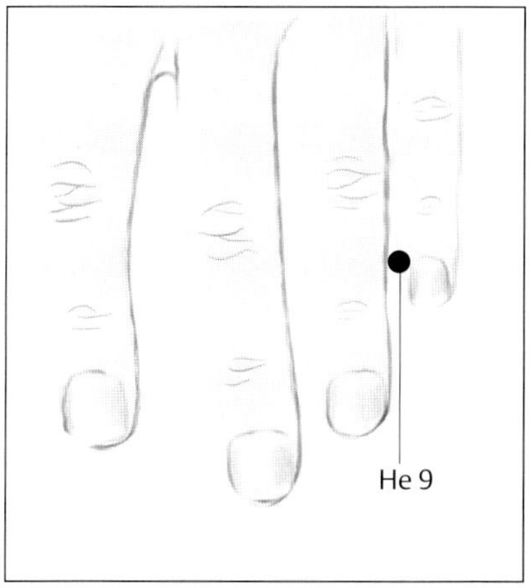
He 9

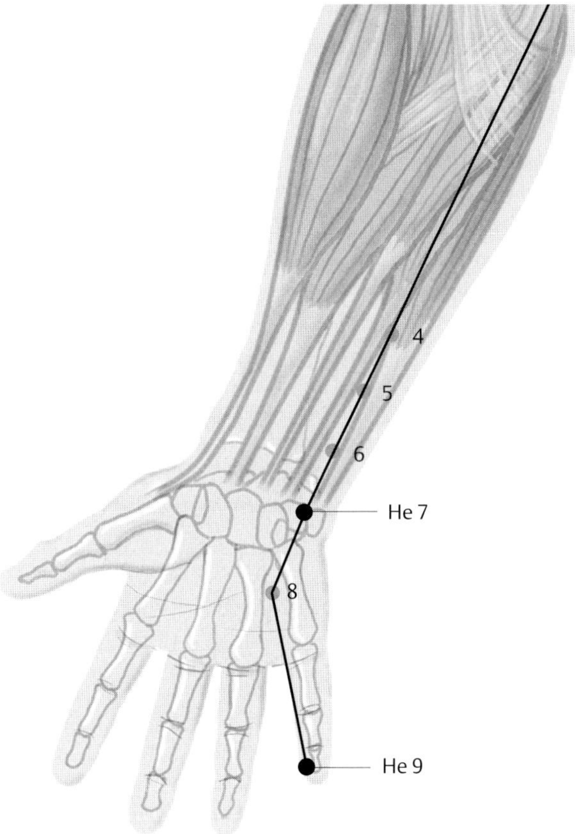
4
5
6
He 7
8
He 9

Zervikalsyndrom II

! Sie kennen den Patienten aus Stufe I Seite 62

Typischerweise handelt es sich beim Zervikalsyndrom um eine Außenkrankheit, oft mit einer Blockade oder Stauung des Qi (Füllezeichen?). Auslöser ist häufig das Eindringen von Wind oder anderen krankmachenden Faktoren.

! Diesen Fall finden Sie auch in Stufe III Seite 192

Bei fortbestehenden Beschwerden des Nackens, die in der Paramedianlinie nach vorne ausstrahlen, kommt die zusätzliche Behandlung über die Meridianachse *Tai Yang*-Achse Dünndarm – Blase in Betracht. Weiterhin sind lokal wirksame Punkte und Wind ausleitende Punkte geeignet.

Bisher verwendete Punkte:

Lu7	*Luo*-Punkt	Di4	stark schmerzwirksamer Punkt, *Yuan*-Quellpunkt

Weitere geeignete Punkte:

Therapieprinzip Stufe II – Zervikalsyndrom

Bl10	wichtiger lokal wirksamer Punkt, oft bei der Palpation dolent	
	Lok.:	1,3 bis 1,5 Cun lateral der Medianlinie, Höhe zwischen den Dornfortsätzen C1/C2, 0,5 Cun unterhalb des Okziputs, im Muskelwulst des M. trapezius. Der Punkt ist häufig an seiner Dolenz zu erkennen. Er liegt ca. 1 Cun medial und kaudal von Gb20.
Bl11	ebenfalls lokal wirksam, Meisterpunkt der Knochen	
	Lok.:	1,5 Cun lateral der Unterkante des Dornfortsatzes des BWK 1
Bl12	„Tor des Windes“	
	Lok.:	1,5 Cun lateral der Unterkante des Dornfortsatzes des BWK 2
Bl60	schaltet mit Dü3 die *Tai Yang*-Achse ein, wichtiger Fernpunkt	
	Lok.:	auf der Mitte zwischen dem Außenknöchel und der Achillessehne
Dü3	*Yuan*-Quellpunkt, schaltet mit Bl60 zusammen die *Tai Yang*-Achse ein	
	Lok.:	proximal vom Kleinfingergrundgelenk, am Ende der Beugefalte, die bei Faustschluss entsteht, Übergang von Caput zu Corpus des Os metacarpale V

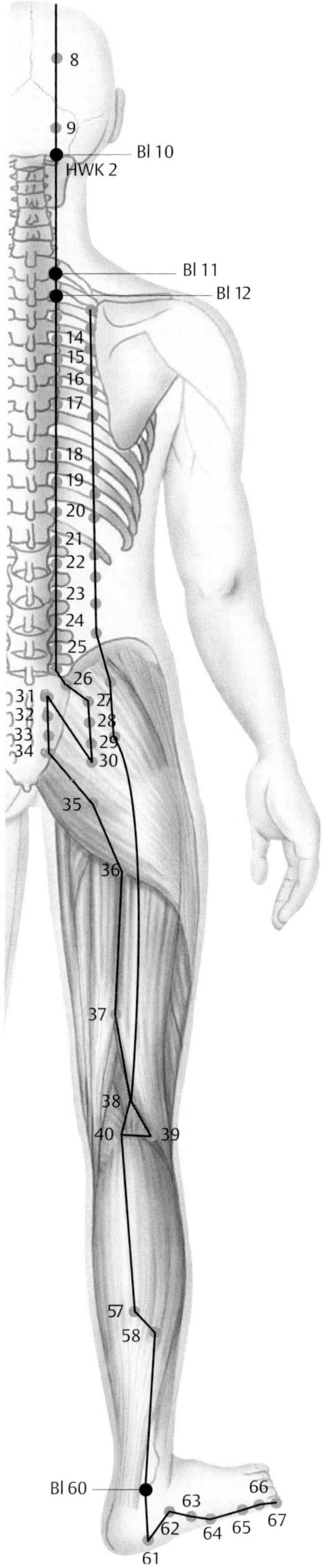
8
9
Bl 10
HWK 2
Bl 11
Bl 12
14
15
16
17
18
19
20
21
22
23
24
25
26
31
32
33
34
27
28
29
30
35
36
37
38
40
39
57
58
Bl 60
63
66
62
64
65
67
61

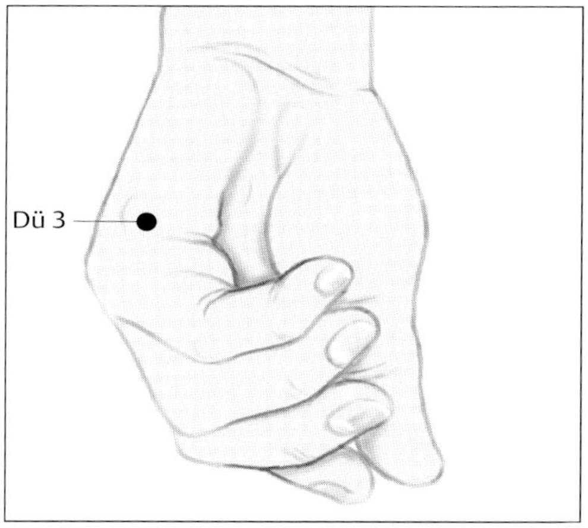
Dü 3

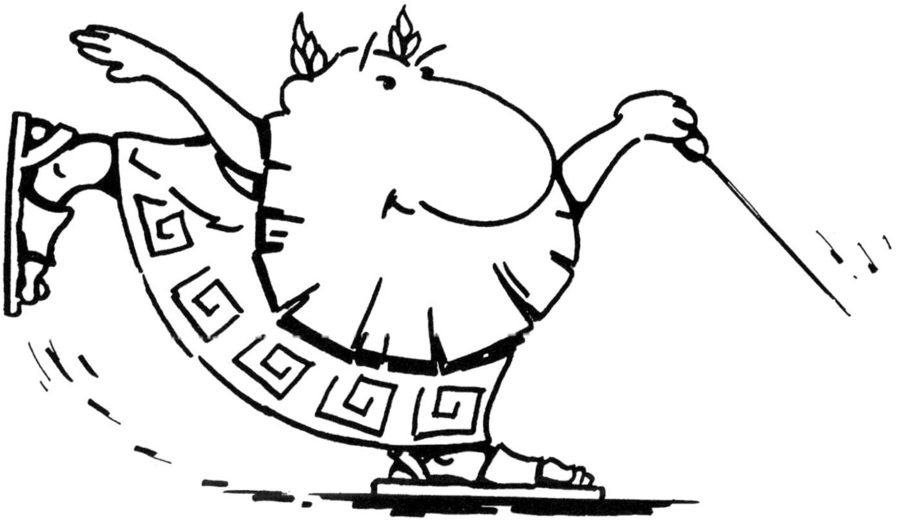

Stufe III

Adipositas III

! Sie kennen die Patientin aus Stufe II Seite 66

Frau Roswitha P. wird seit drei Wochen jeweils vor dem Wochenende mit Akupunktur behandelt, da sie am Wochenende häufig bei Freunden eingeladen ist und nach eigenen Angaben dann oft etwas mehr gegessen wird. Trotzdem ist es jetzt zu einer Gewichtsabnahme von 2 kg gekommen. Sie klagt nach ihrer Ernährungsumstellung auf faserreichere Nahrungsmittel (Obst, Gemüse, Vollkornprodukte) jetzt über Missempfindungen im Bauchraum. Zeitweise bestehen Völlegefühl und Meteorismus, manchmal auch Verstopfung.

! Diesen Fall finden Sie auch in Stufe IV Seite 196

Adipositas wurde im alten China nicht gerade als Erkrankung, sondern als Zeichen von Wohlstand und Reichtum gedeutet. Zu einer erfolgreichen Behandlung nach den Regeln der TCM muss jedoch eine Deutung als Krankheit herbeigeführt werden, da sonst keine individuelle Punktauswahl möglich ist.
Hier wäre beispielsweise – bei gleichzeitiger Verstopfung oder Neigung zu Ödemen – an eine Milzschwäche zu denken. Die Funktion von Magen und Darm ist offensichtlich gestört.

Bisher verwendete Punkte:

Ma36	psychische Wirksamkeit, ist auch wegen der gleichzeitig bestehenden Knieschmerzen unter Belastung (*Qi*-stärkender Punkt, Lokalpunkt) und seiner Schmerzwirksamkeit indiziert
Mi6	gegen den Appetit auf Süßes, *Qi*-stärkend
He7	psychische Wirksamkeit

Weitere geeignete Punkte:

Therapieprinzip Stufe III – Adipositas

LG20	allgemein harmonisierende Wirkung auf den *Qi*-Fluss in den Meridianen	
	Lok.:	im Schnittpunkt der Medianlinie des Kopfes mit der Verbindungslinie beider Ohrspitzen (Gb8)
KG12	Alarmpunkt des Magens	
	Lok.:	in der Mitte der Linie von Nabel zur Basis des Xiphoids
Pe6	reguliert die Darmtätigkeit, schaltet den außerordentlichen Meridian *Yin Wei* Mai ein, *Luo*-Punkt	
	Lok.:	2 Cun proximal der Handgelenksbeugefalte zwischen den Sehnen des M. flexor carpi radialis und M. palmaris longus, bei Palpation zwischen den Sehnen von proximal nach distal ist der Punkt in 1-1,5 cm Tiefe gut palpabel. Pe6 liegt gegenüber von 3E5.
Le3	wirkt spasmolytisch, *Yuan*-Quellpunkt, wichtiger Fernpunkt auch bei Kopfschmerzen	
	Lok.:	im proximalen Winkel zwischen Os metatarsale I und II
3E3	Tonisierungspunkt	
	Lok.:	zwischen dem 4. und 5. Metakarpalknochen, in Höhe des Übergangs vom Köpfchen zum Schaft

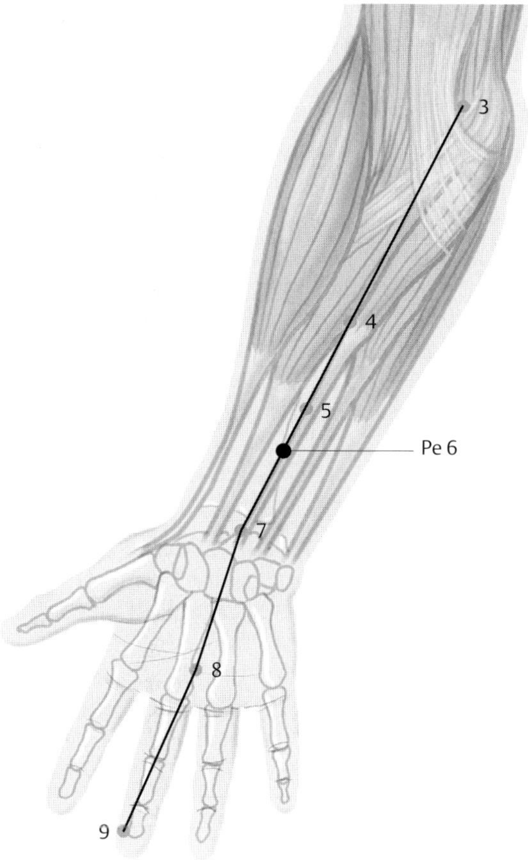
3
4
5
Pe 6
7
8
9

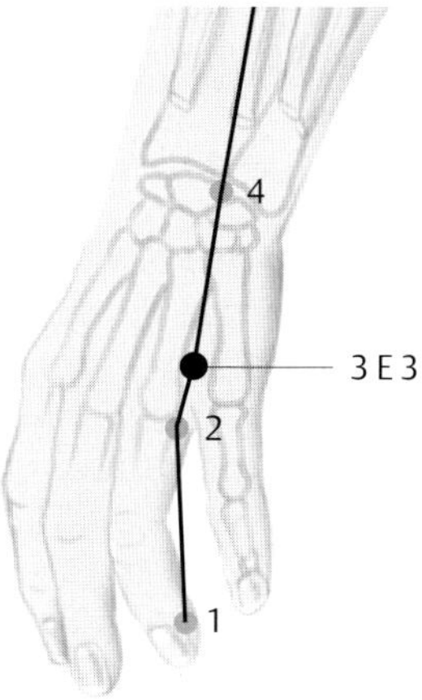
4
3 E 3
2
1

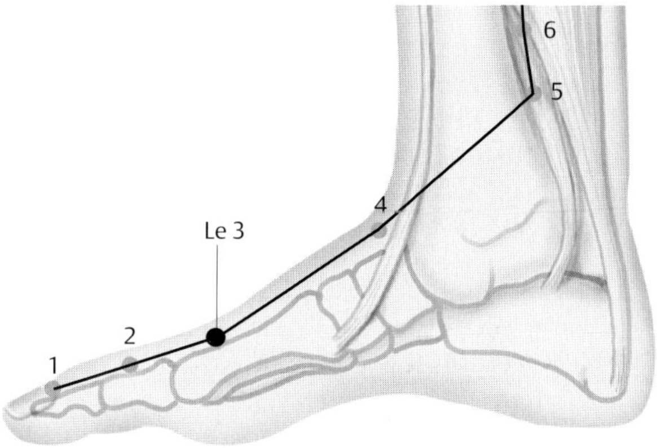
6
5
4
Le 3
2
1

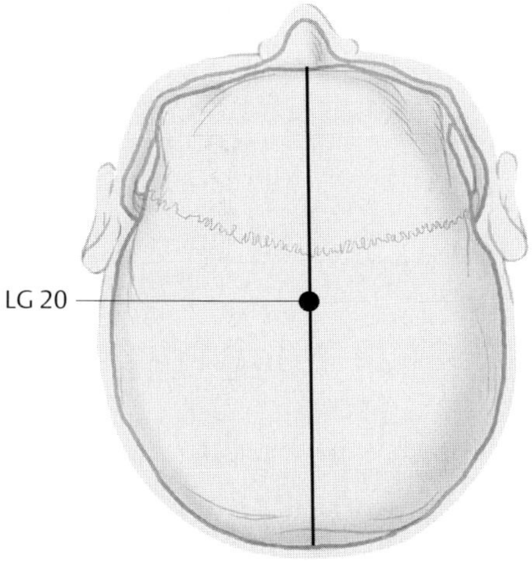
LG 20

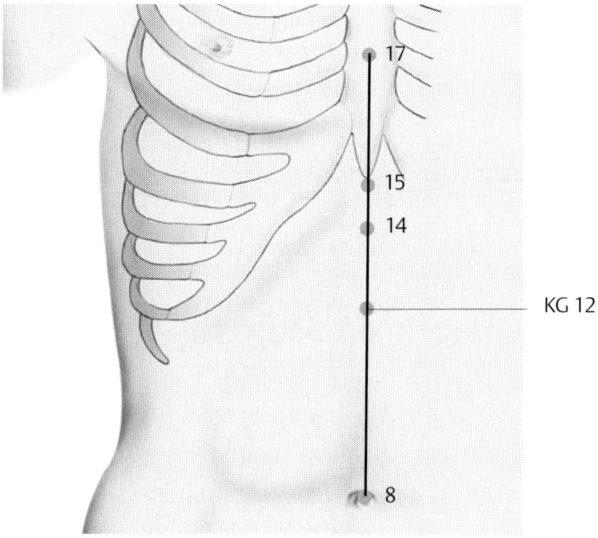
17
15
14
KG 12
8

Asthma bronchiale III

! Sie kennen die Patientin aus Stufe II Seite 68

Das seit über sechs Jahren bestehende Asthma von Frau Irmgard L. hat sich immer noch nicht recht gebessert. Besonders wetterabhängig kommt es häufig zu Verschlechterungen, zwischendurch geht es dann besser. Als Komplikation berichtet Frau L. inzwischen über eine zusätzlich aufgetretene Erkrankung der Nasennebenhöhlen. Der HNO-Kollege führt eine Behandlung mit Inhalationen, Spülungen und pflanzlichen Mukolytika durch. Wegen der erheblichen Therapieresistenz schlägt er einen operativen Eingriff mit Begradigung der Nasenscheidewand und Sanierung der Nebenhöhlen (Fensterung und Polypektomie) vor.

! Diesen Fall finden Sie auch in Stufe IV Seite 198

Gesicht und Zunge von Frau L. sind diffus gerötet. Der Zungenbelag ist eher spärlich und von gelblicher Farbe. Der Puls ist voll und manchmal etwas unregelmäßig. Somit finden sich Fülle- und Hitzezeichen, aber auch Hinweise auf einen Leerezustand (spärlicher Belag, unregelmäßiger Puls). Offensichtlich führt die jetzt länger bestehende Erkrankung zu einem zunehmenden *Qi*-Mangel. Eine rein sedierende Nadeltechnik ist daher nicht angezeigt.

Das derzeitige Behandlungskonzept ist eigentlich schon recht gut fundiert und bedarf nur noch weniger Verbesserungen. So werden noch einige lokal wirksame Punkte ergänzend eingesetzt, die eine gezielte Wirkung im Thoraxbereich haben und die Atemexkursionen unterstützen können. Außerdem werden Punkte hinzugenommen, die Wind ausleiten können.

Bisher verwendete Punkte:

Lu1	*Mu*-Alarmpunkt
Lu5	Sedierungspunkt
Lu7	*Qi*-stärkend, *Luo*
Lu9	*Yuan*-Quellpunkt und Tonisierungspunkt
Lu11	für akute Verschlechterungen
Di4	*Yuan*-Quellpunkt
Di11	Tonisierungspunkt
Ma36	UEP Magen
Ma40	schleimlösender Punkt, *Luo*-Punkt
Mi3	*Yuan*-Quellpunkt, stärkt den Funktionskreis Milz
Mi6	schleimlösender Punkt
Bl13	Zustimmungspunkt Lunge
Bl20	Zustimmungspunkt der Milz
Ni27	Lokalpunkt und Endpunkt der Leitbahn

Weitere geeignete Punkte:

Therapieprinzip Stufe III – Asthma bronchiale

KG17 Meisterpunkt der Atmung, Hauptpunkt des Körper-*Qi* mit Verbindung zu Milz, Leber, Niere, Lunge, Perikard und Herz

Lok.: auf der Medianlinie in Höhe der Mamillen (4. ICR)

LG20 als allgemein sedierender Punkt

Lok.: im Schnittpunkt der Medianlinie des Kopfes mit der Verbindungslinie beider Ohrspitzen (Gb8)

LG14 gegen Windeinflüsse, immunmodulierend

Lok.: unterhalb des Dornfortsatzes HWK 7

Gb20 Wind ausleitend

Lok.: an der Unterkante des Okziput, zwischen den Ansätzen des M. sternocleidomastoideus und M. trapezius. Der Punkt liegt etwas lateral und kranial von Bl10.

KG4 bei Leere-Zuständen mit *Qi*-Mangel

Lok.: 2 Cun kranial des Symphysenoberrandes, in der Medianlinie

Nach den Regeln der Traditionellen Chinesischen Medizin kann durch eine Auswahl aus folgenden Punktkombinationen, je nach im Vordergrund stehender Symptomatik, eine gute Besserung erzielt werden:

KG12, Ma40 und Mi6 schleimlösende Punktkombination

Lok.: KG12: in der Mitte der Linie von Nabel zur Basis des Xiphoids
Ma40: 1 Cun lateral von Ma38 (2 Cun lateral der Tibiakante)
Mi6: am Hinterrand der Tibia, 3 Cun oberhalb des Innenknöchels

Bl20, Mi3
Stärkung des Funktionskreises Milz/Pankreas

Lok.: Bl20: 1,5 Cun lateral der Unterkante des Dornfortsatzes des BWK11
Mi3: an der Fußinnenkante proximal des Köpfchens Os metatarsale I bzw. des Großzehengegrundgelenks, am Übergang zwischen dorsaler und plantarer Haut

KG17 bei Thoraxerkrankungen, Meisterpunkt der Atmung

Lok.: auf der Medianlinie in Höhe der Mamillen (4. ICR)

Mi9 bei Feuchtigkeitssymptomatik

Lok.: unterhalb des Kniegelenks, am medialen Hinterrand der Tibia, am Hinterrand des Pes anserinus superficialis. Palpation von distal nach proximal, in Höhe der Tuberositas tibiae

Mi10 immunstimulierend

Lok.: 2 Cun proximal des Schnittpunktes von Oberkante Patella und medialem Patellarand, auf dem M. vastus medialis

Zusätzlich sollten der Jahreszeit entsprechend die antiken Punkte des Lungen-Meridians ausgewählt und gezielt eingesetzt werden:

Lu11 Wind (Frühling)

Lok.: am radialen Nagelfilzwinkel des Daumens;

Lu10 Hitze (Sommer)

Lok.: auf der Handfläche über der Mitte des Os metatarsale I, an der Grenze zwischen der volaren und dorsalen Haut

Lu9 Feuchtigkeit (Spätsommer)

Lok.: lateral der A. radialis an der radialen Handgelenksbeugefalte in einer gut parbablen Vertiefung

Lu8 Trockenheit (Herbst)

Lok.: 1 Cun proximal von Lu9, radial der A. radialis

Lu5 Kälte (Winter)

Lok.: auf der Beugefalte des Ellenbogens, lateral der Bizepssehne, ca. 1 Cun tief

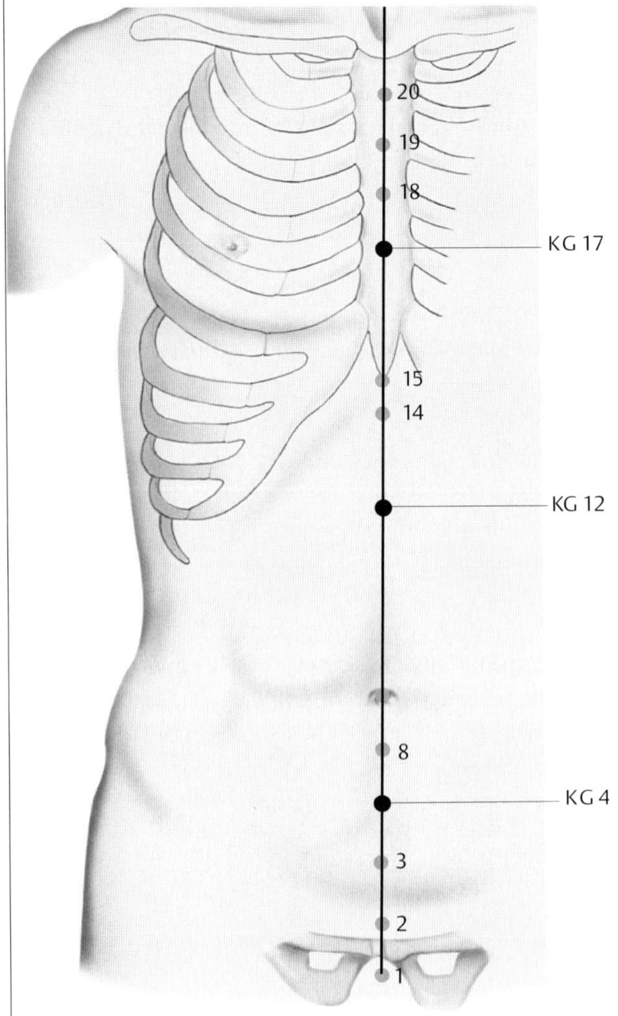
20
19
18
KG 17
15
14
KG 12
8
KG 4
3
2
1

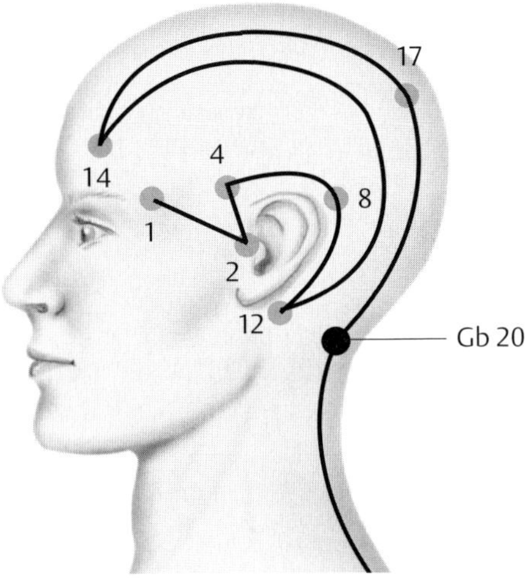
17
14
4
8
1
2
12
Gb 20

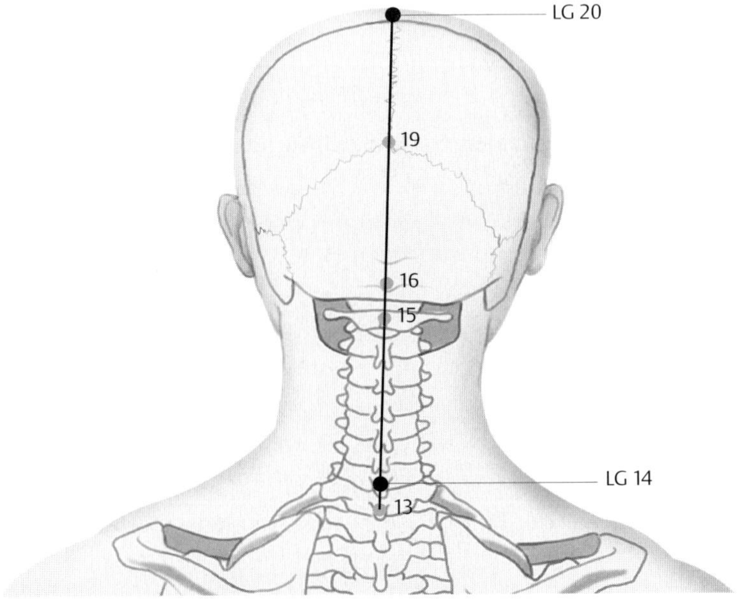
LG 20
19
16
15
LG 14
13

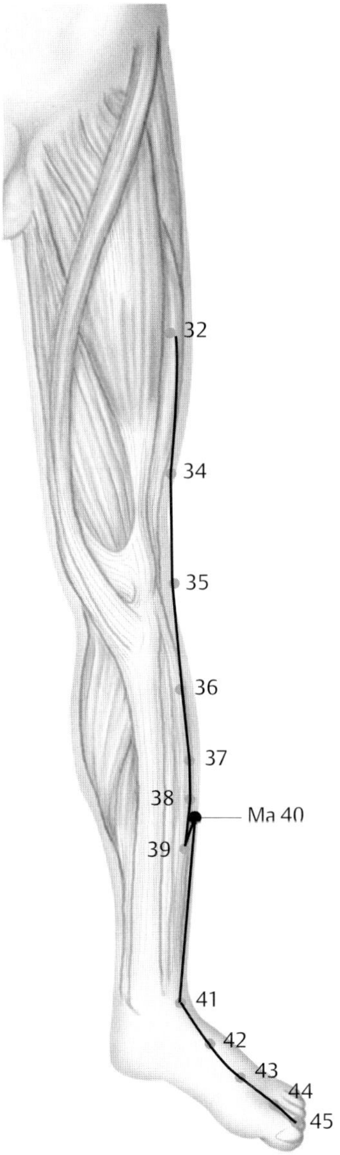
32
34
35
36
37
38
Ma 40
39
41
42
43
44
45

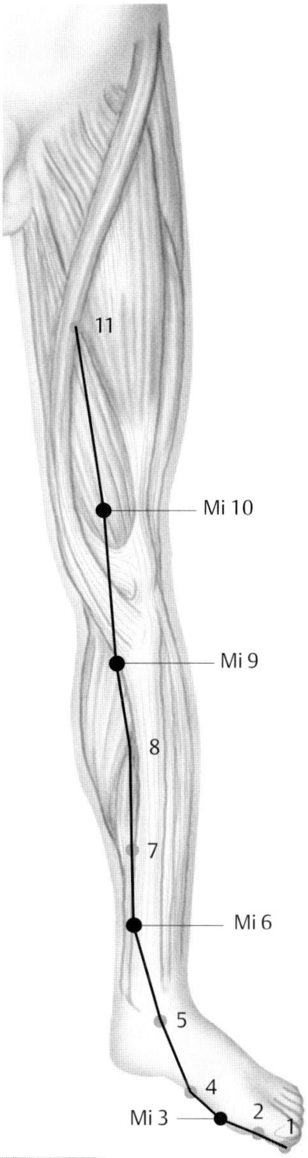
11
Mi 10
Mi 9
8
7
Mi 6
5
4
Mi 3
2
1

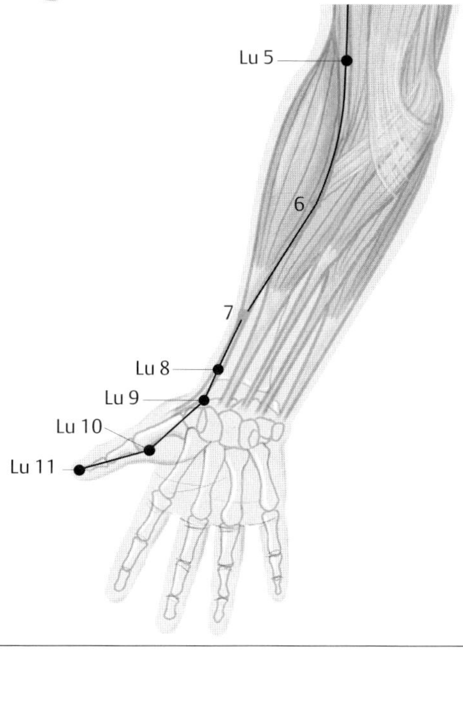
Lu 5
6
7
Lu 8
Lu 9
Lu 10
Lu 11

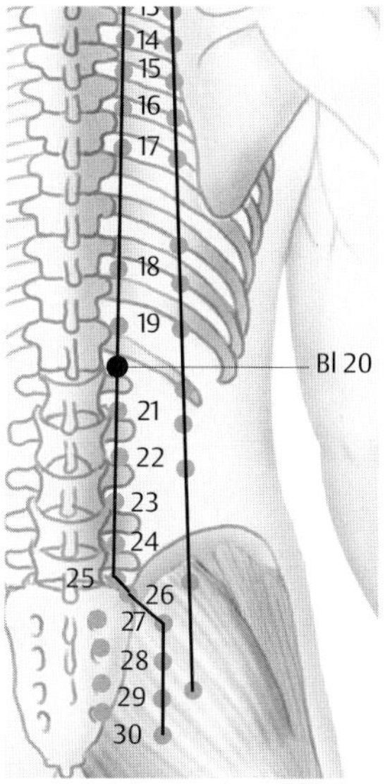
14
15
16
17
18
19
Bl 20
21
22
23
24
25
26
27
28
29
30

Diarrhoe III

! Sie kennen den Patienten aus Stufe II Seite 70

Verschiedene, mäßige bis mittelgradige Krankheitsschübe des Patienten konnten inzwischen durch die Akupunktur mit individuell ausgewählter Punktkombination gut abgefangen werden. Allerdings tritt bei mir zunehmend der Eindruck auf, dass der Patient immer mehr mit seinen Beschwerden in einem psychosomatischen Sinn auf äußere Veränderungen reagiert und beispielsweise bei Belastungen in der Ehe Magenbeschwerden und Durchfälle immer häufiger auftreten.

! Diesen Fall finden Sie auch in Stufe IV Seite 200

Bisher verwendete Punkte:

Di4	*Yuan*-Quellpunkt, stark wirksam bei Schmerzen und im Darmbereich
Di11	eliminiert Hitze

Zusätzlich bei Fülle:

Ma25	Alarmpunkt des Magens
Mi6	regulierende Wirkung bei gastrointestinalen Erkrankungen
Mi9	vertreibt Feuchtigkeit

Zusätzlich bei Leere:

Ma25	Alarmpunkt des Dickdarms
Mi3	Quellpunkt (*Yuan* von Ma40), bei gleichzeitig bestehender Kältesymptomatik hier Moxibustion
Bl25	Zustimmungspunkt Dickdarm

Außerdem können noch eingesetzt werden:

Therapieprinzip Stufe III – Diarrhoe

Pe6	zur Regulation von funktionellen und vegetativen Störungen, Oberbauchbeschwerden	
	Lok.:	2 Cun proximal der Handgelenksbeugefalte zwischen den Sehnen des M. flexor carpi radialis und M. palmaris longus. Bei Palpation zwischen den Sehnen von proximal nach distal ist der Punkt in 1–1,5 cm Tiefe gut palpabel. Pe6 liegt gegenüber von 3E5.
KG12	Alarmpunkt des Magens	
	Lok.:	in der Mitte der Linie von Nabel zur Basis des Xiphoids

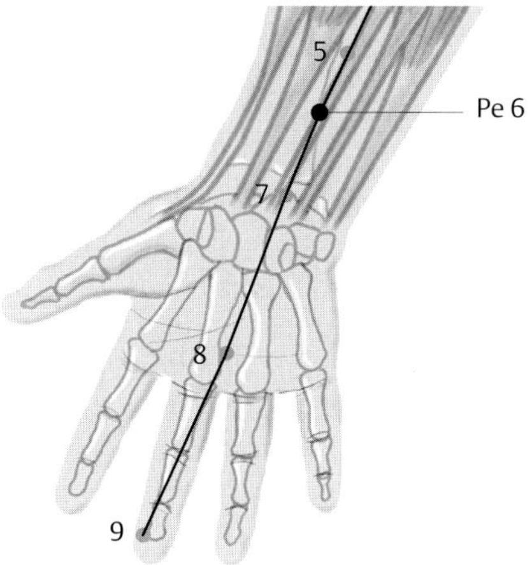
5
Pe 6
7
8
9

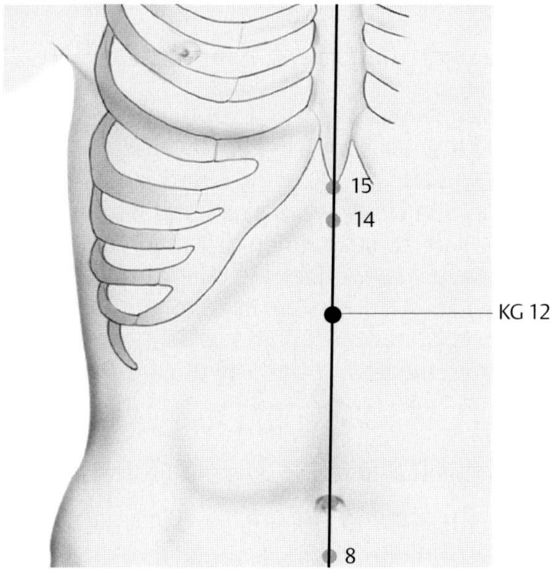
15
14
KG 12
8

Erkältungsinfekte III

! Sie kennen die Patientin aus Stufe II Seite 72

Wiederkehrende Atemweginfekte, wie bei Frau Waltraud P., sind typischerweise als eine Winderkrankung zu klassifizieren. Durch einen von außen einwirkenden, krankmachenden Faktor – in diesem Falle Wind – wird das körpereigene Abwehrsystem durchbrochen und führt im weiteren Verlauf auch zu einer Innen-Störung. Von der Symptomatik her ist für Wind-Krankheiten der wechselnde, ziehende, wandernde oder einschießende Charakter der Beschwerden typisch, so wie bei grippalen Infekten Husten, Schnupfen, Kopfschmerz, Auswurf, erhöhte Temperatur, Gliederschmerzen und Muskelsteifigkeit im Wechsel auftreten können. Das entsprechende Element nach der Lehre von den Fünf Elementen ist Holz, die zugeordneten Organ- und Funktionskreise sind Leber und Gallenblase.

! Diesen Fall finden Sie auch in Stufe IV Seite 202

Bei chronischem Krankheitsverlauf kann es zu einer weiter gehenden Schwäche des Nieren-*Qi* kommen. Die Niere gehört zum Wasser-Element, das dem Holz im Fünf Elemente-Zyklus vorangeht. Nach chinesischer Vorstellung fördert Wasser das Holz. Ferner findet sich im Funktionskreis Niere das Ur-*Qi*, das häufig bei chronischen Erkrankungen übermäßig verbraucht und in Mitleidenschaft gezogen ist. Deshalb sollte auch das Nieren-*Qi* durch eine zusätzliche Punktauswahl unterstützt werden.

Bisher verwendete Punkte:

Lu5	Sedierungspunkt Lungen-Meridian
Lu7	*Luo*-Punkt
Lu11	Akutpunkt, Endpunkt des Meridians
Di4	*Yuan*-Quellpunkt, senkt Fieber, immunstimulierend, gegen Schmerzen
Di11	Ausleitungspunkt, eliminiert Hitze
Di20	lokal wirksamer Punkt, bei Rhinitis schleimlösend
Ma8	lokal wirksamer Punkt, besonders bei häufig frontal betontem Kopfschmerz im Rahmen eines Nebenhöhlenkatarrhs
Mi10	immunstimulierender Punkt, besonders in Verbindung mit Di4
Bl13	Zustimmungspunkt zur Lunge, stärkt das Lungen-*Qi*

Weitere geeignete Punkte:

Therapieprinzip Stufe III – Erkältungsinfekte

Gb20 „Teich des Windes", bei allen Winderkrankungen wirksamer Punkt, bei Infekten häufig dolent

Lok.: an der Unterkante des Okziput, zwischen den Ansätzen des M. sternocleidomastoideus und M. trapezius. Der Punkt liegt etwas lateral und kranial von Bl10

Bl10 bei Nackenschmerzen oft dolent und indiziert

Lok.: 1,3 bis 1,5 Cun lateral der Medianlinie, Höhe zwischen den Dornfortsätzen C1/C2, 0,5 Cun unterhalb des Okziputs, im Muskelwulst des M. trapezius. Der Punkt ist häufig an seiner Dolenz zu erkennen. Er liegt ca. 1 Cun medial und kaudal von Gb20

Ni3 *Yuan*-Quellpunkt des Nieren-Meridians

Lok.: in der Mitte zwischen dem Malleolus medialis und der Achillessehen (gegenüber von Bl60)

Ni7	Tonisierungspunkt Niere	
	Lok.:	2 Cun proximal des Malleolus medialis, am Vorderrand der Achillessehne
LG14	Meisterpunkt bei Erkrankungen des Thoraxraumes, bei Fieber, Infekten, Asthma, okzipitalen Kopfschmerzen, zur Immunstimulation	
	Lok.:	unterhalb des Dornfortsatzes HWK 7

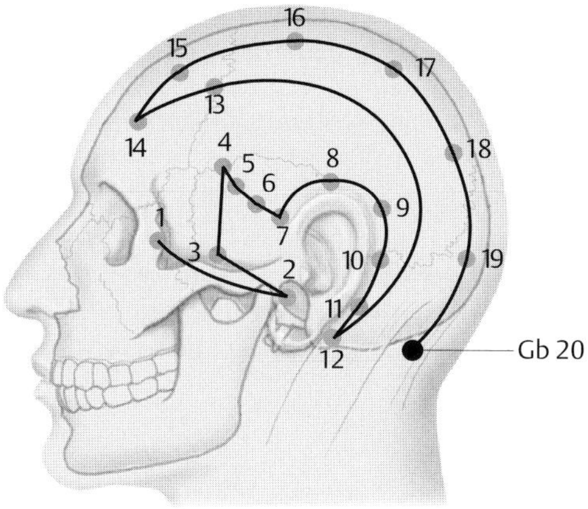

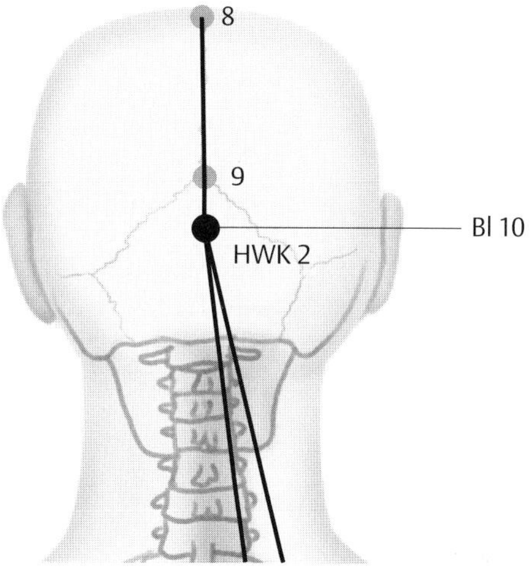

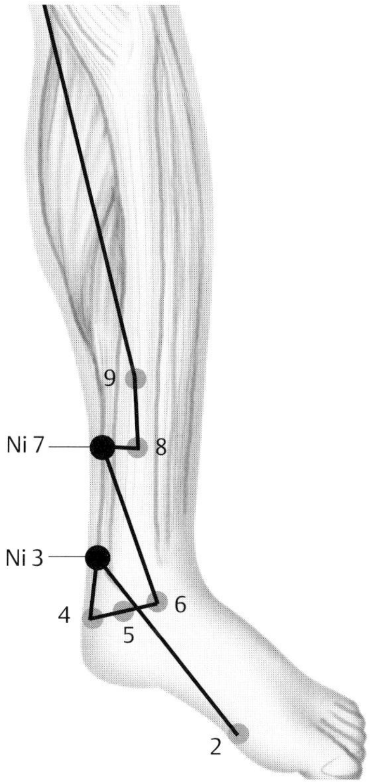

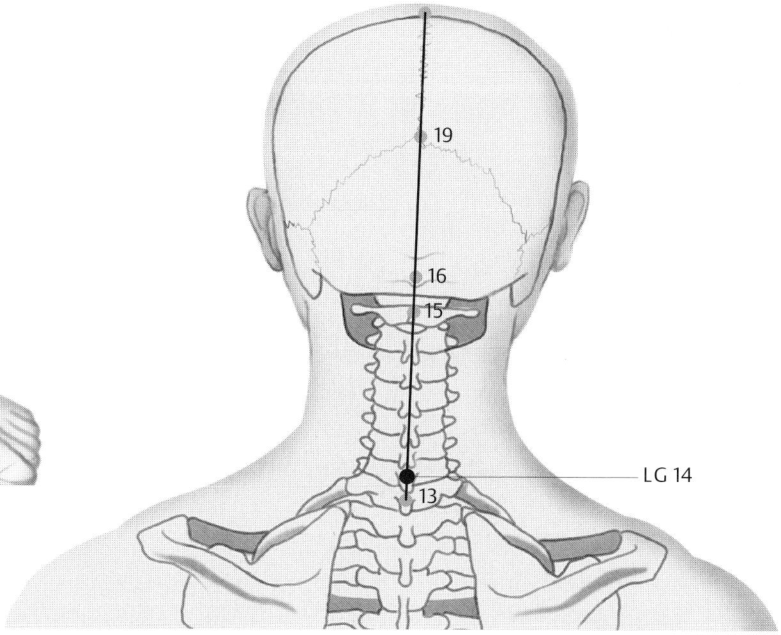

Funktionelle Darmbeschwerden III

! Sie kennen den Patienten aus Stufe II Seite 74

Die Beschwerden von Herrn Rainer X. wollen sich immer noch nicht recht bessern, er klagt besonders über Krämpfe im Bauchraum, die sich nach einer heftigen Defäkation bessern. Es besteht ein erhebliches Durstgefühl. Im Intervall zwischen den heftigen Attacken fühlt Herr X. sich matt und ausgelaugt.

! Diesen Fall finden Sie auch in Stufe IV Seite 204

Aus Sicht der Fünf Elemente wäre es wichtig, den Funktionskreise Leber–Gallenblase zu stärken. Dem Element Holz (Funktionskreis Leber–Gallenblase) entsprechend, liegt eine Wind-Charakteristik mit wechselnden und krampfartigen Beschwerden vor. Die entsprechenden Funktionskreise sollten gestärkt (tonisiert) werden.

Bisher verwendete Punkte:

Di10	bei Obstipation
Di11	Tonisierungspunkt, vertreibt Feuchtigkeit
Ma25	Alarmpunkt des Dickdarm-Meridians
Ma36	Ausleitungspunkt, starke psychische Wirkung, schmerzwirksam, UEP Magen
Ma37	UEP Dickdarm
He7	psychisch ausgleichend
Bl21	Zustimmungspunkt des Magen-Meridians
Bl25	Zustimmungspunkt des Dickdarm-Meridians

Weitere geeignete Punkte:

Therapieprinzip Stufe III – Funktionelle Darmbeschwerden

LG20	übergeordnet harmonisierende Wirkung	
	Lok.:	im Schnittpunkt der Medianlinie des Kopfes mit der Verbindungslinie beider Ohrspitzen (Gb8)
LG14	zur Ausleitung der Hitze-Symptomatik, besonders in Kombination mit Di11	
	Lok.:	unterhalb des Dornfortsatzes HWK 7
Le3	*Yuan*-Quellpunkt des Leber-Meridians, krampflösende Wirkung	
	Lok.:	im proximalen Winkel zwischen Os metatarsale I und II
Le8	Tonisierungspunkt	
	Lok.:	in der Kniegelenksbeugefalte, lateral der Sehne des M. semitendinosus, in Richtung Pes anserinus, Ni10 liegt etwas weiter medial
Gb34	UEP Gallenblase, Ausleitungspunkt	
	Lok.:	vor und unter dem Fibulaköpfchen, Ma 36 liegt ca. 1 Cun weiter distal und in der Mitte zwischen Tibia und Fibula
Gb43	Tonisierungspunkt Gallenblase	
	Lok.:	in der Interdigitalfalte zwischen 4. und 5. Zehe

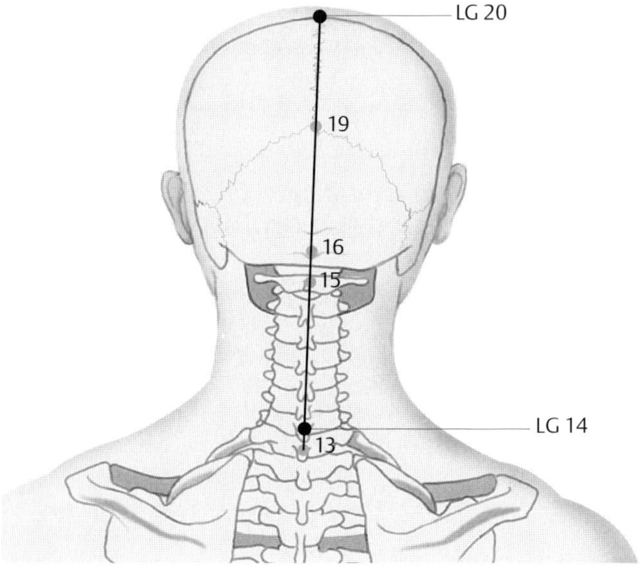
LG 20
19
16
15
LG 14
13

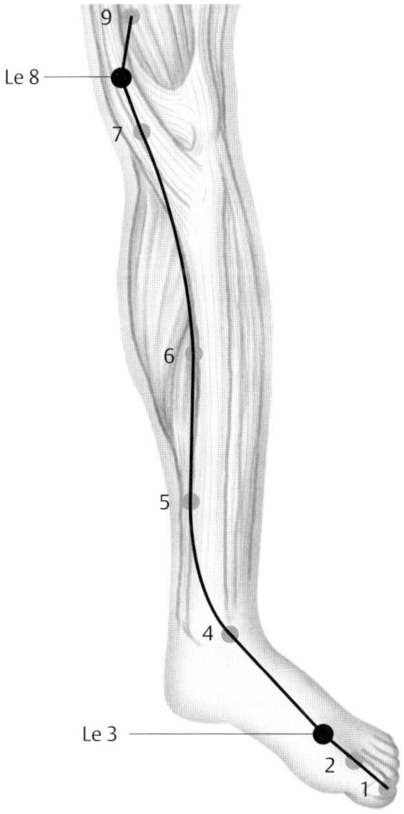
9
Le 8
7
6
5
4
Le 3
2
1

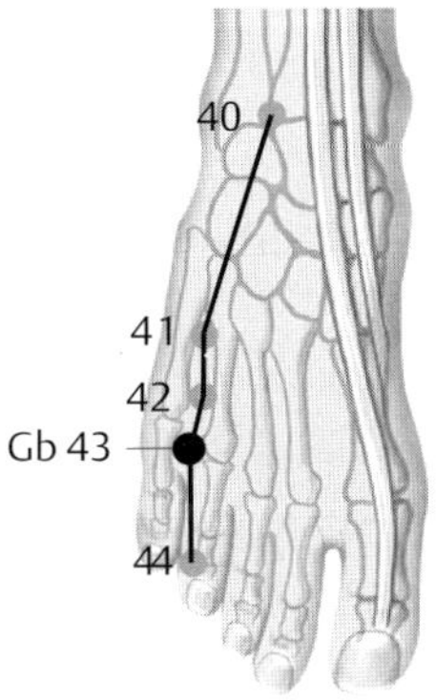
40
41
42
Gb 43
44

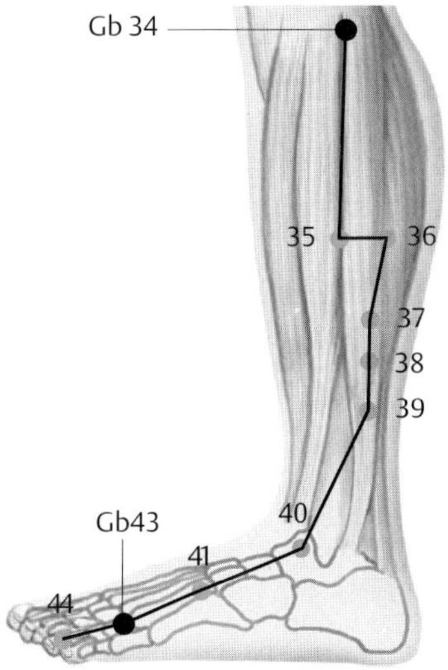
Gb 34
35
36
37
38
39
40
Gb43
41
44

Gastritis III

Sie kennen den Patienten aus Stufe II Seite 76

Die erneute Exploration und Untersuchung von Hans-Jürgen G. ergibt Klagen über harten Stuhl, Hitzegefühl und Durst. Herr G. trinkt wenig und fühlt sich sehr appetitlos. Der Puls ist leer, die Zunge gerötet ohne Belag.

Diesen Fall finden Sie auch in Stufe IV Seite 206

Aus Sicht der Traditionellen Chinesischen Medizin besteht eine Schwäche des Magen-*Yin*, daher muss das *Yin* gestärkt werden. Einige der bereits verwendeten Punkte sind schon *Yin*-stärkend (Ma36, Bl20, Bl21, Mi3).

Bisher verwendete Punkte:

Di4	*Yuan*-Quellpunkt des Dickdarm-Meridians
Di11	Tonisierungspunkt des Dickdarm-Meridians
Ma36	UEP Magen, Ausleitungspunkt
Mi3	*Yuan*-Quellpunkt Milz, stärkt den Funktionsbereich besonders zusammen mit Bl20
Bl20	Zustimmungspunkt Milz
Bl21	Zustimmungspunkt Magen
Ni7	Tonisierungs- und Ausleitungspunkt

Weitere geeignete Punkte:

Therapieprinzip Stufe III – Gastritis

Ni3	zur Stärkung des Nieren-*Yin* bei chronischer Erkrankung
	Lok.: in der Mitte zwischen dem Malleolus medialis und der Achillessehne (gegenüber von Bl60)
Mi6	Kreuzung der drei *Yin*-Meridiane am Bein
	Lok.: am Hinterrand der Tibia, 3 Cun oberhalb des Innenknöchels
KG12	Alarmpunkt des Magen
	Lok.: in der Mitte der Linie von Nabel zur Basis des Xiphoids
LG20	allgemein den *Qi*-Fluss harmonisierender Punkt
	Lok.: im Schnittpunkt der Medianlinie des Kopfes mit der Verbindungslinie beider Ohrspitzen
Pe6	Passagepunkt des Meridians
	Lok.: 2 Cun proximal der Handgelenksbeugefalte zwischen den Sehnen des M. flexor carpi radialis und M. palmaris longus. Bei Palpation zwischen den Sehnen von proximal nach distal ist der Punkt in 1 – 1,5 cm Tiefe gut palpabel. Pe6 liegt gegenüber von 3E5.
He7	besonders wichtig bei psychosomatisch verursachten Gastritiden
	Lok.: auf der Handgelenksbeugefalte, radial der Sehne des M. flexor carpi ulnaris
Le3	*Yuan*-Quellpunkt
	Lok.: im proximalen Winkel zwischen Os metatarsale I und II
Gb34	bei Leberbeteiligung im Sinne einer Leber-*Yang*-Fülle (häufig Sodbrennen)
	Lok.: vor und unter dem Fibulaköpfchen, Ma 36 liegt ca. 1 Cun weiter distal und in der Mitte zwischen Tibia und Fibula

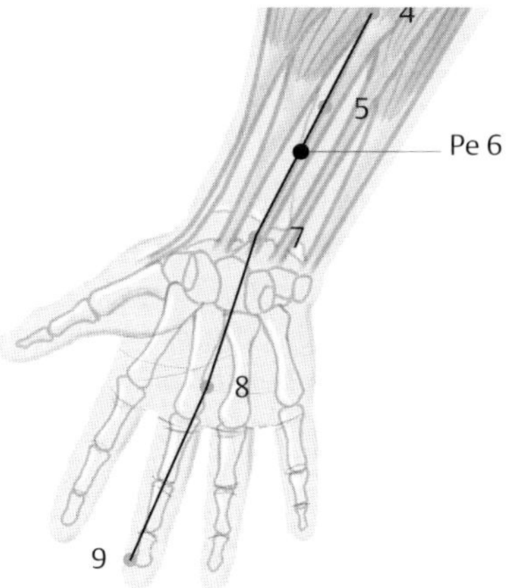
4
5
Pe 6
7
8
9

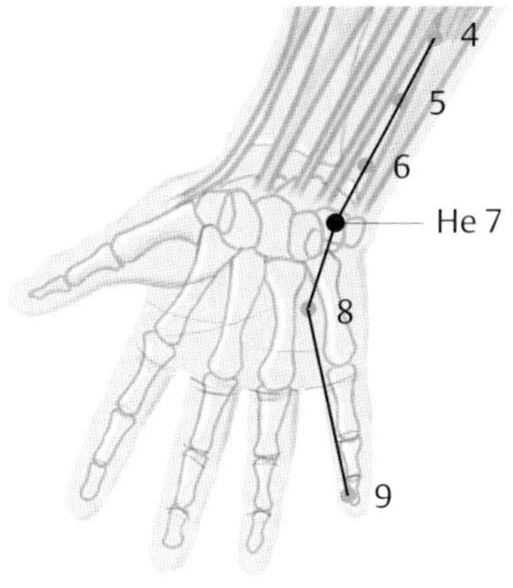
4
5
6
He 7
8
9

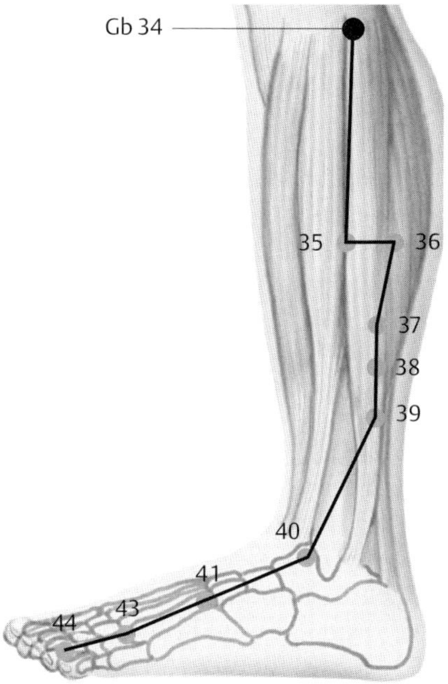
Gb 34
35
36
37
38
39
40
41
43
44

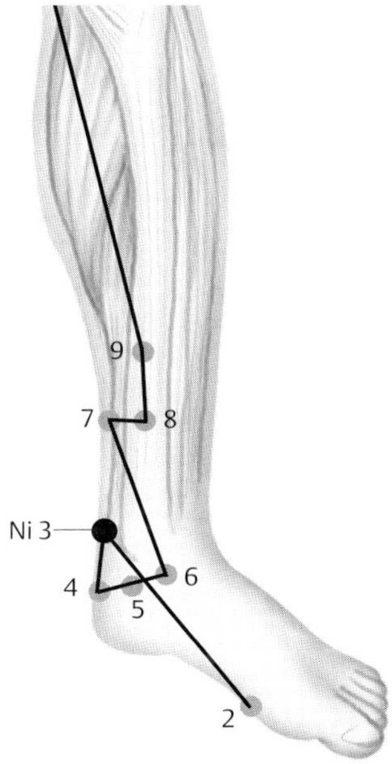
9
7
8
Ni 3
4
5
6
2

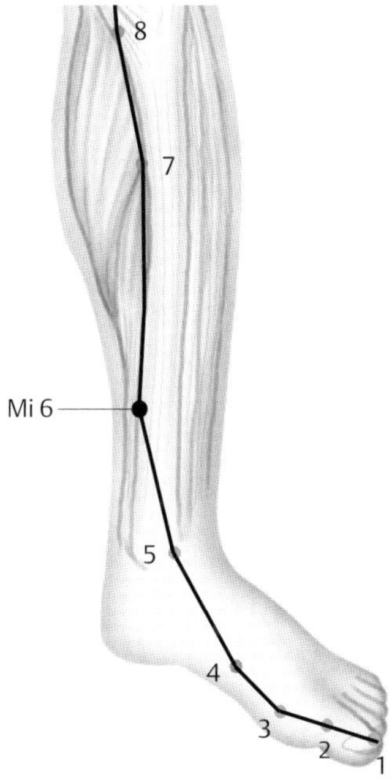
8
7
Mi 6
5
4
3
2
1

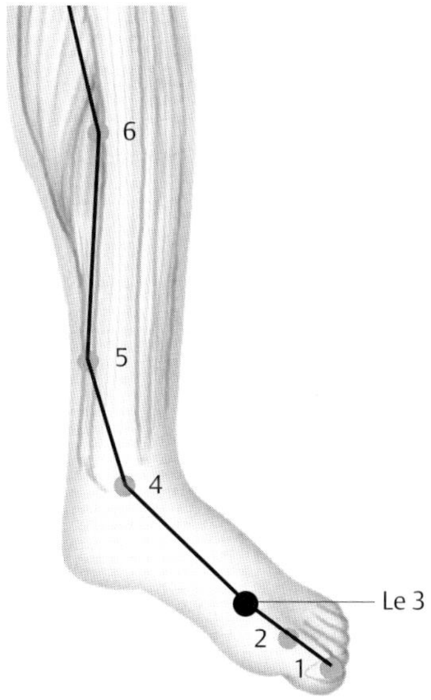
6
5
4
Le 3
2
1

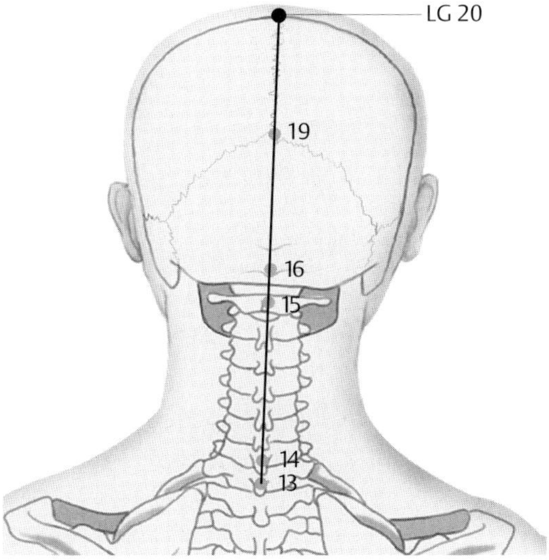
LG 20
19
16
15
14
13

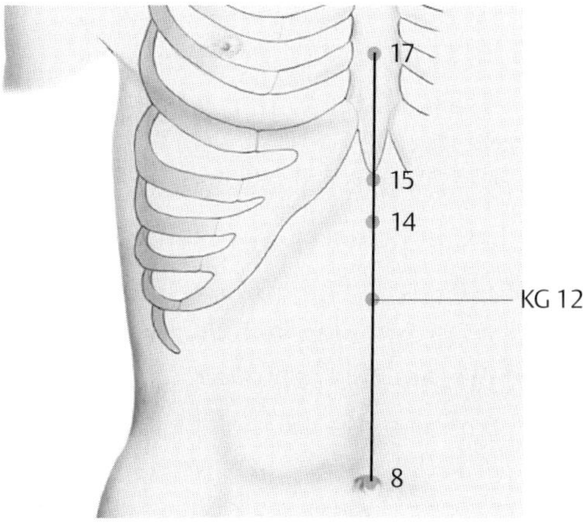
17
15
14
KG 12
8

Harnweginfekt III

! Sie kennen die Patientin aus Stufe II Seite 78

Bei der erneuten Vorstellung zeigt sich die Zunge von Frau Elisabeth O. jetzt weniger belegt und wirkt eher etwas blass. Auch der Puls ist nicht mehr so voll, sondern eher fadenförmig. Auf Nachfragen berichtet Frau O., dass sie sich häufig doch recht schlapp, matt und abgeschlagen fühle.

! Diesen Fall finden Sie auch in Stufe IV Seite 208

Offensichtlich steht die *Yang*-Symptomatik, zumindest mit den Aspekten Fülle und Hitze, nicht mehr so sehr im Vordergrund. In Folge der schon chronisch gewordenen Erkrankung besteht jetzt eine Leeresymptomatik im Bereich der Niere. Die Niere trägt das Ur-*Qi*, auch als Erbenergie, anzestrale Energie oder „konstitutionelle" Energie bezeichnet. Bei einer Schwächung des Nieren-*Yang* können nach den Vorstellungen der TCM Störungen des Flüssigkeitshaushaltes (Miktionsstörungen, Schwellungsneigung besonders bei gleichzeitiger Milzschwäche), Müdigkeit und Erschöpfbarkeit durch den Mangel an *Qi*, Störungen des Knochenstoffwechsels und Zahnschäden (der Niere zugeordnete Organe) die Folge sein. Deshalb werden jetzt vermehrt *Qi*-stärkende Punkte eingesetzt.

Bisher verwendete Punkte:

Di4	zur Behandlung der Algurie, immunstimulierender Punkt
Di11	Tonisierungspunkt des Dickdarm-Meridians zur Verbesserung der körpereigenen Abwehr
Mi6	wichtiger Fernpunkt bei Harnweginfekten, immunstimulierend, *Qi*-stärkender Punkt
Mi10	fördert die Abwehrkräfte
Bl23	Zustimmungspunkt zur Niere
Bl28	Zustimmungspunkt zur Blase
Bl32	lokal wirksamer Punkt, reguliert den Unteren Drei Erwärmer

Weitere geeignete Punkte:

Therapieprinzip Stufe III – Harnweginfekt

KG3	Alarmpunkt der Blase	
	Lok.:	1 Cun kranial des Symphysenoberrandes, in der Medianlinie
KG6	allgemein tonisierender Punkt, *Qi*-stärkend, besonders zusammen mit Ni3, „Meer der Energie"	
	Lok.:	1,5 Cun unterhalb des Nabels, in der Medianlinie
Ni3	Quellpunkt des Nieren-Meridians.	
	Lok.:	in der Mitte zwischen dem Malleolus medialis und der Achillessehne (gegenüber von Bl60)
Ni7	bei zusätzlicher Kältesymptomatik (Frösteln) mit Moxibustion	
	Lok.:	2 Cun proximal des Malleolus medialis, am Vorderrand der Achillessehne
Le3	*Yuan*, legitimiert durch den Verlauf des Meridians	
	Lok.:	im proximalen Winkel zwischen Os metatarsale I und II
Le8	Tonisierungspunkt	
	Lok.:	lateral in der Kniegelenksbeugefalte, der Sehne des M. semitendinosus, in Richtung Pes anserinus. Ni10 liegt etwas medial der Sehne.

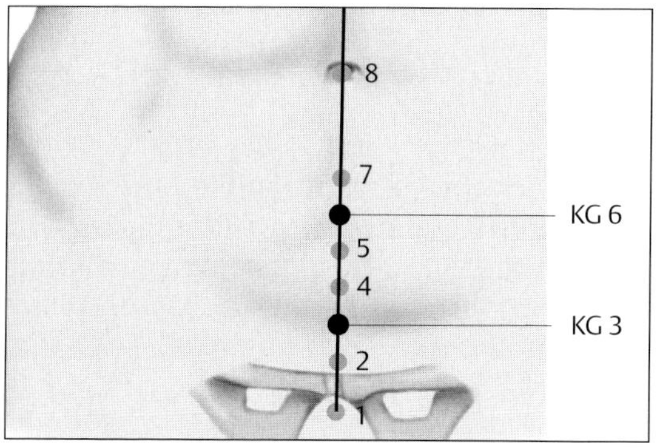
8
7
KG 6
5
4
KG 3
2
1

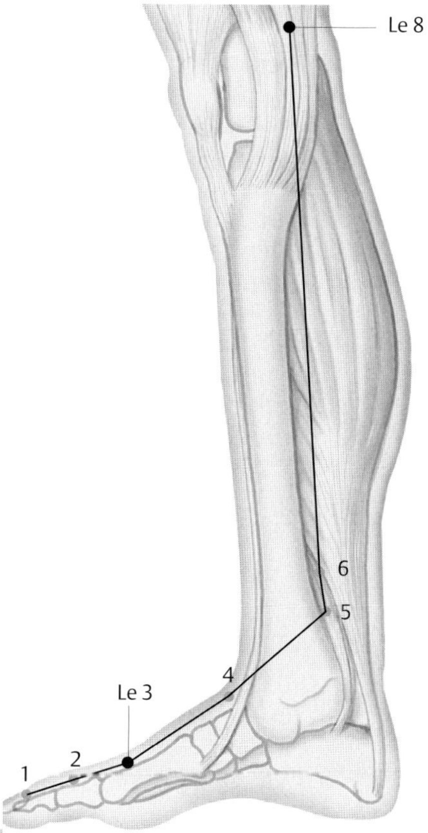
Le 8
6
5
4
Le 3
2
1

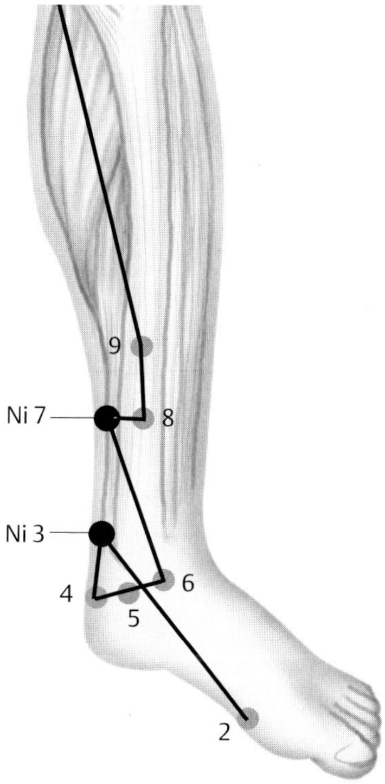
9
Ni 7
8
Ni 3
6
4
5
2

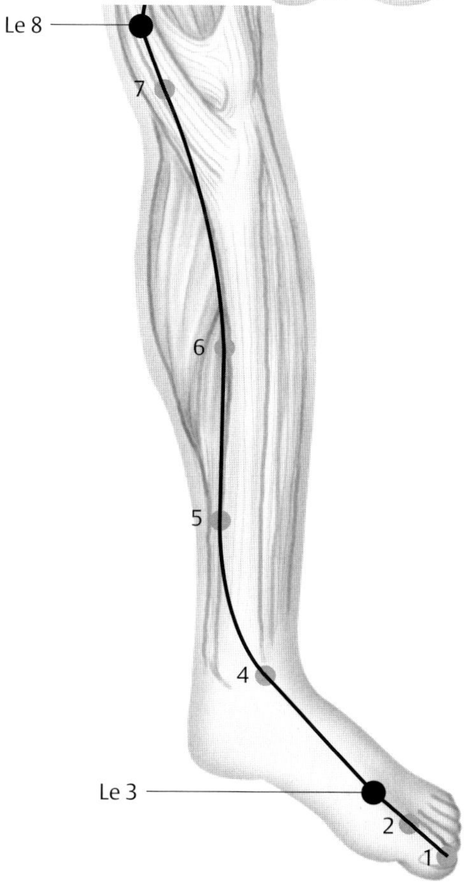
Le 8
7
6
5
4
Le 3
2
1

Interkostalneuralgie III

! Sie kennen den Patienten aus Stufe II Seite 80

Die Interkostalneuralgie von Herrn Robert O. sollte mit den bisher eingesetzten Punkten im Regelfall gut zu beseitigen sein. Auch bei ähnlich gelagerten Krankheitsfällen ist eine Berücksichtigung der Fünf Elemente meistens nicht hilfreich, während die Therapie über die betroffene Tai Yang-Achse fast immer erfolgreich ist. Es werden deshalb an dieser Stelle lediglich einige ergänzende Punkte aufgeführt. Einige Punkte des Blasen-Meridians werden nochmals erwähnt, da sie über ihre Wirkung als Lokalpunkt hinaus auch noch eine energetische Bedeutung haben.

! Diesen Fall finden Sie auch in Stufe IV Seite 209

Bisher verwendete Punkte:

Lu7	*Luo*-Punkt, verstärkt die gute Schmerzwirksamkeit von Di4
Di4	*Yuan*-Quellpunkt, stark schmerzwirksamer Punkt
Dü3	schaltet das Lenkergefäß ein
Bl13	wichtiger Lokalpunkt, Zustimmungspunkt Lunge
Bl14	wichtiger Lokalpunkt, Zustimmungspunkt Perikard
Bl15	wichtiger Lokalpunkt, Zustimmungspunkt Herz

Punkte des äußeren Blasen-Meridians

Hua Tuo-Punkte

Bl60	wichtiger Fernpunkt, schmerzwirksam, schaltet die *Tai Yang*-Achse mit Dü3 ein

Weitere geeignete Punkte:

Therapieprinzip Stufe III – Interkostalneuralgie

LG14	besonders gut wirksam in Verbindung mit Dü3, hat eine starke Wirkung auf die gesamte umgebende Region
	Lok.: unterhalb des Dornfortsatzes HWK 7
Lu1	Alarmpunkt der Lunge
	Lok.: 1 Cun unterhalb des Schlüsselbeins, im 1. ICR, 6 Cun lateral der Mittellinie in Kombination mit
Bl13	Zustimmungspunkt Lunge
	Lok.: 1,5 Cun lateral der Unterkante des Dornfortsatzes des BWK 3
KG17	Alarmpunkt Perikard
	Lok.: auf der Medianlinie in Höhe der Mamillen (4. ICR) in Verbindung mit
Bl14	Zustimmungspunkt Perikard
	Lok.: 1,5 Cun lateral der Unterkante des Dornfortsatzes des BWK 4
KG14	Alarmpunkt Herz
	Lok.: 1 Cun kaudal der Xiphoidspitze in der Medianlinie in Kombination mit
Bl15	Zustimmungspunkt Herz
	Lok.: 1,5 Cun lateral der Unterkante des Dornfortsatzes des BWK 5

Ebenso können bei der Interkostalneuralgie auch die anderen Alarm- und Zustimmungspunkte, je nach betroffenem Segment, eingesetzt werden.

Zustimmungspunkt	Organ	Alarmpunkt
Bl13	Lunge	Lu1
Bl14	Perikard	KG17
Bl15	Herz	KG14
Bl17	Zwerchfell	-
Bl18	Leber	Le14
Bl19	Gallenblase	Gb24
Bl20	Milz	Le13
Bl21	Magen	KG12
Bl22	Drei Erwärmer	KG5
Bl23	Niere	Gb25
Bl25	Dickdarm	Ma25
Bl27	Dünndarm	KG4
Bl28	Blase	KG3

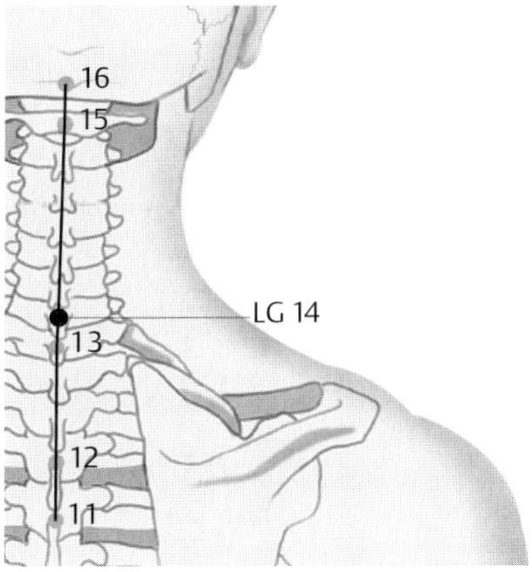

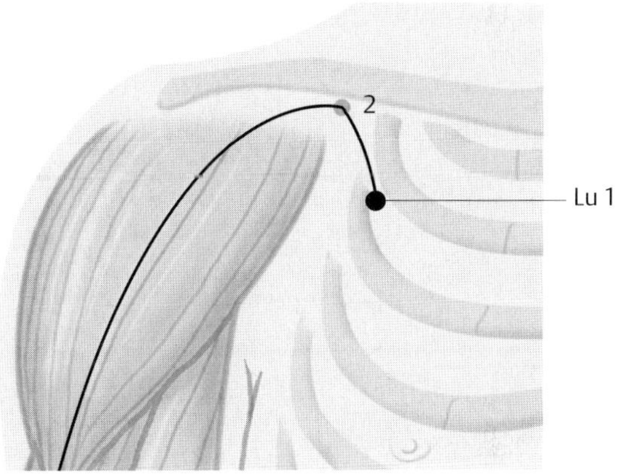

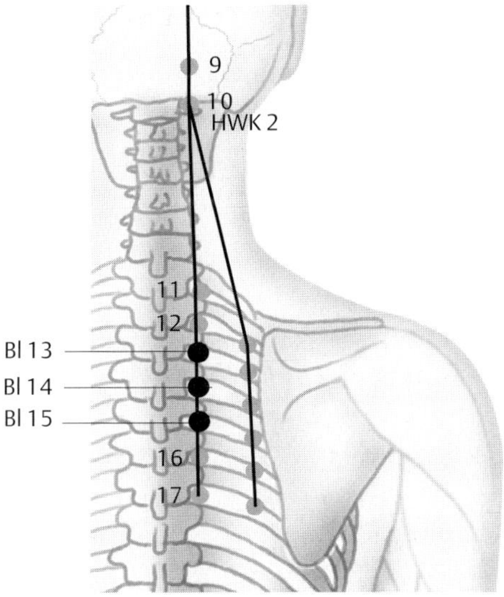

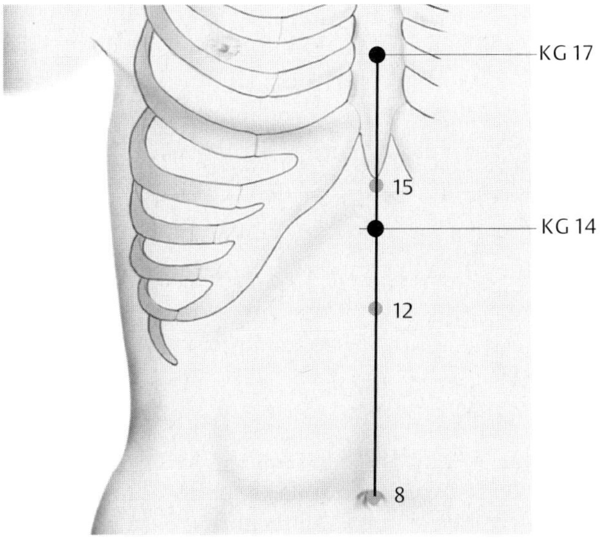

Ischialgie III

! Sie kennen den Patienten aus Stufe II Seite 82

Franz P. ist jetzt seit 14 Tagen wegen seiner rechtsseitigen Lumboischialgie krankgeschrieben. Auffällig ist die fortbestehende Blockade von LWK 4, sonst sind die Schmerzen im Lumbalbereich eher besser geworden. Der Schmerzcharakter ist immer noch reißend und zieht an der Außenseite des Oberschenkels bis in die Knieregion hinunter.

! Diesen Fall finden Sie auch in Stufe IV Seite 211

Reißende oder ziehende Schmerzen sind oft bei Störungen im Bereich Leber oder Gallenblase zu finden. Diese Organe sind dem Element Holz zugeordnet. Typisch sind auch wandernde Beschwerden, besonders an der Lateralseite des Körpers (Meridianverlauf). Diese häufige Schmerzcharakteristik muss dem Behandler auffallen und durch die Auswahl entsprechender Punkte berücksichtigt werden.

Bisher verwendete Punkte:

Di4	stark schmerzwirksamer Punkt, *Yuan*-Quellpunkt des Dickdarm-Meridians
Ma36	stark schmerzwirksamer Punkt
Bl23	Zustimmungspunkt Niere, Lokalpunkt
Bl25	Zustimmungspunkt Dickdarm, Lokalpunkt
Bl40	mit spezifischer schmerzhemmender Wirkung in die Lumbalregion
Ni3	*Yuan*-Quellpunkt des Nieren-Meridians, in diesem Fall tonisierend zu nadeln um eine Nierenschwäche zu beseitigen

Weitere geeignete Punkte:

Therapieprinzip Stufe III – Ischialgie

Gb34 Ausleitungspunkt des Gallenblasen-Meridians, wichtig wegen des einschießenden reißenden Schmerzcharakters und des Meridianverlaufs im Schmerzgebiet

Lok.: vor und unter dem Fibulaköpfchen, Ma36 liegt ca. 1 Cun weiter distal und in der Mitte zwischen Tibia und Fibula

Gb25 evtl. zusätzlich, Alarmpunkt der Niere

Lok.: am freien Ende der 12. Rippe

KG6 allgemein tonisierender Punkt „Meer der Energie"

Lok.: 1,5 Cun unterhalb des Nabels, in der Medianlinie

Zur Mobilisation des weiterhin Schmerz verursachenden blockierten LWK 4 werden folgende Punkte behandelt:

LG3 Punkt unterhalb des blockierten Wirbelkörpers, ist außerdem bei Lumbalgie generell wirksam

Lok.: auf der Mitte zwischen LWK4 und LWK5

Hua Tuo-Punkte beidseits von LG 3, außerdem die beiden *Hua Tuo*-Punkte eine Etage höher und eine Etage tiefer. Sedierende Nadeltechnik dieser insgesamt sieben lokal gestochenen Nadeln.

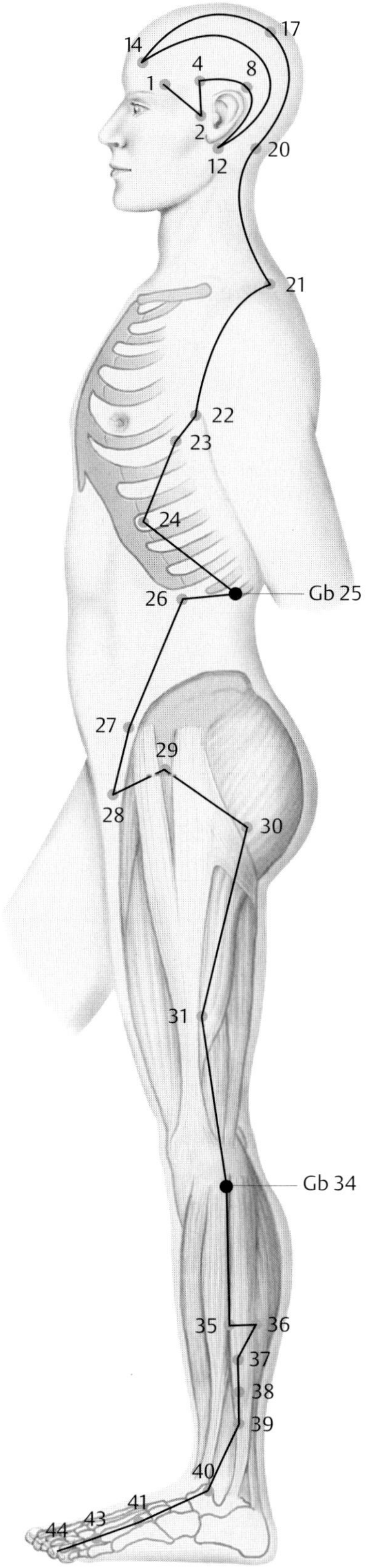
14
17
4
8
1
2
12
20
21
22
23
24
26
Gb 25
27
29
28
30
31
Gb 34
35
36
37
38
39
40
41
43
44

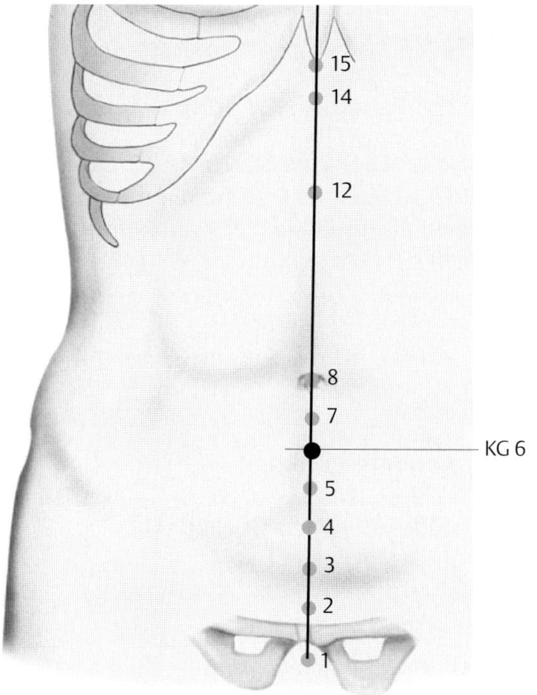
15
14
12
8
7
KG 6
5
4
3
2
1

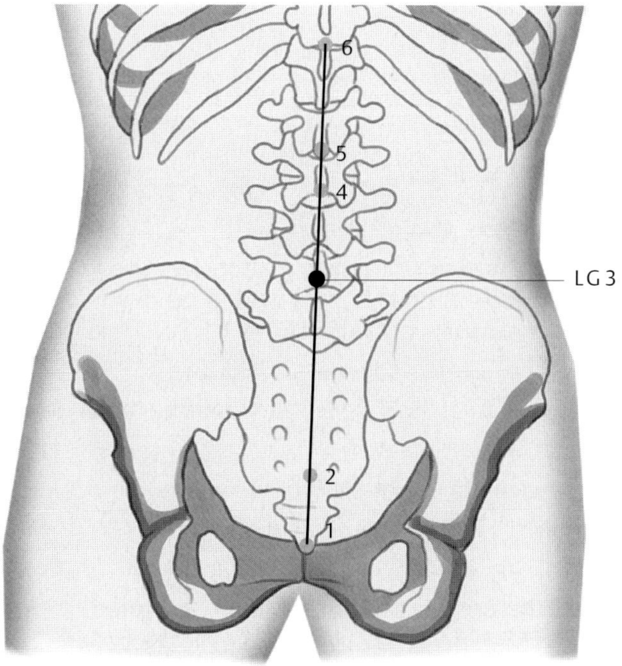
6
5
4
LG 3
2
1

Klimakterium III

! Sie kennen die Patientin aus Stufe II Seite 84

Bei Frau Hannelore V. ist es inzwischen zu einem vollständigen Sistieren der Monatsblutungen gekommen. Dennoch fühlt sie sich weiterhin matt und antriebslos, besonders bei körperlichen Belastungen will der Kreislauf nicht so recht.

! Diesen Fall finden Sie auch in Stufe IV Seite 212

Bisher verwendete Punkte:

Ni3 *Qi*-stärkender *Yuan*-Quellpunkt
Mi6 *Qi*-stärkender Punkt
Bl31 „Meisterpunkt Klimakterium" (*G. Kampik*)

Bei vermehrtem Schwitzen:
He6 *Xi*-Spaltpunkt, hilft auch gegen Palpitationen und Angstgefühle
Ni7 Tonisierungs- und Ausleitungspunkt

Zum Ausgleich der hormonellen Disharmonie im Präklimakterium:
Bl27 lokale Wirksamkeit
Bl32 bei allen gynäkologischen Erkrankungen, Lokalpunkt

Das an sich gut geeignete Konzept kann durch folgende Punkte ergänzt werden:

Therapieprinzip Stufe III – Klimakterium

Bei Energiemangel:

KG6 „Meer der Energie"
Lok.: 1,5 Cun unterhalb des Nabels, in der Medianlinie

Bei Kreislaufschwäche, Orthostasenreaktion:

Pe6 Gruppen-*Luo*-Punkt der drei *Yin*-Meridiane des Armes Perikard – Lunge – Herz, Schlüsselpunkt des Sondermeridians *Yinwei Mai*
Lok.: 2 Cun proximal der Handgelenksbeugefalte zwischen den Sehnen des M. flexor carpi radialis und M. palmaris longus. Bei Palpation zwischen den Sehnen von proximal nach distal ist der Punkt in 1–1,5 cm Tiefe gut palpabel. Pe6 liegt gegenüber von 3E5.

He7 Quellpunkt und Sedierungspunkt
Lok.: auf der Handgelenksbeugefalte, radial der Sehne des M. flexor carpi ulnaris

Zur ergänzenden Stärkung des *Qi*:

LG20 reguliert alle *Yang*-Meridiane
Lok.: im Schnittpunkt der Medianlinie des Kopfes mit der Verbindungslinie beider Ohrspitzen

LG14 bei Schwäche und Energiemangel, besonders in Kombination mit Mi6
Lok.: unterhalb des Dornfortsatzes HWK 7

Gb34 UEP, Ausleitungspunkt, besonders in Kombination mit Bl27 und Bl32
Lok.: vor und unter dem Fibulaköpfchen, Ma 36 liegt ca. 1 Cun weiter distal und in der Mitte zwischen Tibia und Fibula

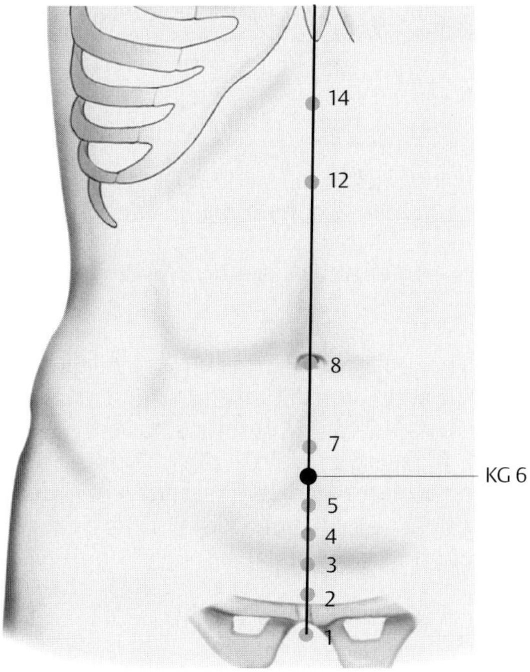
14
12
8
7
KG 6
5
4
3
2
1

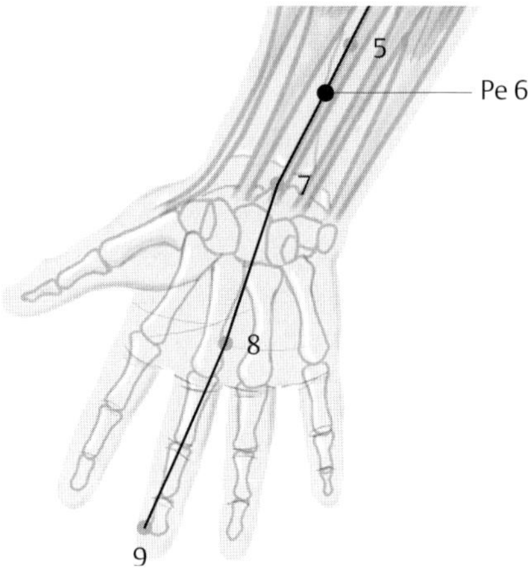
5
Pe 6
7
8
9

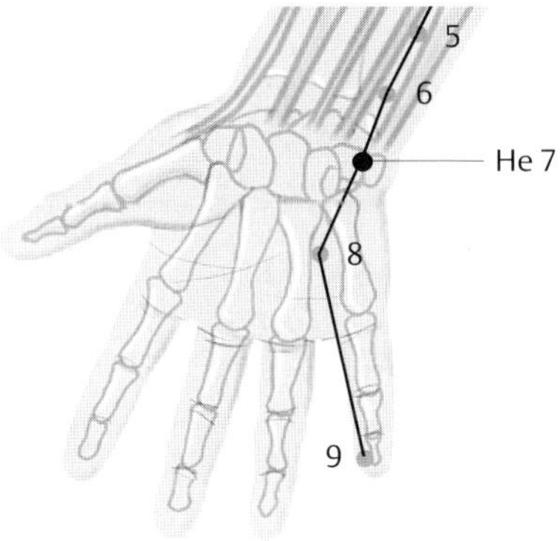
5
6
He 7
8
9

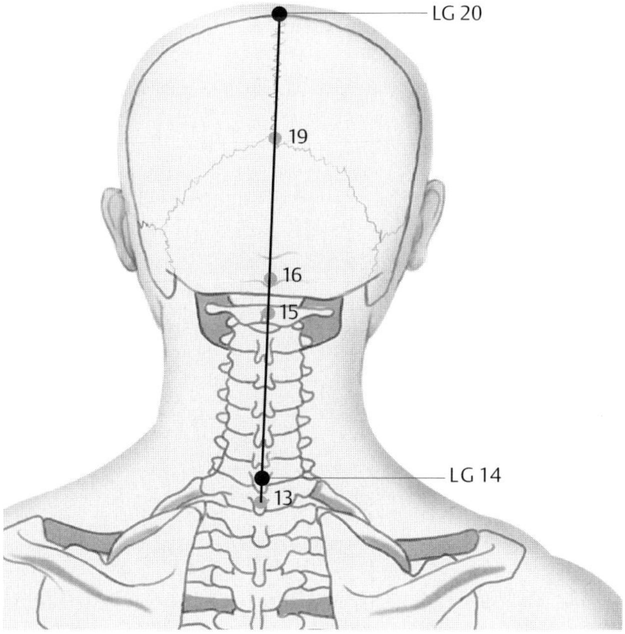
LG 20
19
16
15
LG 14
13

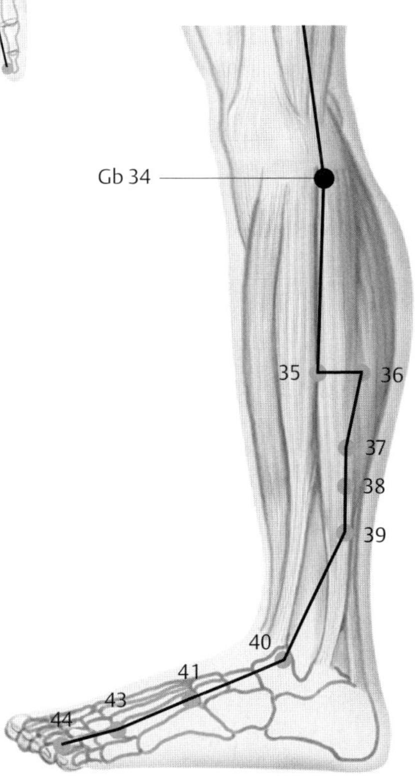
Gb 34
35
36
37
38
39
40
41
43
44

Kopfschmerz III

! Sie kennen die Patientin aus Stufe II Seite 86

Frau Sigrid M. klagt weiterhin über Kopfschmerzen, deren Lokalisation sich jedoch als sehr variabel erweist. Während der heutigen Konsultation klagt sie über Schmerzen, die mehr in der Schläfengegend lokalisiert sind.

! Diesen Fall finden Sie auch in Stufe IV Seite 214

Die Schläfenlokalisation weist auf die *Shao Yang*-Achse 3E-Gb, die deshalb in die Behandlung mit einbezogen werden soll. Typisch für den Bereich Gallenblase, entsprechend dem Holzelement der Fünf Elemente-Lehre, ist auch der Windcharakter der Schmerzen: Sie sind häufig ziehend, einschießend und von wechselnder Lokalisation. Diesem Schmerztyp entspricht klassischerweise ein Migräneanfall. Dem gegenüber wäre bei einem Spannungskopfschmerz mehr von einer Innen-Störung auszugehen.

Bisher verwendete Punkte:

Di4 — *Yuan*-Quellpunkt, erhebliche Schmerzwirksamkeit, besonders bei Kopfschmerzen

Gesichtsneuralgie: *Yang Ming*-Achse Di-Ma

Di2	zusammen mit Ma45
Ma45	schaltet mit Di2 die betroffene Achse ein
Di4	stark schmerzwirksamer Punkt der Achse
Ma36	Ausleitungspunkt, ebenfalls gute Schmerzwirksamkeit
Ma44	verstärkt die Wirkung von Ma45, Fernpunkt

Stirn- und Hinterhauptkopfschmerz:
Tai Yang-Achse Bl-Dü

Dü3	stark schmerzwirksam
Bl60	starke Schmerzwirksamkeit, schaltet mit Dü3 die Meridianachse ein (dazu evtl. auch Bl65 als Sedierungspunkt lateral und proximal des Kleinzehengrundgelenkes verwenden)
Bl2	lokal wirksam
Bl10	regional wirksam

Therapieprinzip Stufe III – Kopfschmerz

Weitere geeignete Punkte, besonders bei Schläfenkopfschmerz: *Shao Yang*-Achse, 3E-Gb

3E5 Fernpunkt bei temporalen Kopfschmerzen

Lok.: 2 Cun proximal der dorsalen Handgelenksbeugefalte, gegenüber von Pe6, zwischen Radius und Ulna. In Supination aufsuchen

Gb41 Schlüsselpunkt des Lenkergefäßes bei Schläfenkopfschmerz

Lok.: in einer Vertiefung distal des 4. und 5. Tarsometatarsalgelenkes, lateral der Sehnen des M. extensor digitorum longus

Gb34 Ausleitungspunkt

Lok.: vor und unter dem Fibulaköpfchen, Ma 36 liegt ca. 1 Cun weiter distal und in der Mitte zwischen Tibia und Fibula

Gb20	lokal wirksam	
	Lok.:	an der Unterkante des Okziput, zwischen den Ansätzen des M. sternocleidomastoideus und M. trapezius. Der Punkt liegt etwas lateral und kranial von Bl10.
Gb8	lokal wirksam	
	Lok.:	1,5 Cun oberhalb der Spitze der Ohrmuschel, in einem palpablen Grübchen
LG20	lokal wirksam	
	Lok.:	im Schnittpunkt der Meridianlinie des Kopfes mit Verbindungslinie beider Ohrspitzen (Gb8)

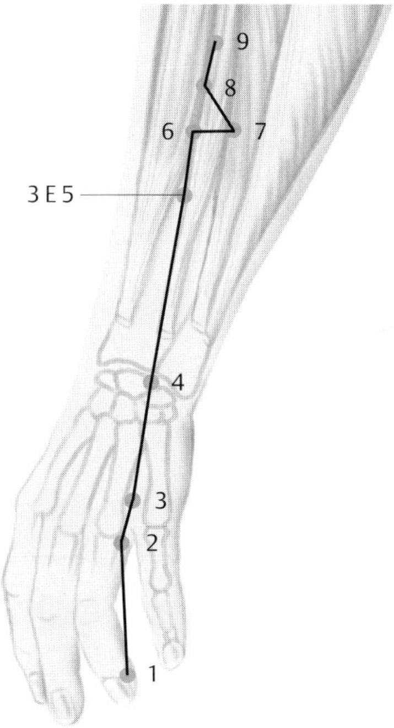

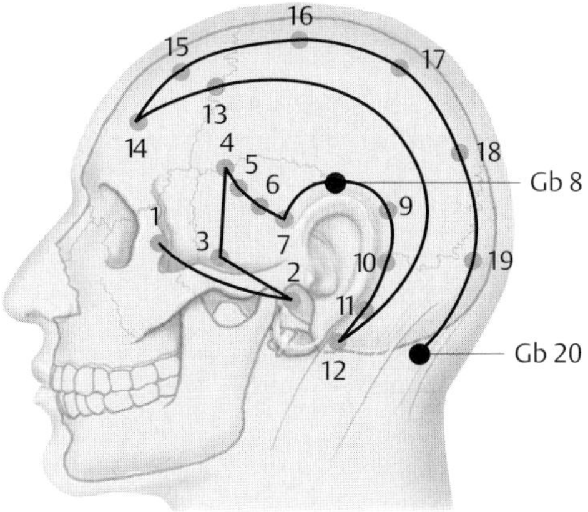

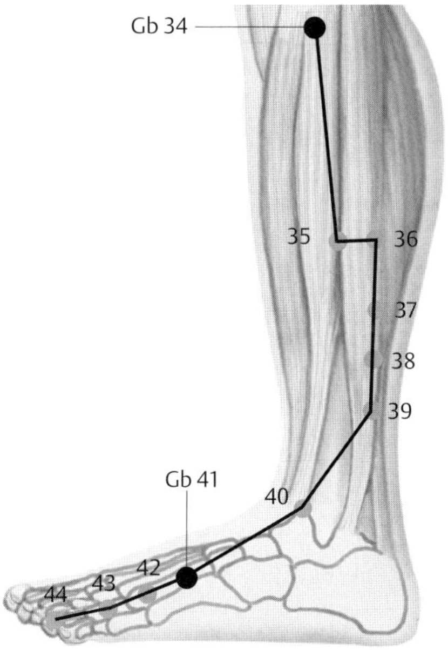

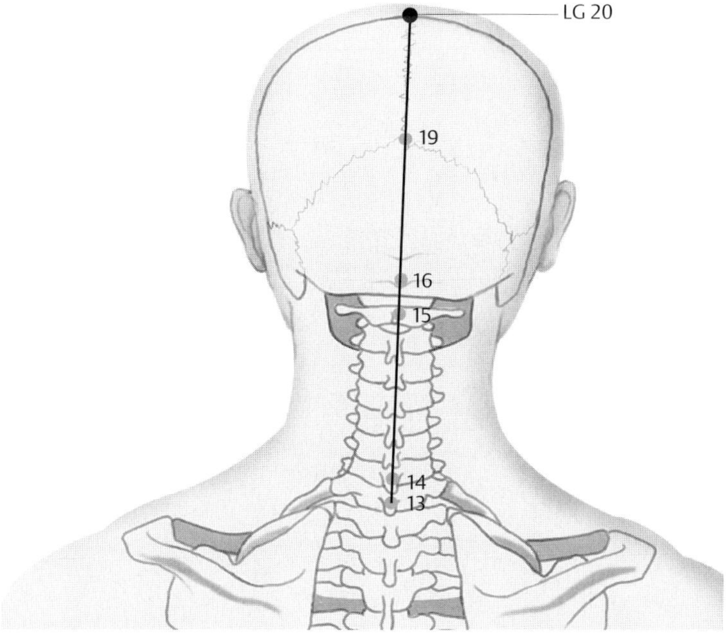

Lumbalgie III

! Sie kennen den Patienten aus Stufe II Seite 88

Die akuten Beschwerden und ihre Bewegungsabhängigkeit sind bei Herrn Hugo F. deutlich zurückgegangen. Er berichtet über eine gewisse Anfälligkeit seiner Beschwerden, besonders bei Zugluft. Es käme dann häufig zu reißenden Schmerzen, die zeitweise auch zur Außenseite hin ausstrahlen.

! Diesen Fall finden Sie auch in Stufe IV Seite 216

Es werden noch einige Behandlungen in längeren Zeitabständen durchgeführt, wobei die Einbeziehung des Funktionskreises Gallenblase wegen des Windcharakters erfolgt.

Bisher verwendete Punkte:

Di1	Anfangspunkt, bei akuter und extrem schmerzhafter Erkrankung
Di2	Sedierungspunkt des Meridians
Di3	unterstützt und verstärkt Di4
Di4	*Yuan*-Quellpunkt, sehr stark bei Schmerzen wirksam
Di11	Ausleitungs- und Tonisierungspunkt
Ma36	stark schmerzwirksam, Ausleitungspunkt
Dü3	schmerzwirksamer Punkt
Bl11	Meisterpunkt Knochen
Bl23	Lokalpunkt, Zustimmungspunkt Niere
Bl25	Lokalpunkt
Bl40	gut wirksamer Fernpunkt bei Erkrankungen im LWS-Bereich
Bl60	stark schmerzwirksam, schaltet zusammen mit Dü3 die *Tai Yang*-Achse ein
Ni3	*Yuan*-Quellpunkt, gute Wirksamkeit bei rheumatischen Beschwerden
Ni7	Tonisierungs- und Ausleitungspunkt

Weitere geeignete Punkte:

Therapieprinzip Stufe III – Lumbalgie

Gb34 Ausleitungspunkt

Lok.: vor und unter dem Fibulaköpfchen, Ma36 liegt ca. 1 Cun weiter distal und in der Mitte zwischen Tibia und Fibula

LG14 Vereinigungspunkt aller Sekundärgefäße der *Yang*-Meridiane, besonders wirksam in Verbindung mit Dü3

Lok.: unterhalb des Dornfortsatzes HWK 7

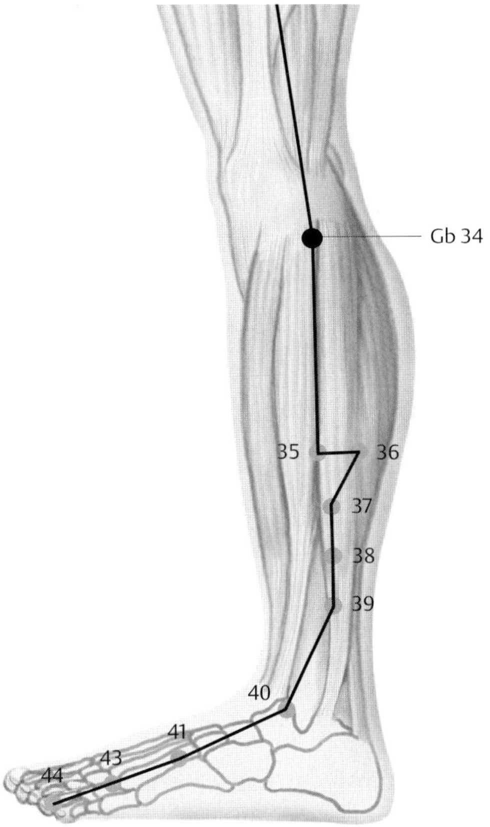
Gb 34
35
36
37
38
39
40
41
43
44

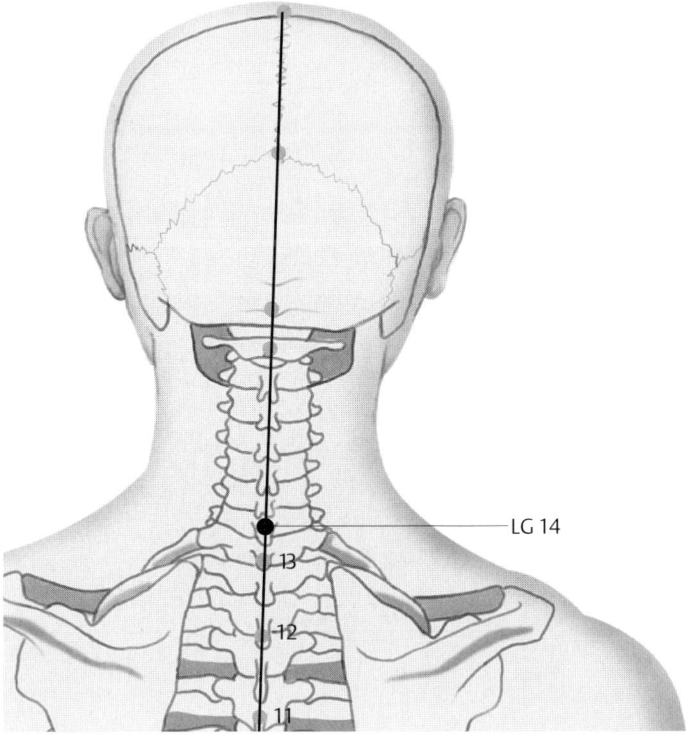
LG 14
13
12
11

Migräne, prämenstruell III

! Sie kennen die Patientin aus Stufe II Seite 90

! Diesen Fall finden Sie auch in Stufe IV Seite 218

Zur Verminderung des stagnierenden Leber-*Qi* werden weitere energetisch wirksame Punkte gestochen.

Bisher verwendete Punkte:

Di4	*Yuan*-Quellpunkt, erhebliche Schmerzwirksamkeit, besonders bei Kopfschmerzen
Ma36	Ausleitungspunkt, spezifisch schmerzwirksam
Mi6	*Qi*-stärkend, löst Feuchtigkeit auf, fördert das Fließen von *Qi* und Blut
Dü3	schaltet das Lenkergefäß und in Kombination mit Bl60 die *Tai Yang*-Achse ein.
Bl27	Zustimmungspunkt Dünndarm-Meridian, ist in diesem Fall wegen der lokalen Wirksamkeit zum kleinen Becken hin indiziert
Bl32	Lokalpunkt, reguliert den Unteren Erwärmer
Bl60	schmerzwirksamer Fernpunkt

Weitere geeignete Punkte:

Therapieprinzip Stufe III – Migräne, prämenstruelle

Le3	*Yuan*-Quellpunkt, krampflösend	
	Lok.:	im proximalen Winkel zwischen Os metatarsale I und II
Gb34	UEP Gallenblase (Ausleitungspunkt)	
	Lok.:	vor und unter dem Fibulaköpfchen, Ma 36 liegt ca. 1 Cun weiter distal und in der Mitte zwischen Tibia und Fibula
Gb20	Windpunkt, wichtiger Lokalpunkt bei Kopfschmerzen	
	Lok.:	an der Unterkante des Okziput, zwischen den Ansätzen des M. sternocleidomastoideus und M. trapezius. Der Punkt liegt etwas lateral und kranial von Bl10
LG20	hier öffnet sich der Leber-Meridian	
	Lok.:	im Schnittpunkt der Medianlinie des Kopfes mit der Verbindungslinie beider Ohrspitzen

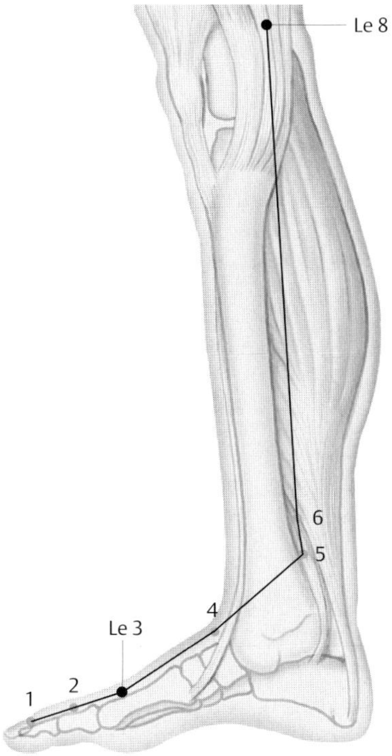
Le 8
6
5
4
Le 3
2
1

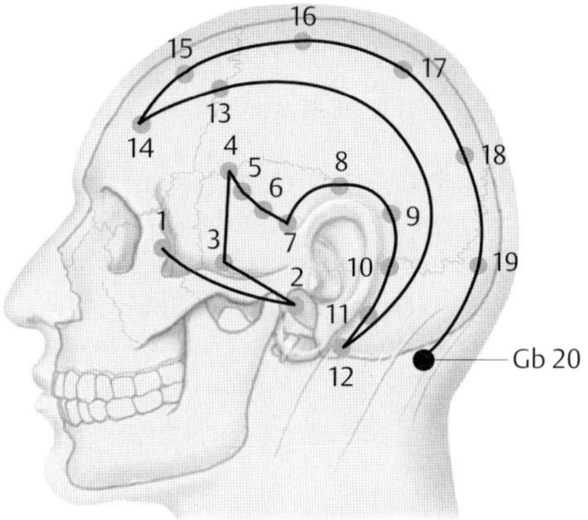
16
15
17
13
14
4
5
8
18
6
9
1
3
7
2
10
19
11
12
Gb 20

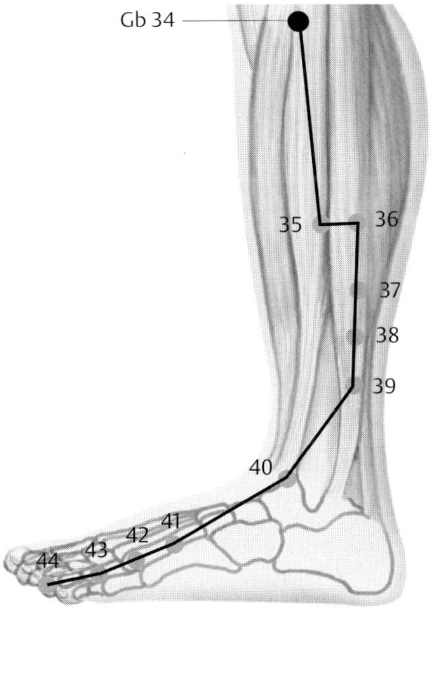
Gb 34
35
36
37
38
39
40
41
42
43
44

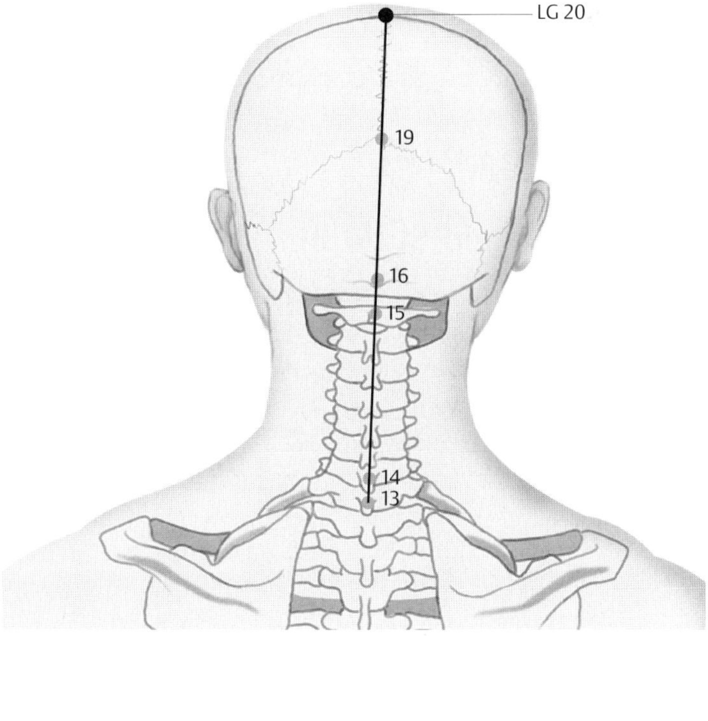
LG 20
19
16
15
14
13

Neurodermitis III

! Sie kennen die Patientin aus Stufe II Seite 92

Das bisherige Behandlungskonzept hat sich für Frau Elke O. bisher gut bewährt. Trotz der an sich erfolgreichen Behandlung klagt sie über nachts gelegentlich auftretenden Juckreiz, die Bettwäsche wird dann als unerträglich empfunden.

! Diesen Fall finden Sie auch in Stufe IV Seite 222

Das Behandlungskonzept wird deshalb durch einige weitere Punkte bei Bedarf ergänzt.

Bisher verwendete Punkte:

Lu5	„Kältepunkt", Sedierungspunkt
Lu7	*Luo*-Punkt
Di4	*Yuan*-Quellpunkt des Dickdarm-Meridians
Di11	Tonisierungspunkt, Ausleitungspunkt
Ma36	Ausleitungspunkt der pathogenen bioklimatischen Energie (Hitze)
Mi6	wirkt bei Allergien ebenfalls immunmodulierend
Mi10	„kühlt das Blut", immunmodulierender Punkt
He7	*Yuan*-Quell- und Sedierungspunkt der Herz-Leitbahn

Lu5 Dieser Punkt wurde zwar schon bei „Neurodermitis I" besprochen. An dieser Stelle ist jedoch noch eine andere Begründung möglich: Lu5 ist der 5. Antike Punkt. Nach chinesischer Vorstellung kühlt er die Hitze der Lunge, denn er wird dem Wasserelement zugeordnet. Aus traditioneller Sicht kann dieser Punkte daher bei Bedarf für einen Mikroaderlass verwendet werden (Ausleitungspunkt: Bluten lassen). Dies gelingt häufig, wenn die Haut an der Stelle über Lu5 mit einer Blutzuckerlanzette punktiert wird. Lu5 selbst liegt deutlich tiefer im Gewebe.

Weitere geeignete Punkte:

Therapieprinzip Stufe III – Neurodermitis

LG20 harmonisiert und reguliert den *Qi*-Fluss auf allen Meridianen

Lok.: im Schnittpunkt der Medianlinie des Kopfes mit der Verbindungslinie beider Ohrspitzen

Gb40 *Yuan*-Quellpunkt, mit cortisonartigem Wirkprofil

Lok.: am Schnittpunkt einer senkrechten Linie vor und einer waagerechten Linie unterhalb des Malleolus externus

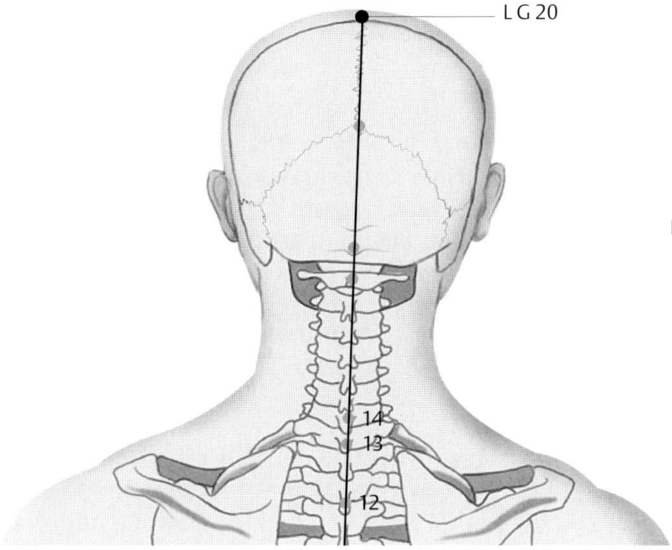
LG 20
14
13
12

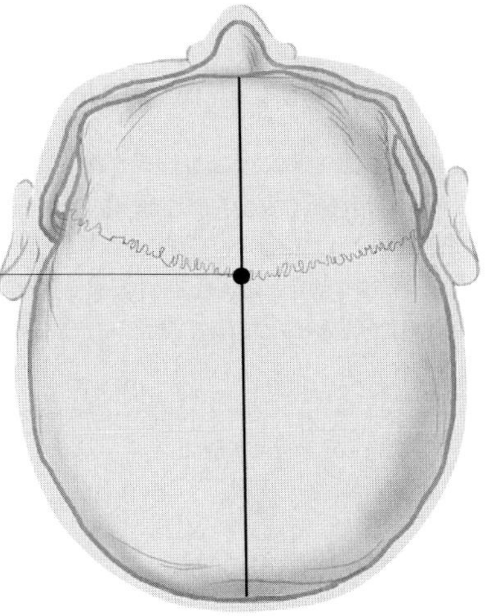
LG 20

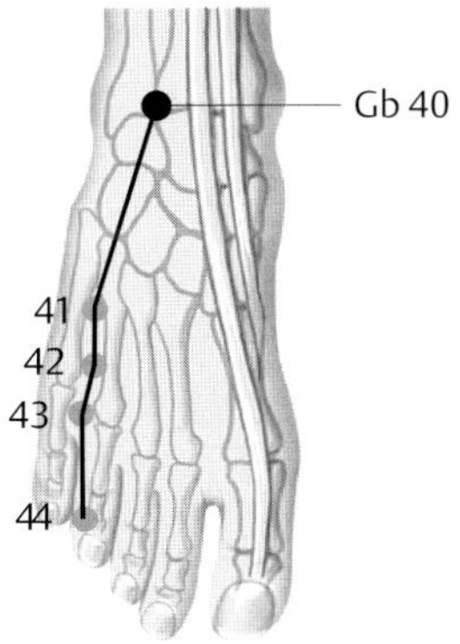
Gb 40
41
42
43
44

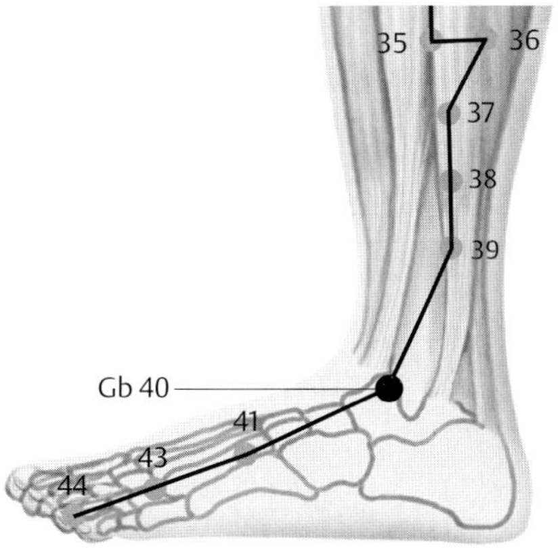
35
36
37
38
39
Gb 40
41
43
44

Obstipation III

Sie kennen die Patientin aus Stufe II Seite 94

Nach Durchführung einer Akupunktur kommt es mit der bisher verwendeten Punktkombination regelmäßig zu einer Entleerung des Darmes. Die Defäkation setzt drei bis fünf Stunden nach Behandlungsende ein, dann ist allerdings wieder das alte Problem von Frau J. unverändert vorhanden. Immerhin ist es gelungen, den Verbrauch an Sennesfrüchten in Form eines Verdauungstees zu vermindern.

Diesen Fall finden Sie auch in Stufe IV Seite 224

Eine solch chronische Obstipation kann auch durch eine Milzschwäche oder ein rebellierendes Magen-*Qi* entstehen. Nach der Fünf-Elemente-Lehre folgt das Metallelement mit Lunge und Dickdarm auf das Erdelement, das durch die Funktionskreise Magen und Milz repräsentiert wird. Eine Schwäche im Einflussbereich der Milz kann daher ebenso zur Obstipation führen, wie ein aufsteigendes oder rebellierendes Magen-*Qi*. Mit der Umschreibung „aufsteigend" oder „rebellierend" ist gemeint, dass das Magen-*Qi* seine normale, absteigende Fließrichtung umkehrt.

Als Konsequenz für die weiteren Punkte ergibt sich: Die Auswahl von Milz-stärkenden Punkten (Quellpunkt, Zustimmungspunkt) und die Unterstützung des Magens sind ebenfalls hilfreich (Alarmpunkt, bei Bedarf auch UEP Ma36).

Bisher verwendete Punkte:

Di4	*Yuan*-Quellpunkt, schmerzwirksam, auch spasmolytisch
Di10	mit tonisierender Behandlung, kann auch mit Akupressur ergänzend zu Hause therapiert werden
Di11	Tonisierungspunkt, stärkt die Funktion des Dickdarms, regt den *Qi*-Fluss an.
Ma25	Alarmpunkt Dickdarm
Ma37	UEP Dickdarm
Bl25	Zustimmungspunkt Dickdarm, mit Ma25 im Segment wirksam

Weitere geeignete Punkte:

Therapieprinzip Stufe III – Obstipation

Mi3	*Yuan*-Quellpunkt Milz	
	Lok.:	an der Fußinnenseite proximal des Köpfchens Os metatarsale I bzw. des Großzehengrundgelenks, am Übergang zwischen „rotem" und „weißem" Fleisch
Bl20	Zustimmungspunkt Milz	
	Lok.:	1,5 Cun lateral der Unterkante des Dornfortsatzes des BWK 11
KG12	Alarmpunkt Magen	
	Lok.:	in der Mitte der Linie von Nabel zur Basis des Xiphoids
Bl17	Meisterpunkt des Blutes, hilft bei aufsteigendem Magen-*Qi*	
	Lok.:	1,5 Cun lateral der Unterkante des Dornfortsatzes des BWK 7
Le3	hilft bei Tenesmen wegen spasmolytischer Wirkung	
	Lok.:	im proximalen Winkel zwischen Os metatarsale I und II

Pe6	Kardinalpunkt, schaltet den Sondermeridian *Yin Wei Mai* mit Verbindung zu Magen, Dickdarm und Gallenblase ein
	Lok.: 2 Cun proximal der Handgelenksbeugefalte zwischen den Sehnen des M. flexor carpi radialis und M. palmaris longus. Bei Palpation zwischen den Sehnen von proximal nach distal ist der Punkt in 1 – 1,5 cm Tiefe gut palpabel. Pe6 liegt gegenüber von 3E5

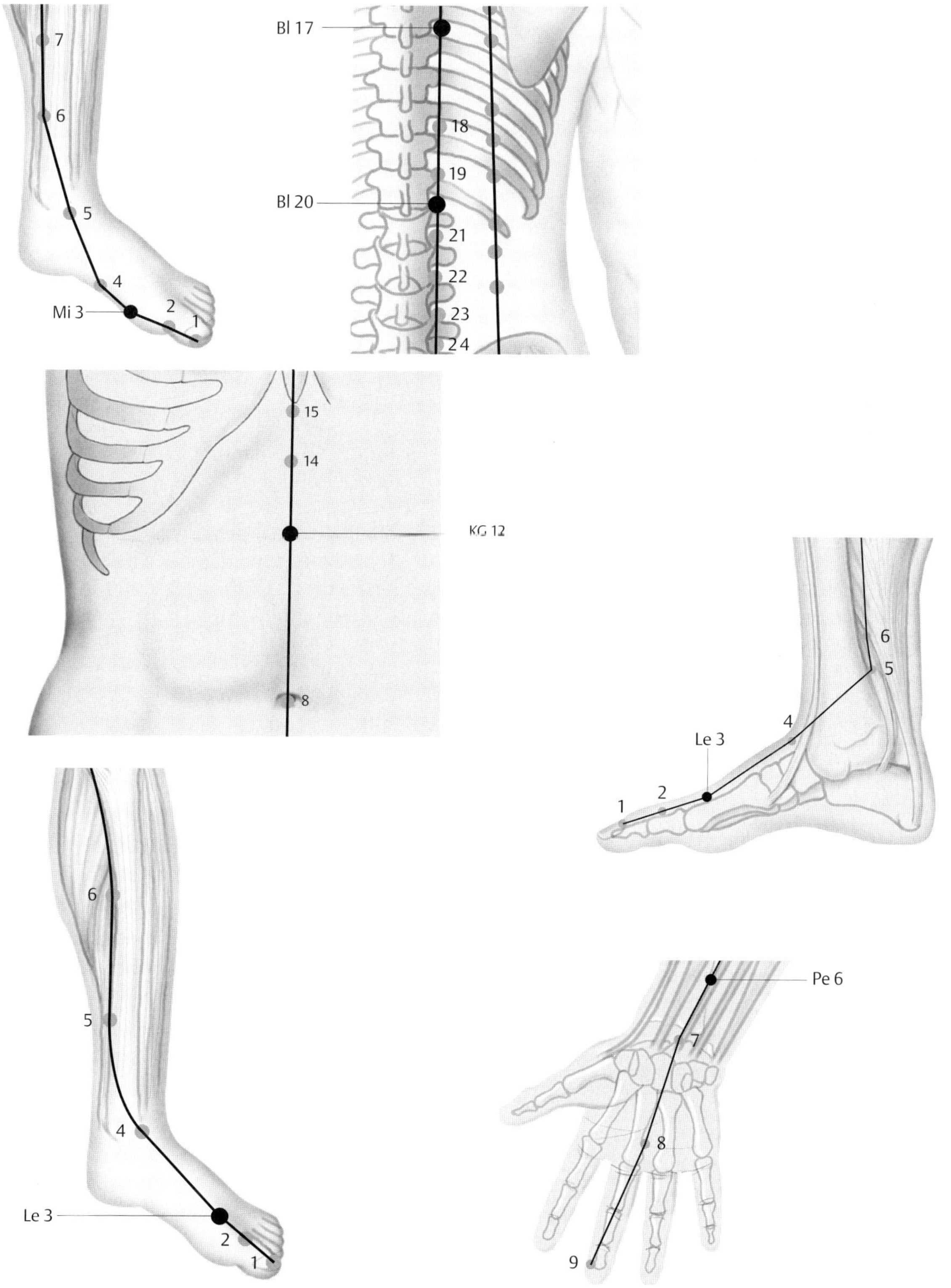

Periarthritis humeroscapularis III

! Sie kennen den Patienten aus Stufe II Seite 96

Die bisher behandelten Punkte waren zur Besserung der Beschwerden von Herrn O. durchaus hinreichend. Anfangs wurden kurze Behandlungsintervalle von ein bis zwei Tagen gewählt, dann wurde auf längere Abstände übergegangen.

! Diesen Fall finden Sie auch in Stufe IV Seite 226

Bei langem oder rezidivierendem Krankheitsverlauf bestehen häufig substantielle Schäden wie Mikroverkalkungen der Sehnen oder anderweitige Sklerosierungen, die durch die Akupunktur natürlich nicht beseitigt werden können. Oft gelingt es jedoch, durch Behandlungen im Abstand von zwei bis vier Wochen den einmal erreichten Erfolg beizubehalten, und die Verkalkungen lösen sich im weiteren Verlauf auf.

In diesem Kapitel soll – obwohl die Behandlung von Herrn O. eigentlich beendet war – noch eine Empfehlung zur Punktauswahl bei mehr lateral bestehenden Beschwerden gegeben werden.

Bisher verwendete Punkte:

Di4	*Yuan*-Quellpunkt, stark schmerzwirksam, Meridian zieht durch das erkrankte Gebiet
Di11	Ausleitungspunkt (*He*-Punkt)
Di14	lokal wirksam
Di15	Lokalpunkt
Ma36	Ausleitungspunkt
Ma38	Schulter bewegen lassen, dabei sedierende, kräftige Nadelung!
Bl11	segmentale Therapie, Meisterpunkt der Knochen
Bl12	segmentale Therapie, „Tor des Windes" (leitet Wind aus)

Bei dorsalem Beschwerdebild:

Dü3	Tonisierungspunkt, öffnet das Lenkergefäß (in LG14)
Dü9	Lokalpunkt
Dü10	Lokalpunkt
Dü11	Lokalpunkt
Dü12	Lokalpunkt
Bl60	Fernpunkt, aktiviert mit Dü3 die *Tai Yang*-Achse

Therapieprinzip Stufe III – Periarthritis humeroscapularis

Bei lateralem Schmerzverlauf:

3E14 Lokalpunkt
Lok.: dorsal von Di15, bei abduziertem Arm in der hinteren Grube des M. deltoideus

3E15 Lokalpunkt
Lok.: in der Schultermitte auf dem M. trapezius

Gb20 leitet Wind aus
Lok.: an der Unterkante des Okziput, zwischen den Ansätzen des M. sternocleidomastoideus und M. trapezius. Der Punkt liegt etwas lateral und kranial von Bl10.

3E5 *Luo*-Gefäß zu Pe7
Lok.: 2 Cun proximal der dorsalen Handgelenksbeugefalte, gegenüber von Pe6, zwischen Radius und Ulna, in Supination aufsuchen

Gb34 Ausleitungspunkt, Meisterpunkt für Muskel und Sehnen, Fernpunkt
Lok.: vor und unter dem Fibulaköpfchen, Ma 36 liegt ca. 1 Cun weiter distal und in der Mitte zwischen Tibia und Fibula

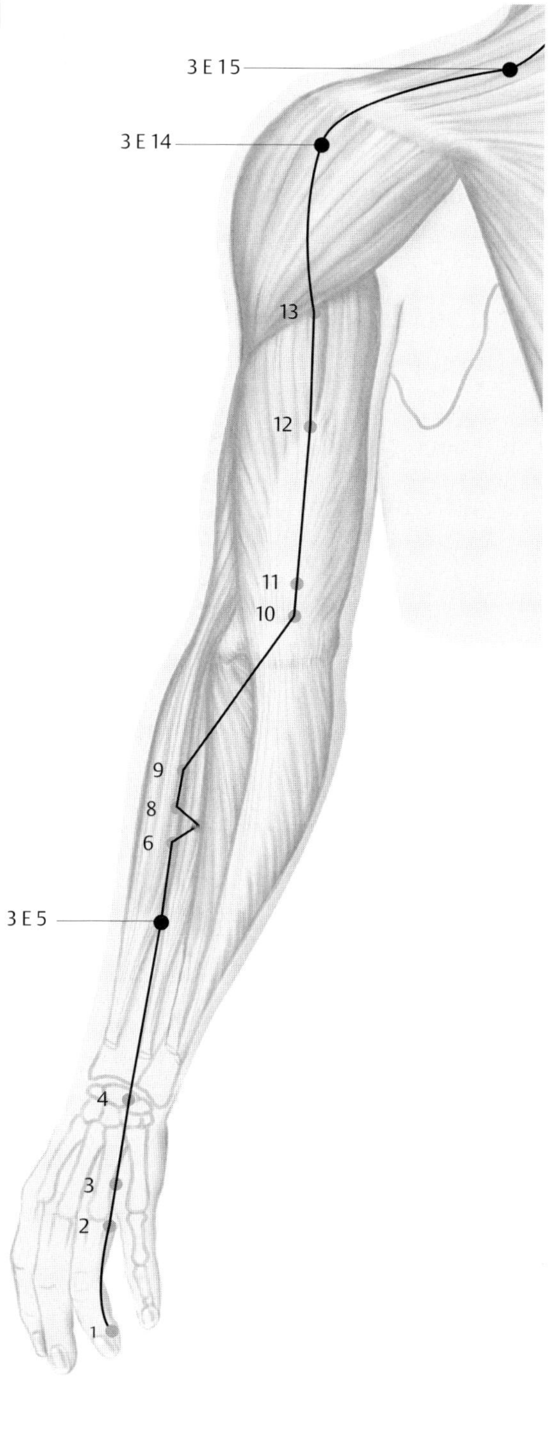
3 E 15
3 E 14
13
12
11
10
9
8
6
3 E 5
4
3
2
1

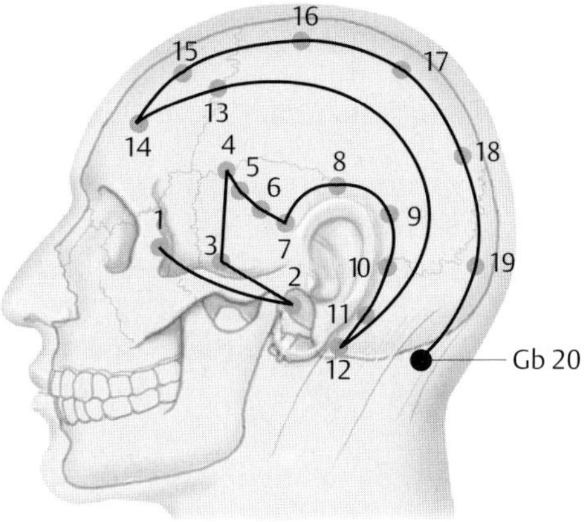
16
15
17
13
14
4
18
5
8
6
1
9
3
7
10
19
2
11
12
Gb 20

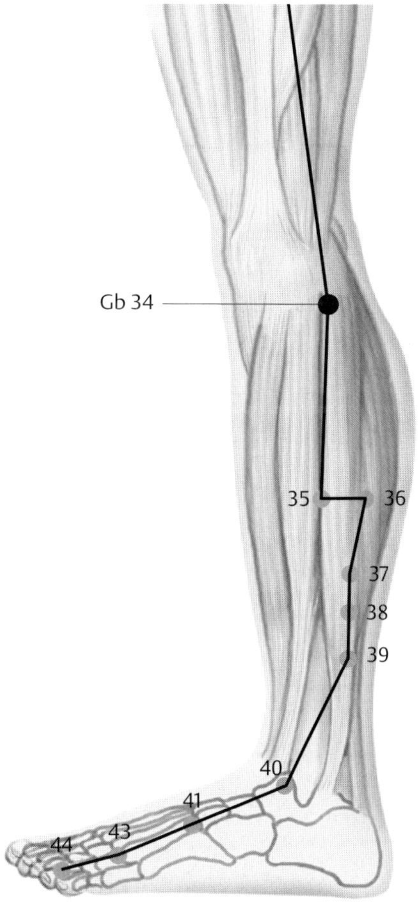
Gb 34
35
36
37
38
39
40
41
43
44

Pharyngitis III

! Sie kennen die Patientin aus Stufe II Seite 98

Wegen der ausbleibenden Besserung stellt sich Nadine N. nach drei Tagen erneut vor. Bei der erneuten Untersuchung fallen die trockenen Schleimhäute auf, und die Erkrankung ist möglicherweise durch die trockene Luft in verschiedenen Tanzsälen begünstigt worden. Es könnte sich also um den eher seltenen Fall einer durch Trockenheit ausgelösten Krankheit handeln.

! Diesen Fall finden Sie auch in Stufe IV Seite 228

Mit Di11 wird bereits ein Ausleitungspunkt eingesetzt. Es handelt sich um den Feuchtigkeitspunkt (5. Antiker Punkt) des Meridians. Mit tonisierender Nadeltechnik kann hier Energie zugeführt werden.

Bisher verwendete Punkte:

Lu11	Akutpunkt, bei Pharyngitis
Di4	*Yuan*-Quellpunkt, sedierende Nadeltechnik zur Schmerzlinderung
Di11	Ausleitungs- und Tonisierungspunkt
Ma40	wichtiger Punkt bei Husten, kann Schleim lösen
Mi6	Kreuzung der drei *Yin*-Meridiane am Bein, *Qi*-stärkend
Mi10	stärkt die körpereigene Abwehr

Weitere geeignete Punkte:

Therapieprinzip Stufe III – Pharyngitis

Lu5	ein weiterer ausleitender Punkt, dem System der Fünf Elemente entsprechend der Wasserpunkt, zur Bekämpfung der Trockenheit	
	Lok.:	auf der Beugefalte des Ellenbogens, lateral der Bizepssehne, ca. 1 cm tief
Dü17	Lokalpunkt	
	Lok.:	vor dem M. sternocleidomastoideus, in Höhe des Kieferwinkels bzw. unterhalb des Ohrläppchens
KG22	Lokalpunkt, bei Pharyngitis und Laryngitis	
	Lok.:	Mitte der Incisura jugularis, Stichrichtung nach retrosternal. Nicht zu tief!

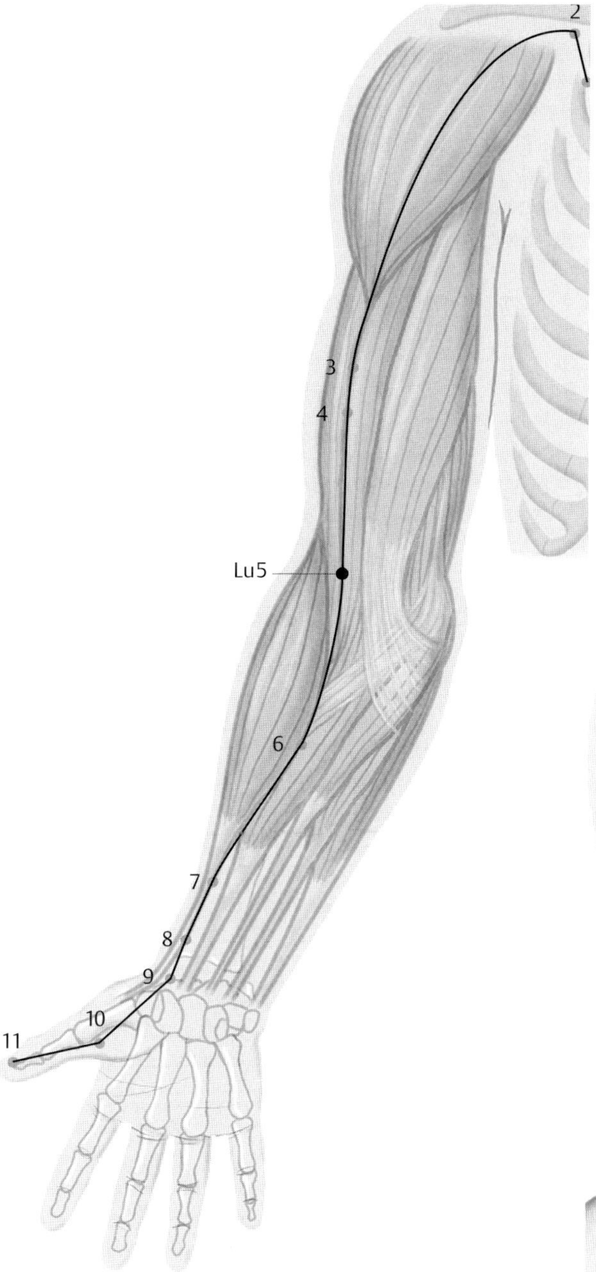
2
3
4
Lu5
6
7
8
9
10
11

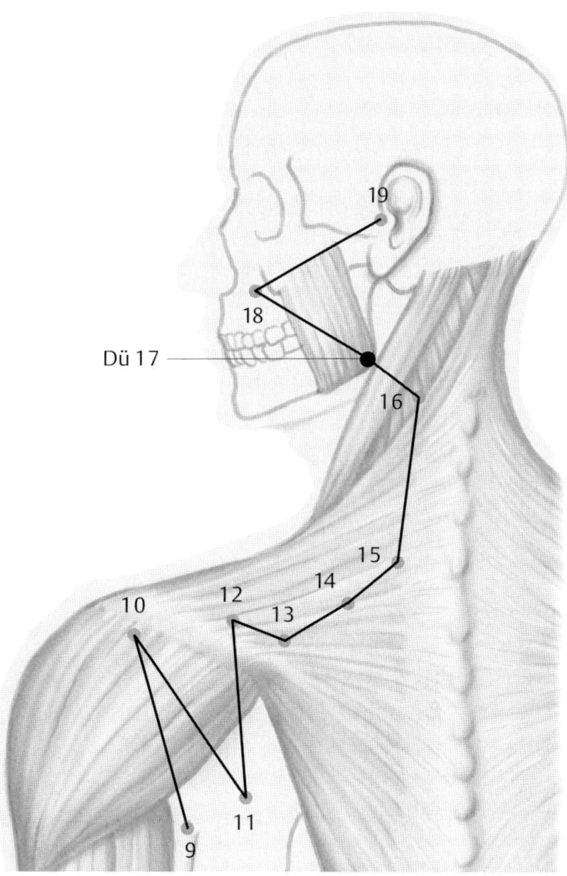
19
18
Dü 17
16
15
14
10
12
13
11
9

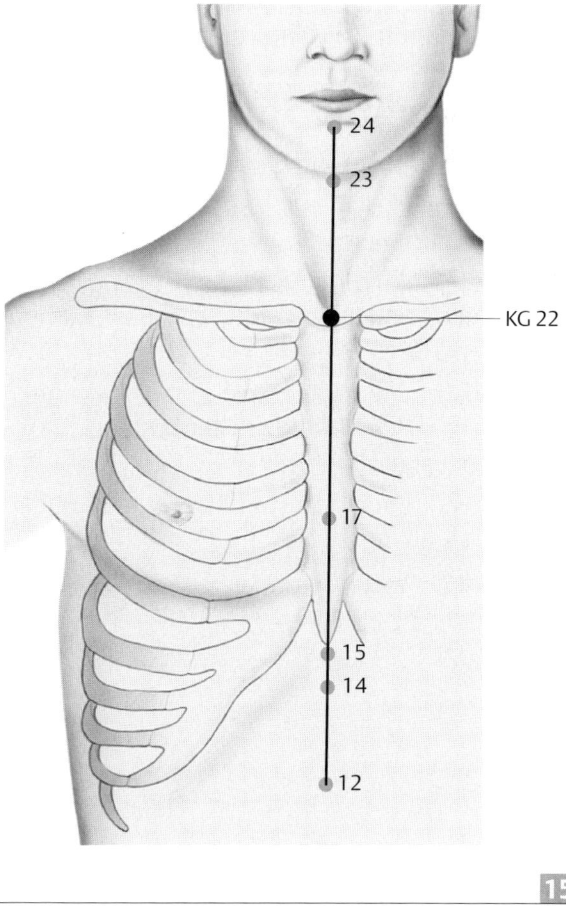
24
23
KG 22
17
15
14
12

Polyneuropathie III

Frau Anne O. ist 78 Jahre alt und seit etwa 20 Jahren Diabetikerin. Gewichtskontrolle und Blutzuckereinstellung mit Insulin funktionieren so leidlich. Bislang sind glücklicherweise keine gravierenden Spätsymptome aufgetreten, als sie mich in der Sprechstunde aufsucht und über ihre Schlafstörungen berichtet. Die Beine kribbeln und brennen besonders nachts, es kommt seit einigen Monaten zu richtigen Schmerzempfindungen.

! Diesen Fall finden Sie auch in Stufe IV Seite 229

Bei der Untersuchung fällt mir eine gewisse Gangunsicherheit auf. Die Fußsohlen sind glatt und gerötet, die Haut ist trocken. Der Achillessehnenreflex ist gar nicht, der Patellarsehnenreflex nur mit Mühe auslösbar. Die Tiefensensibilität ist bei der Untersuchung mit der Stimmgabel auf Werte unter 4 deutlich eingeschränkt. Die Unterscheidung zwischen der spitzen und der stumpfen Seite meines Bleistiftes gelingt nicht sicher. Dopplersonographisch kann eine regelrechte Druckkurve über den peripheren Arterien mit ausreichenden Druckwerten abgeleitet werden.
Die Zunge der Patientin ist an der Seite glatt, gerötet und zeigt einen dunklen, aber dünnen Belag. Der Puls erscheint mir unauffällig. Frau O. nimmt allerdings auch verschiedene herzwirksame Medikamente ein, die die Beurteilung des Pulses erschweren.
Somit bestehen Hitze-Symptome der Leber (glatter Zungenrand, brennende Schmerzen, Hautrötung), möglicherweise aber auch eine *Yin*-Schwäche (langer Krankheitsverlauf, dünner Zungenbelag, nächtliche Beschwerden). Ferner zeigt die Krankheit auch verschiedene Wind-Charakteristika, die bei der Punktauswahl berücksichtigt werden sollten.
Das *Yin* muss gestärkt werden. Wind und Hitze sollten ausgeleitet werden – mit sedierender Nadeltechnik, aber nicht auf den *Yin*-Leitbahnen. Diese sollen ja unterstützt werden. Die Windcharakteristik der Beschwerden lässt sich über den Funktionskreis Leber und Gallenblase beeinflussen. Keine Moxibustion.

Therapieprinzip Stufe III – Polyneuropathie

Ma36	*Qi*-stärkend, zieht das *Qi* nach unten	
	Lok.:	in Höhe und lateral von der Tuberositas tibiae, mitten zwischen Tibia und Fibula, 3 Cun unter dem äußeren Knieauge (Ma35)
Mi6	unterstützt das *Yin* am Bein, ebenfalls *Qi*-stärkender Punkt	
	Lok.:	am Hinterrand der Tibia, 3 Cun oberhalb des Innenknöchels
Gb40	Windpunkt des Meridians, Quellpunkt	
	Lok.:	am Schnittpunkt einer senkrechten Linie vor und einer waagerechten Linie unterhalb des Malleolus externus
Le2	Hitzepunkt	
	Lok.:	in der Schwimmhaut zwischen der 1. und 2. Zehe
Gb38	Hitzepunkt	
	Lok.:	4 Cun proximal der Spitze des Malleolus lateralis, an der Hinterkante der Fibula
Gb34	UEP Gallenblase, ausleitend wirksam	
	Lok.:	vor und unter dem Fibulaköpfchen

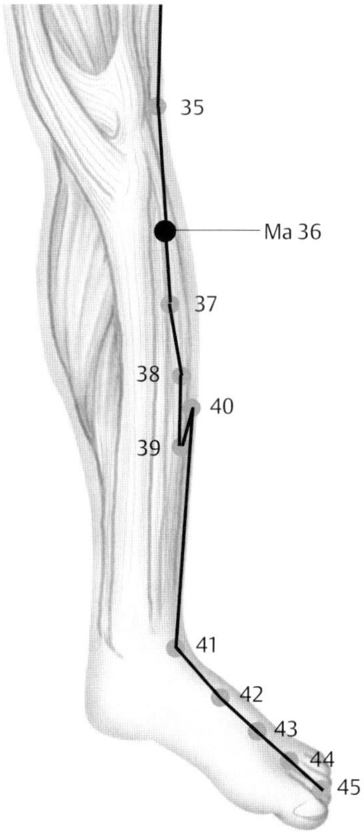
35
Ma 36
37
38
40
39
41
42
43
44
45

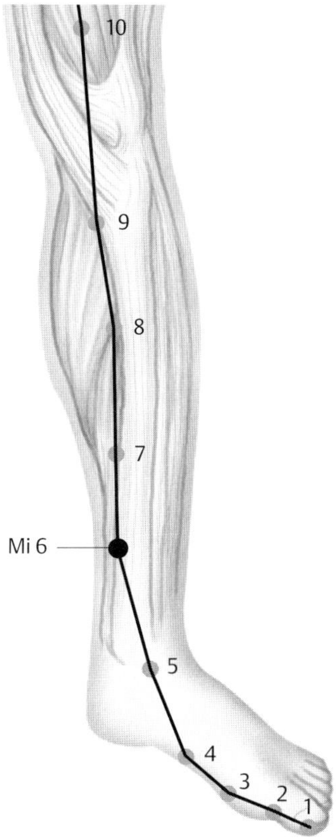
10
9
8
7
Mi 6
5
4
3
2
1

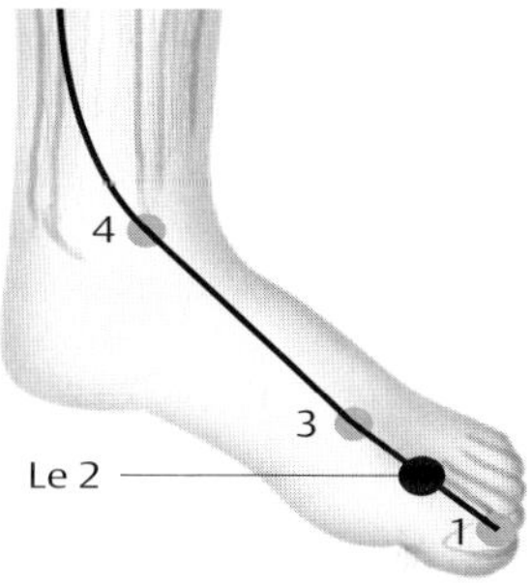
4
3
Le 2
1

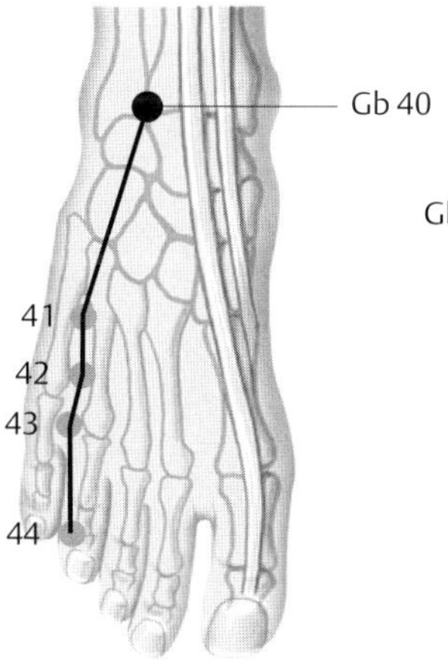
Gb 40
41
42
43
44

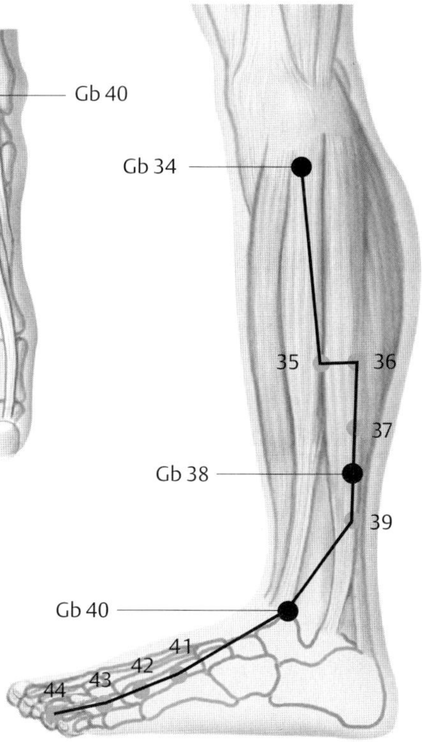
Gb 34
35
36
37
Gb 38
39
Gb 40
41
42
43
44

Prämenstruelles Syndrom III

! Sie kennen die Patientin aus Stufe II Seite 100

Während der „Tage" fühlt sich Anneliese U. etwas ausgeglichener und belastbarer. Die Schmerzen bestehen jedoch noch fort. Ich stelle wegen der ausbleibenden Besserung nochmals Überlegungen zur Verbesserung des Behandlungskonzeptes an, diesmal mehr auf energetischer Basis nach den Fünf Elementen.

! Diesen Fall finden Sie auch in Stufe IV Seite 230

Das Krankheitsbild lässt sich auch als Stauung und Fülle bzw. Aufsteigen des Leber-*Yang* beschreiben: Kopfdruck, rote Zunge, voller Puls, plötzlich einschießende Schmerzen und manchmal auch Bauchkrämpfe. Ziel ist es daher, das Leber-*Qi* wieder zu aktivieren und nach unten zu ziehen.

Bisher verwendete Punkte:

Lu7	Passagepunkt (*Luo*), unterstützt die gute Schmerzwirksamkeit.
Di4	stark schmerzwirksamer Punkt
Ma36	schmerzwirksam, *Qi*-stärkender Punkt
Mi4	stärkt das Leber-*Qi*, und lässt zusammen mit Ma36 *Qi* und Blut fließen, außerdem Schlüsselpunkt des Sondermeridians *Chong Mai* mit Wirkung auf den Uterus
Mi6	wichtiger Punkt, vereint die *Yin*-Meridiane des Beines (Le, Mi, Ni)
He7	psychisch stabilisierend und ausgleichend
Dü3	entlastet den Kopfdruck der Patientin, auch spasmolytische Wirkung

Weitere geeignete Punkte:

Therapieprinzip Stufe III – Prämenstruelles Syndrom

Le3	spasmolytisch, zieht *Qi* nach unten	
	Lok.:	im proximalen Winkel zwischen Os metatarsale I und II
Le2	spasmolytisch	
	Lok.:	in der Schwimmhaut zwischen 1. und 2. Zehe
Le13	aktiviert das Leber-*Qi*	
	Lok.:	am freien Ende der 11. Rippe, wird meistens rechts (auf der Seite der Leber) genadelt
Le14	aktiviert das Leber-*Qi*	
	Lok.:	im 6. ICR auf der Mamillarlinie
Gb34	UEP Gallenblase, wichtig bei einschießenden Schmerzen	
	Lok.:	vor und unter dem Fibulaköpfchen, Ma36 liegt ca. 1 Cun weiter distal und in der Mitte zwischen Tibia und Fibula
Pe6	bei Übelkeit	
	Lok.:	2 Cun proximal der Handgelenksbeugefalte zwischen den Sehnen des M. flexor carpi radialis und M. palmaris longus, bei Palpation zwischen den Sehnen von proximal nach distal ist der Punkt in 1 – 1,5 cm Tiefe gut palpabel

3E5	Fernpunkt bei lateralen Kopfschmerzen	
	Lok.:	2 Cun proximal der dorsalen Handgelenksbeugefalte, gegenüber von Pe6, zwischen Radius und Ulna. In Supination aufsuchen
Gb39	zieht *Qi* nach unten, besonders zusammen mit Le3, und senkt so die *Yang*-Fülle im Kopfbereich	
	Lok.:	3 Cun proximal der Spitze des Malleolus lateralis, an der Vorderkante der Fibula. Der Punkt wird auch auf gleicher Höhe, aber an der Hinterkante der Fibula beschrieben. Im Zweifelsfall wird der Punkt mit der höchsten Druckdolenz ausgewählt.
KG4	lindert abdominale Spasmen	
	Lok.:	2 Cun kranial des Symphysenoberrandes, in der Medianlinie

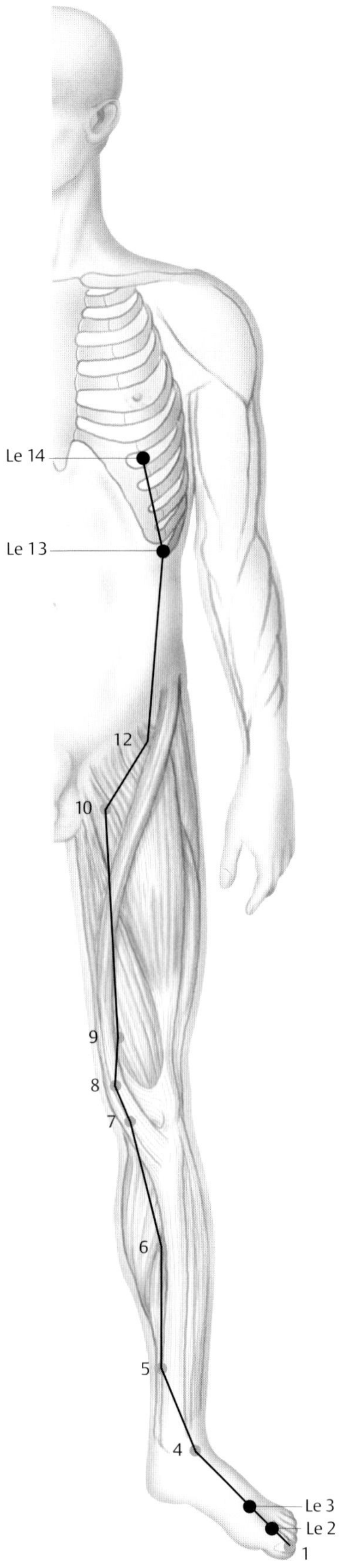
Le 14
Le 13
12
10
9
8
7
6
5
4
Le 3
Le 2
1

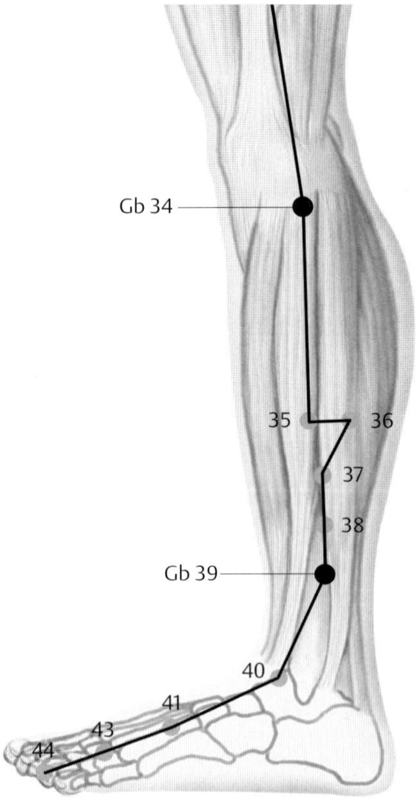
Gb 34
35
36
37
38
Gb 39
40
41
43
44

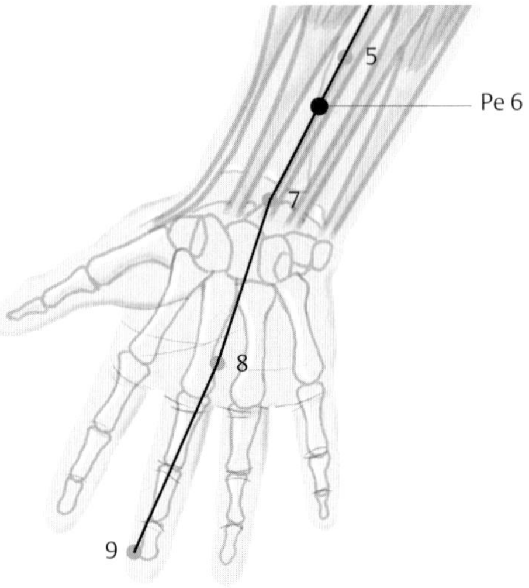
5
Pe 6
7
8
9

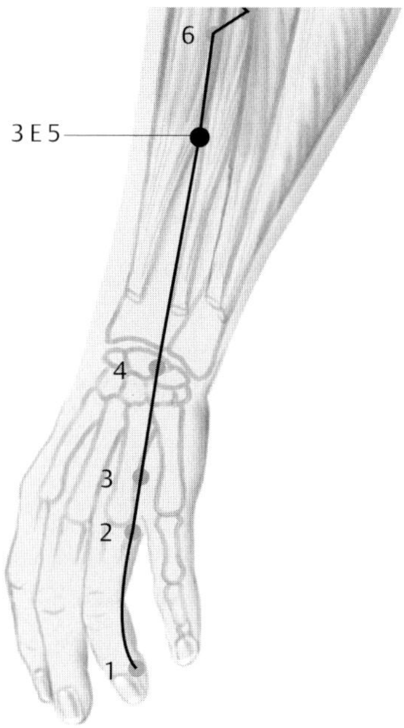
6
3 E 5
4
3
2
1

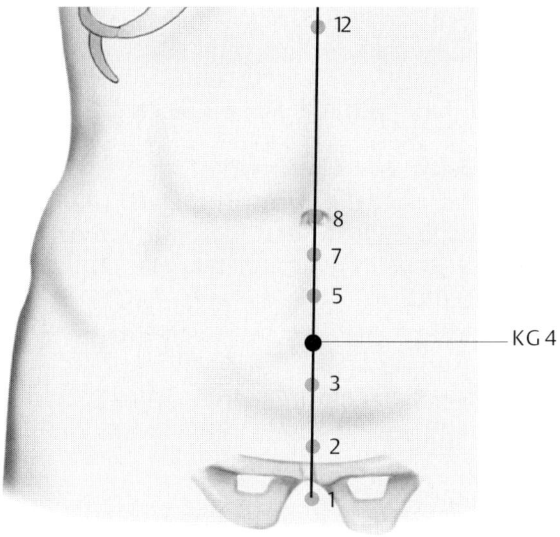
12
8
7
5
KG 4
3
2
1

Rauchen III

! Sie kennen den Patienten aus Stufe I Seite 48

Bei Herrn N., der seit 4 Tagen Nichtraucher ist, bestehen eine mäßig Unruhe und Nervosität, besonders in Arbeitspausen. Für diese Situationen empfehle ich eine kleine Entspannungsübung und eine gute Tasse kühlenden Pfefferminztee. Die Punktauswahl wird um weitere psychisch stabilisierende Punkte ergänzt.

! Diesen Fall finden Sie auch in Stufe IV Seite 232

Bisher verwendete Punkte:

Lu9	Tonisierungs- und *Yuan*-Quellpunkt, zur Stärkung des Lungen-*Qi*
Di4	*Yuan*-Quellpunkt, psychisch stärkend und stabilisierend
Di6	*Luo*-Punkt, besonders bei begleitendem Husten hilfreich

Weitere geeignete Punkte:

Therapieprinzip Stufe III – Rauchen

He7	*Yuan*-Quellpunkt mit starker psychischer Wirksamkeit, stärkt das *Shen*	
	Lok.:	auf der Handgelenksbeugefalte, radial der Sehne des M. flexor carpi ulnaris
He3	*He*-Punkt, ebenfalls psychisch stabilisierend	
	Lok.:	bei gebeugtem Ellenbogen zwischen der ulnaren Ende der Beugefalte und dem Epicondylus ulnaris humeri
Pe6	psychisch stützend	
	Lok.:	2 Cun proximal der Handgelenksbeugefalte zwischen den Sehnen des M. flexor carpi radialis und M. palmaris longus, bei Palpation zwischen den Sehnen von proximal nach distal ist der Punkt in 1 – 1,5 cm Tiefe gut palpabel
LG20	harmonisiert den *Qi*-Fluss in allen Bereichen	
	Lok.:	im Schnittpunkt der Medianlinie des Kopfes mit der Verbindungslinie beider Ohrspitzen (Gb8)
Ex-HN1 (Sishencon)	verstärkt die Wirkung von LG20	
	Lok.:	4 Punkte, die sich je 1 Cun vor, hinter und neben LG20 befinden

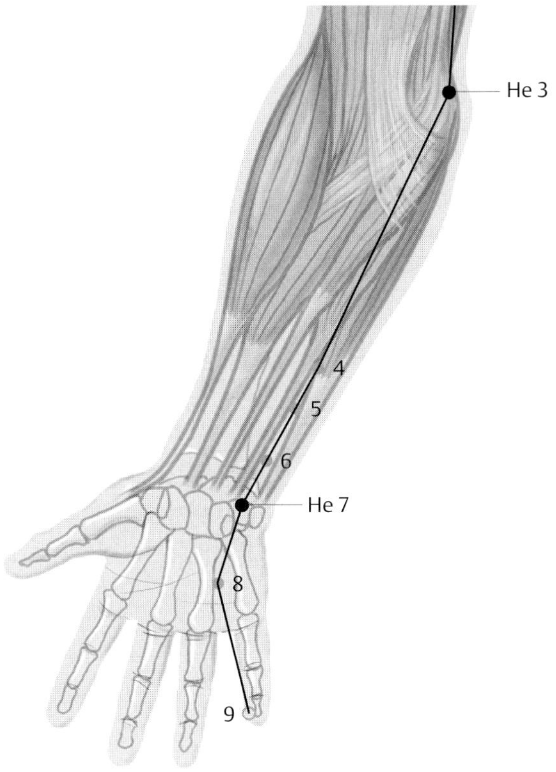
He 3
4
5
6
He 7
8
9

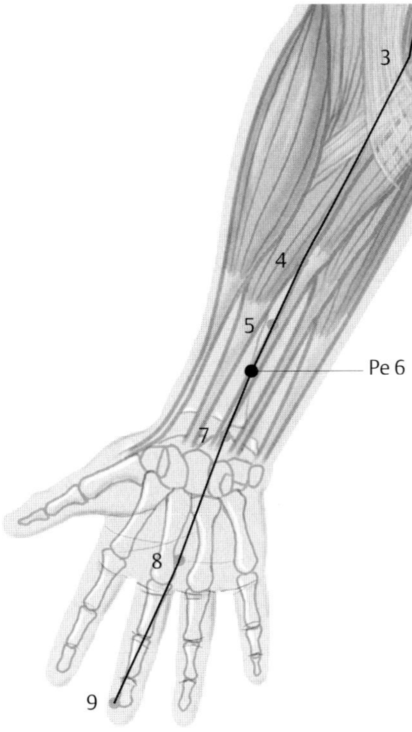
3
4
5
Pe 6
7
8
9

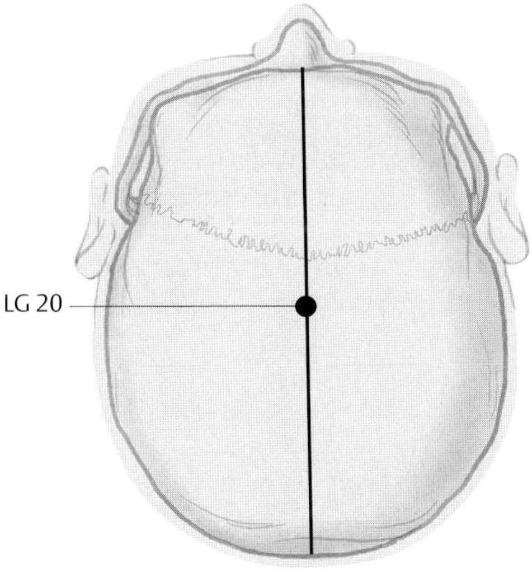
LG 20

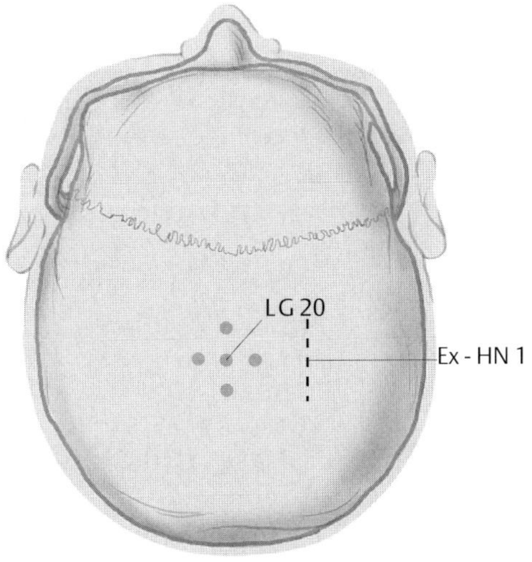
LG 20
Ex - HN 1

Rheumatoide Arthritis III

! Sie kennen die Patientin aus Stufe II Seite 102

Inzwischen sind bei Frau O. acht Behandlungen in Abständen von acht bis zehn Tagen durchgeführt worden. Langsam setzt eine geringe Besserung ein. In einem Gespräch erfahre ich, dass Frau O. seit langen Monaten erstmalig die Wohnung ohne ihren Mann alleine verlassen und eine Nachbarin zum Kaffeeplausch besucht hat. Die Schmerzen seien immer noch vorhanden, aber sie fühlt sich kräftiger und kann mit den Beschwerden besser leben als früher.

! Diesen Fall finden Sie auch in Stufe IV Seite 234

Natürlich kann die Akupunktur zerstörte Gelenke nicht wiederherstellen. Sie kann jedoch die Funktion der noch intakten Gelenke verbessern. Ich erkläre Frau O., dass angesichts der schon sehr langen Krankheitsdauer auch die Akupunktur nicht in wenigen Wochen zu optimalen Ergebnissen führen kann. Wir einigen uns auf eine Fortführung der Therapie in 14-tägigen Abständen.

Bisher verwendete Punkte:

Di4	*Yuan*-Quellpunkt gegen Schmerzen, auch zur Stärkung der Abwehrkräfte
Di11	bei Schwellung, Rötung und Überwärmung der Gelenke
Mi6	Kreuzung der drei *Yin*-Meridiane am Bein, Stärkung der Milzfunktion gegen die Obstruktion bzw. Stauung von *Qi* und Blut, *Qi*-stärkender Punkt, Gegengewicht zu den zahlreichen verwendeten *Yang*-Punkten des Blasen-Meridians
Bl11	Meisterpunkt Knochen
Bl18	*Shu*-Punkt der Leber, bewegt gestautes *Qi*
Bl20	*Shu*-Punkt der Milz
Bl23	*Shu*-Punkt der Niere, bei Schwächezuständen der Niere, evtl. Moxibustion bei Kältesymptomatik (Nieren-*Yang*-Schwäche)
Bl25	*Shu*-Punkt des Dickdarms, bei lumbalen und ischialgieformen Schmerzen
Ni3	*Yuan*-Quellpunkt zur Stärkung des Nieren-*Qi* (evtl. Moxa bei kalten Füßen)
Ni7	Tonisierungspunkt zur Unterstützung der Nierenfunktion

Therapieprinzip Stufe III – Rheumatoide Arthritis

Als zusätzlichen Wind-Punkt setze ich ein:

Gb20 Wind ausleitender Punkt, bei *Qi*-Mangel (Frösteln, andere Kälte-Zeichen) Moxibustion

Lok.: an der Unterkante des Okziput, zwischen den Ansätzen des M. sternocleidomastoideus und M. trapezius. Der Punkt liegt etwas lateral und kranial von Bl10.

Bei zwischenzeitlich auftretender Hitze-Symptomatik (Haut- oder Gelenkrötung, Überwärmung, Wärmegefühl mit vermehrtem Schwitzen, schneller Puls, Zunge mit gerötetem Belag) wird natürlich keine Moxibustion durchgeführt. Statt dessen kann durch die jeweiligen Wasserpunkte (2. Antiker Punkt) der einbezogenen Meridiane das Beschwerdebild verbessert werden:

Bl66 Wasserpunkt

Lok.: lateral und distal vom Kleinzehengrundgelenk

Gb43	Wasserpunkt	
	Lok.:	in der Interdigitalfalte zwischen 4. und 5. Zehe
Ma44	Wasserpunkt	
	Lok.:	in der Schwimmhautfalte zwischen der 2. und 3. Zehe
Di2	Wasserpunkt	
	Lok.:	in einer Knochendelle, distal und radial vom Grundgelenk des Zeigefingers

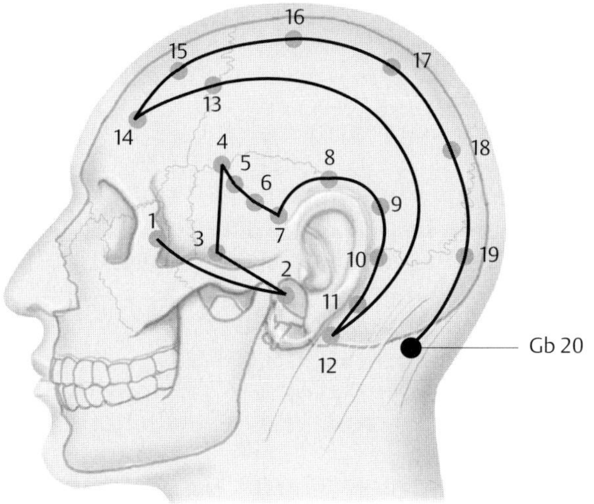

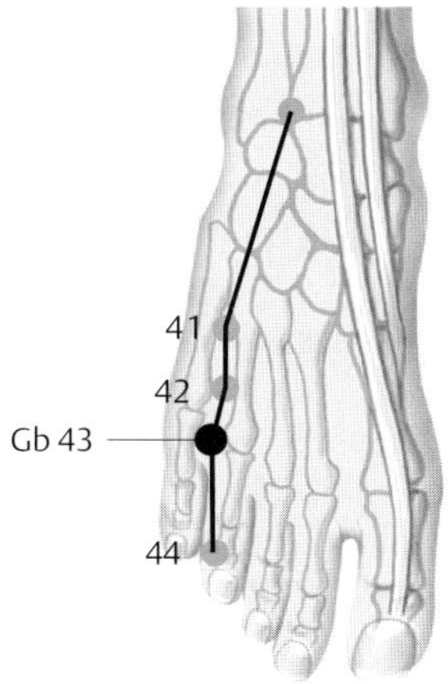

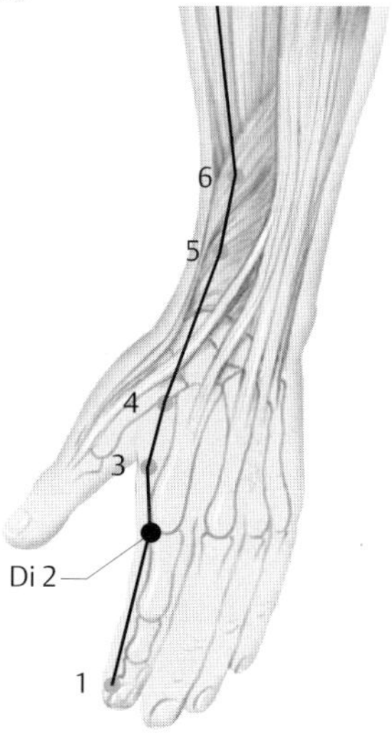

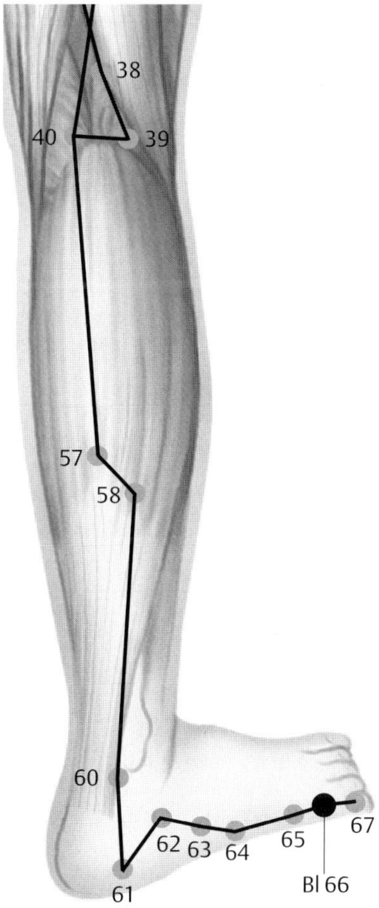

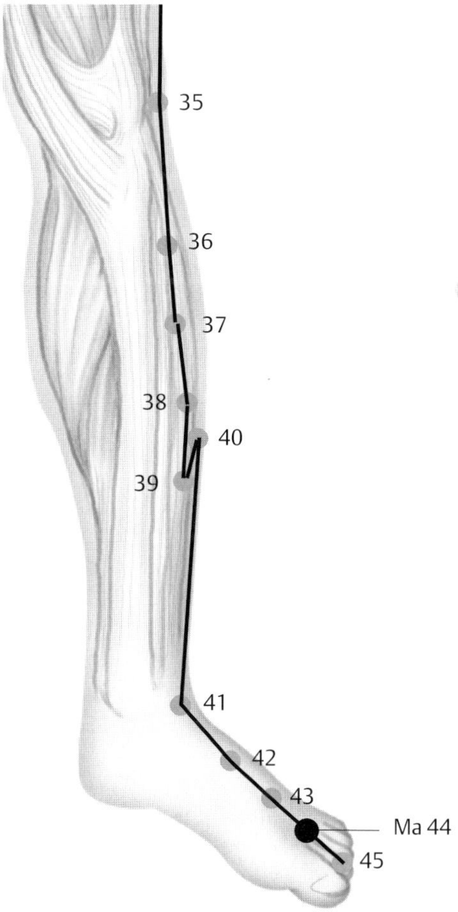

Rhino-Conjunctivitis allergica III

! Sie kennen die Patientin aus Stufe II Seite 104

Frau Brigitte B. hat zur Zeit nur noch wenig Akutbeschwerden. Sie möchte nun aber versuchen, durch eine rechtzeitig eingeleitete Akupunkturbehandlung die Beschwerden generell zu vermeiden. Im folgenden Jahr sollen so schlimme Beschwerden möglichst nicht noch einmal auftreten.

! Diesen Fall finden Sie auch in Stufe IV Seite 238

Um eine energetisch ausgerichtete Behandlung über die antiken Punkte durchzuführen, wird das System der Fünf Elemente benötigt. Wenn die Beschwerden von Frau B. nach dem System der Fünf Elemente eingeordnet werden sollen, so fällt zunächst auf, dass die Symptome im Frühjahr auftreten. Dieser Jahreszeit entspricht das Holzelement, das sich offensichtlich in einem Füllezustand befindet. Dem Holzelement wird bei der TCM der Funktionskreis Leber/Galle zugeordnet. Das zugehörige Sinnesorgan sind die Augen, und die Patientin leidet ja tatsächlich an einer Konjunktivitis. Die entsprechende Körperschicht ist in Form der verspannten Nackenmuskulatur ebenfalls betroffen.

Um den Funktionskreis Gallenblase zu sedieren, wird das nachfolgende Element behandelt. Das auf das Holz nachfolgende Element ist Feuer. Auf *Yang*-Meridianen entspricht der 4. Antike Punkt dem Element Feuer. Der 4. Antike Punkt auf dem Gallenblasen-Meridian ist Gb38 (Sedierungspunkt).

Sedierung des Funktionskreises Lunge: Der Lunge ist das Element Metall zugeordnet. Das dem Metall folgende, sedierende Element ist Wasser. Der 5. Antike Punkt entspricht bei *Yin*-Organen dem Element Wasser. Der 5. Antike Punkt auf dem Lungen-Meridian ist Lu5 und Lu5 wurde bereits in das Behandlungskonzept eingebunden.

Weitere geeignete Punkte liegen im Bereich Milz/Pankreas. Dieser Funktionskreis steuert das Immunsystem und reguliert das Fließen der Körpersäfte.

Wenn möglich, sollte die Behandlung 4 bis 6 Wochen vor Beginn der Symptomatik respektive der Pollensaison aufgenommen und wöchentlich therapiert werden.

Bisher verwendete Punkte:

Lu5	Sedierungspunkt
Lu7	Fernpunkt gegen Windeinflüsse, Luo zu Di4
Di4	*Yuan*-Quellpunkt
Di11	Tonisierungspunkt
Di20	Lokalpunkt
Bl2	Lokalpunkt
Bl10	stark wirkend bei (gleichzeitig bestehenden) Nackenschmerzen
Bl12	„Tor des Windes", hilfreich bei Sinusitis und zur Stimulation des Immunsystems
Bl13	Shu-Punkt der Lunge

Weitere geeignete Punkte:

Therapieprinzip Stufe III – Rhino-Conjunctivitis allergica

Gb38 Sedierungspunkt (4. Antiker Punkt = Feuerpunkt der Gallenblase)

Lok.: am dorsalen Rand der Fibula, 4 Cun proximal des Malleolus lateralis

Ex-HN3 (***Yintang***)
lokal wirksamer Extrapunkt

Lok.: zwischen den Augenbrauen, Nadelung schräg nach unten

Mi6	Stärkung des Immunsystems	
	Lok.:	dorsal der Tibiakante, 3 Cun oberhalb des Malleolus medialis („Kreuzung der 3 *Yin*“)
Mi10	Steigerung der Abwehrkräfte	
	Lok.:	2 Cun proximal des Schnittpunktes von Oberkante Patella und medialem Patellarand, auf dem M. vastus medialis

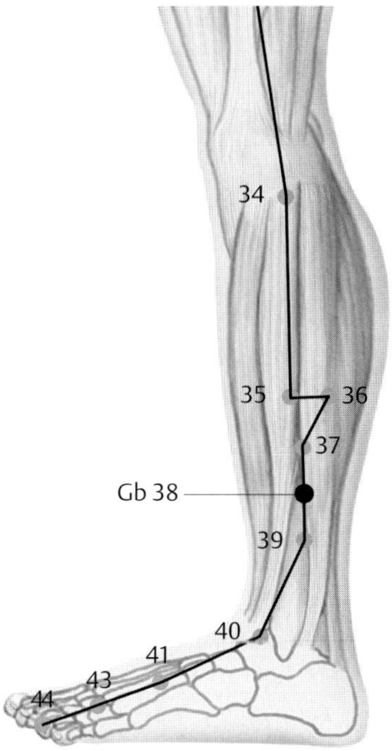

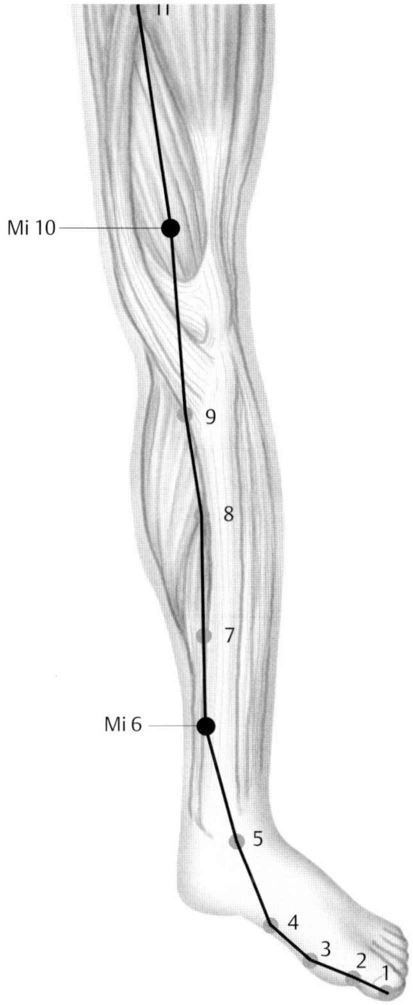

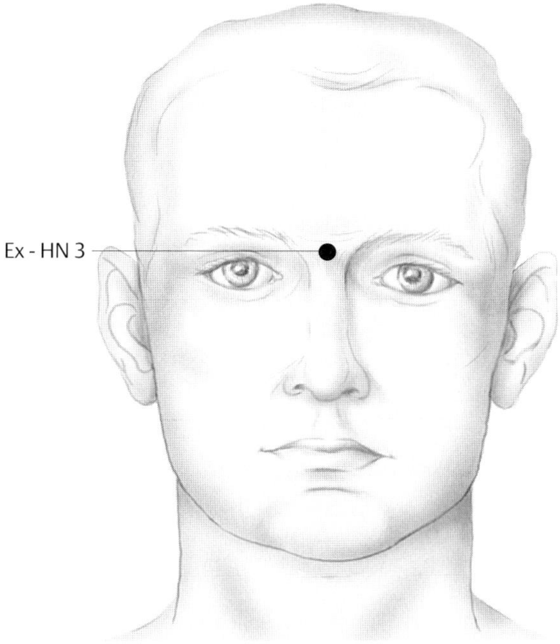

Schlafstörungen III

! Sie kennen die Patientin aus Stufe II Seite 106

Frau P. wurde zunächst in wöchentlichen Abständen mit überwiegend tonisierender Technik behandelt. Weil auch nach vier Sitzungen noch keine deutliche Besserung zu verzeichnen ist, werden nun weitere Punkte zur Stärkung des Funktionskreises Herz hinzugenommen. Hier ist besonders die Kombination von Quellpunkt He7 mit dem Zustimmungspunkt wirksam. Das Yin muss verstärkt tonisiert werden. Wenn zusätzlich Einschlafstörungen bestehen, empfiehlt sich eine Sedierung des Yang.

! Diesen Fall finden Sie auch in Stufe IV Seite 242

Bisher verwendete Punkte:

Ma36	*Qi*-stärkend
Mi6	*Qi*-stärkend, besonders bei *Yin*-Schwäche und Kältezeichen Moxibustion. Cave: Moxibustion am Abend kann Schlafstörungen begünstigen.
He6	*Xi*-Punkt, bei Herzklopfen, Nachtschweiß
He7	*Yuan*-Quellpunkt
He9	Tonisierungspunkt. Bei akuter Störung: Akupressur zur Eigenbehandlung, mit dem Daumennagel sedierend behandeln. Bei Kälte und Leeresymptomen: evtl. vorsichtig Moxibustion Cave: Moxibustion am Abend kann Schlafstörungen begünstigen.

Weitere geeignete Punkte:

Therapieprinzip Stufe III – Schlafstörungen

LG20 harmonisiert den *Qi*-Fluss in den Meridianen

Lok.: im Schnittpunkt der Medianlinie des Kopfes mit der Verbindungslinie beider Ohrspitzen (Gb8)

Ex-HN 1 (*Sishencong*) unterstützt LG20

Lok.: 4 Punkte, die sich je 1 Cun vor, hinter und neben LG20 befinden

KG12 stärkt das *Qi* und die Mitte, Alarmpunkt des Mittleren Erwärmers

Lok.: in der Mitte der Linie von Nabel zur Basis des Xiphoids

Pe6 bei vegetativen Beschwerden, funktionellen Herzbeschwerden

Lok.: 2 Cun proximal der Handgelenksbeugefalte zwischen den Sehnen des M. flexor carpi radialis und M. palmaris longus, bei Palpation zwischen den Sehnen von proximal nach distal ist der Punkt in 1–1,5 cm Tiefe gut palpabel

Bl15 Zustimmungspunkt Herz

Lok.: 1,5 Cun lateral der Unterkante des Dornfortsatzes des BWK 5

KG17 einflussreicher Punkt für den gesamten Thoraxbereich, Alarmpunkt Perikard und Oberer Erwärmer

Lok.: auf der Medianlinie in Höhe der Mamillen (4. ICR)

Bei Durchschlafstörungen kann es hilfreich sein, die genaue Zeit des verfrühten Erwachens festzuhalten. Oft kann dann anhand der Organuhr festgestellt werden, in welchem Funktionskreis eine Störung vorliegt. Bei Erwachen gegen 1 Uhr ist an eine Leberstörung zu denken. Die Therapie erfolgt dann z.B. über den Punkt Le3. Ein Patient, der stets um 4 Uhr erwacht, hat oft eine Schwäche des Lungen-*Qi* (Maximalzeit: 3 bis 5 Uhr). Hier wird der Punkt Lu9 eingesetzt. Auch eine Störung im gegenüberliegenden Zeitfenster ist denkbar (Funktionskreis Blase? Maximalzeit 15 bis 17 Uhr).

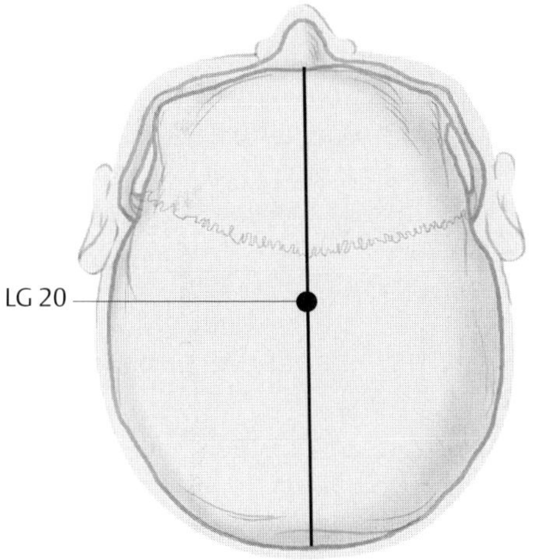

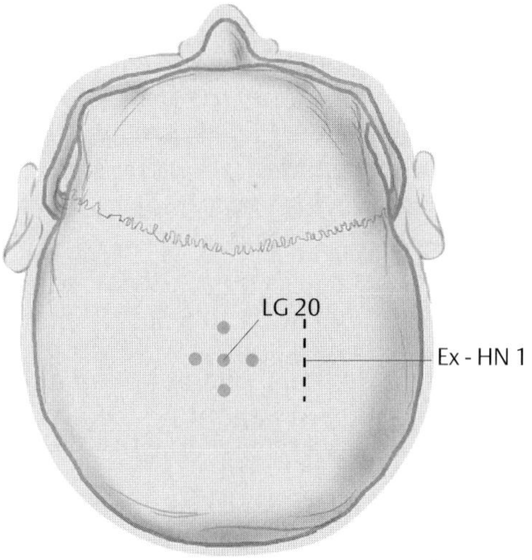

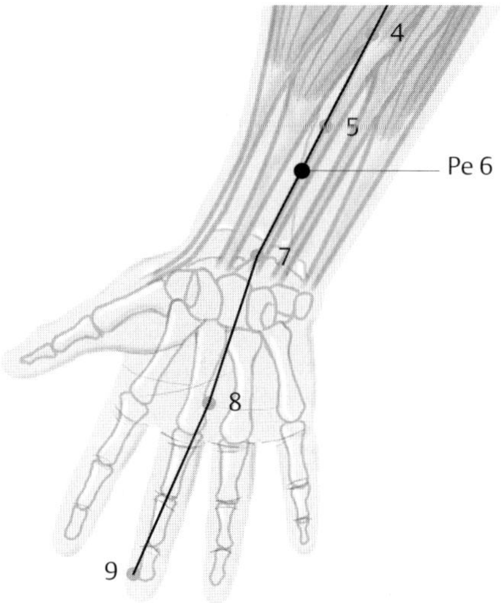

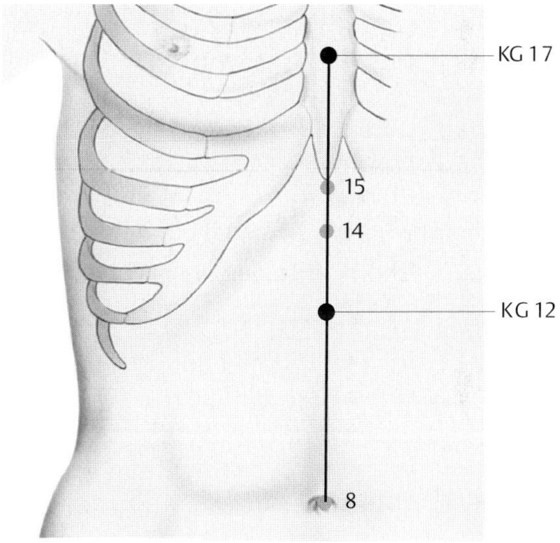

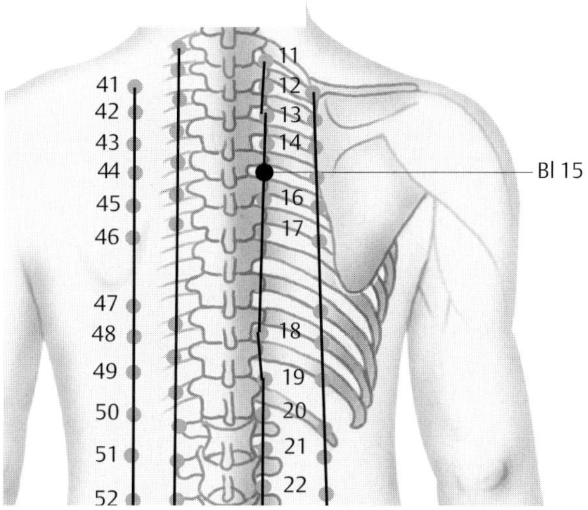

Schwangerschaftserbrechen III

Schwangerschaftserbrechen gehört zu den häufigen Beschwerden, die oft schon in der vierten bis sechsten Schwangerschaftswoche auftreten und bis kurz vor der Entbindung andauern können. Meine Patientin Monika X., 24 Jahre, erwartet seit kurzem ihr erstes Kind und hat erheblich Last mit morgendlicher Übelkeit und Erbrechen. Sie befindet sich erst in der achten bis neunten Schwangerschaftswoche und möchte deshalb keine Medikamente einnehmen. Kinderwunsch bestand schon seit vier Jahren, und sie möchte keinesfalls das Kind durch Tabletten gefährden.

! Diesen Fall finden Sie auch in Stufe IV Seite 244

Nach einem ausführlichen Gespräch, das auch aus forensischen Gründen besonders sorgfältig dokumentiert wird, behandle ich folgende Punkte:

Therapieprinzip Stufe III – Schwangerschaftserbrechen

Pe6	Gruppen-*Luo*-Punkt für die Meridiane Lunge, Perikard und Herz. Der Punkt schaltet den außerordentlichen Meridian *Ren Mai* (Lenkergefäß) ein. Die spezifische Wirkung bei Schwangerschaftserbrechen sowie Zytostatika-induziertem Vomitus ist nachgewiesen. Der Punkt eignet sich auch gut zur Akupressur, er kann selbstverständlich auch bei Reisekrankheit eingesetzt werden	
	Lok.:	2 Cun proximal der Handgelenksbeugefalte zwischen den Sehnen des M. flexor carpi radialis und M. palmaris longus, bei Palpation zwischen den Sehnen von proximal nach distal ist der Punkt in 1–1,5 cm Tiefe gut palpabel
KG12	Alarmpunkt des Magens, in Kombination mit Pe6 gut wirksam	
	Lok.:	in der Mitte der Linie von Nabel zur Basis des Xiphoids

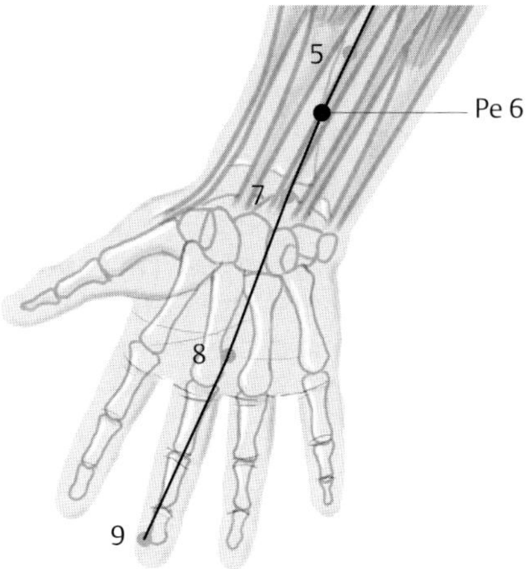
5
Pe 6
7
8
9

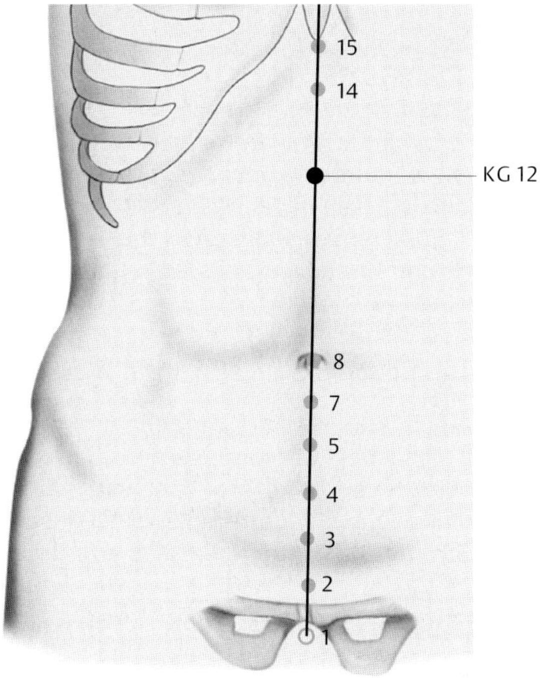
15
14
KG 12
8
7
5
4
3
2
1

Singultus III

Ferdinand K., 54 Jahre alt, wird seit vier Monaten von rezidivierenden Zwerchfellkrämpfen geplagt. Der aus heiterem Himmel auftretende Singultus hält vier bis fünf Tage lang an. Die bislang durchgemachten acht Attacken ließen sich durch die üblichen Maßnahmen (Carotis- und Bulbusdruck, diverse Hausmittel, Entspannungsübungen) nicht kupieren. Herr K. muss berufsbedingt an zahlreichen Konferenzen und Kundengesprächen teilnehmen, sein Leidensdruck ist verständlicherweise hoch.

! Diesen Fall finden Sie auch in Stufe IV Seite 245

Ob das Leiden von Herrn K. möglicherweise psychische Ursachen hat und symptomatisch für seine berufliche Überforderung ist, kann nicht so leicht entschieden werden. Gegebenenfalls wäre der zusätzliche Einsatz von psychisch stabilisierenden Punkten, am ehesten mit tonisierender Nadeltechnik, zu überlegen (He7, Pe6, Di4). Zunächst wird sedierend und beidseitig behandelt:

Therapieprinzip Stufe III – Singultus

LG20	reguliert den *Qi*-Fluss in allen Meridianen, wirkt ausgleichend	
	Lok.:	im Schnittpunkt der Medianlinie des Kopfes mit der Verbindungslinie beider Ohrspitzen (Gb8)
Ma36	zieht das aufsteigende Magen-*Qi* nach unten, Ausleitungspunkt	
	Lok.:	in Höhe und lateral von der Tuberositas tibiae, mitten zwischen Tibia und Fibula, 3 Cun unter dem äußeren Knieauge (Ma35)
KG12	Alarmpunkt des Magens und des Mittleren Drei Erwärmers, Meisterpunkt der Hohlorgane, gut kombinierbar mit dem UEP Ma36	
	Lok.:	in der Mitte der Linie von Nabel zur Basis des Xiphoids
KG15	beruhigt das *Shen* (Geist), reguliert das Fließen des *Qi*, beseitigt Hitze und inneren Wind, daher auch bei Herzbeschwerden, Erbrechen, Magenschmerzen	
	Lok.:	direkt unterhalb des Sternums, an der Xiphoidspitze
Pe6	ganz wichtiger Fernpunkt bei fast allen Oberbaucherkrankungen, auch bei funktionellen Herzbeschwerden oder psychischen Störungen, *Luo*-Punkt, schaltet den außerordentlichen Meridian *Yin Wei Mai* ein	
	Lok.:	2 Cun proximal der Handgelenksbeugefalte zwischen den Sehnen des M. flexor carpi radialis und M. palmaris longus, bei Palpation zwischen den Sehnen von proximal nach distal ist der Punkt in 1–1,5 cm Tiefe gut palpabel

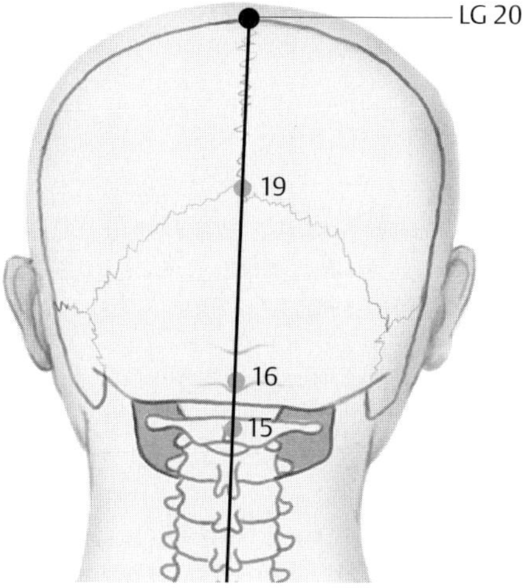
LG 20
19
16
15

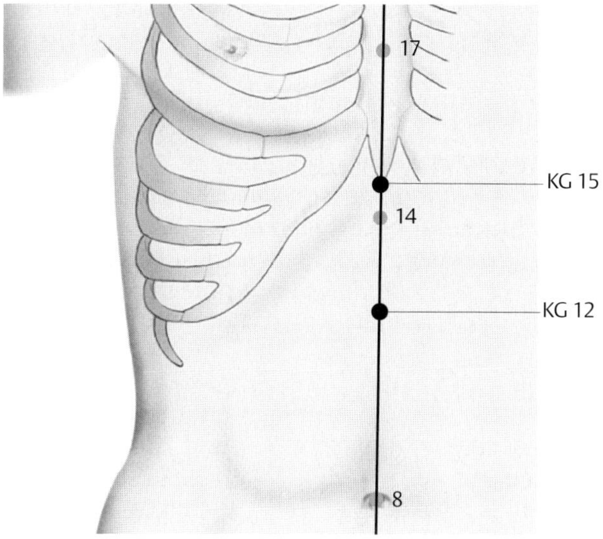
17
KG 15
14
KG 12
8

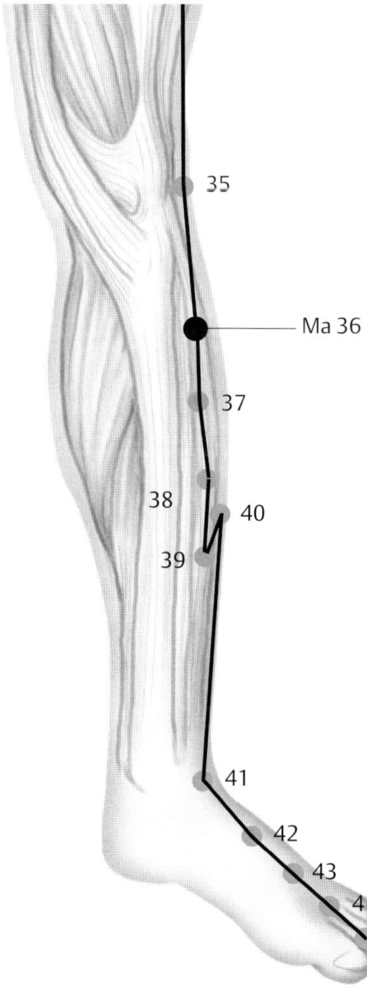
35
Ma 36
37
38
40
39
41
42
43
44
45

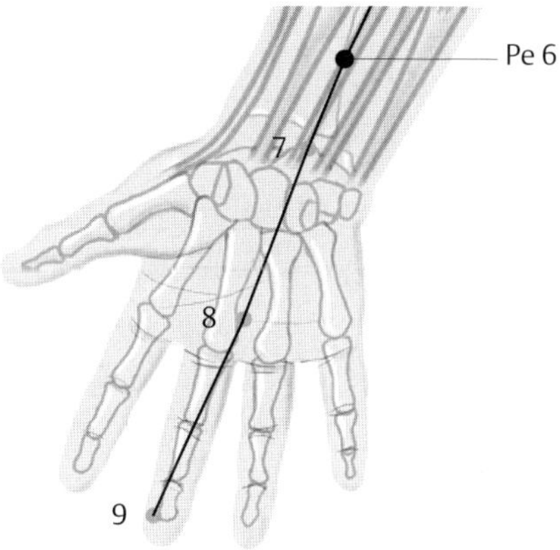
Pe 6
7
8
9

Sinusitis frontalis III

! Sie kennen den Patienten aus Stufe II Seite 108

Nach der ersten Behandlung ist es bei Herrn R. zu einer guten Besserung gekommen: Die Nase ist frei, und der Kopfdruck hat nachgelassen. Der Nachtschlaf, der durch die behinderte Nasenatmung gestört war, hat sich verbessert. Es bestehen tagsüber und bei körperlicher Anstrengung Kopfschmerzen im Stirnbereich, die sich allerdings etwas mehr zur Seite hingezogen haben.

! Diesen Fall finden Sie auch in Stufe IV Seite 246

Das zähe Nasensekret, Kopfschmerz und Hitzegefühl passen zur geröteten, gelblich belegten Zunge. Der Puls ist auffallend voll. Es liegt ein Hitzezustand im Funktionskreis Lunge vor. Nach chinesischer Vorstellung führt der übermäßige Einfluss von Wind und Hitze zur Beeinträchtigung der Lunge. Die *Qi* verteilende und absteigende Funktion der Lunge wird beeinträchtigt, und Flüssigkeiten stauen sich deshalb in den Nebenhöhlen.

Bisher verwendete Punkte:

Di20	lokal wirksamer Punkt
Di4	wichtiger Fernpunkt, immunmodulierend, fiebersenkend
Bl2	lokal wirksamer Punkt
Mi10	immunmodulierend
Ma40	schleimlösend, *Luo*-Punkt

Zusätzlich werden folgende Punkte eingesetzt:

Therapieprinzip Stufe III – Sinusitis frontalis

Ex-HN3 (*Yintang*)
„Meisterpunkt der Nase", lokal wirksam
Lok.: in der Mitte zwischen den Augenbrauen

Gb14 lokal wirksam, indiziert bei Beschwerdeausstrahlung
Lok.: 1 Cun oberhalb der Augenbraue, über der Pupillenmitte bei Geradeausblick

3E23 lokal wirksam, Einsatz je nach Lokalisation der Erkrankung
Lok.: am lateralen Ende der Augenbraue, bzw. leicht kranial davon, in einer kleinen knöchernen Grube

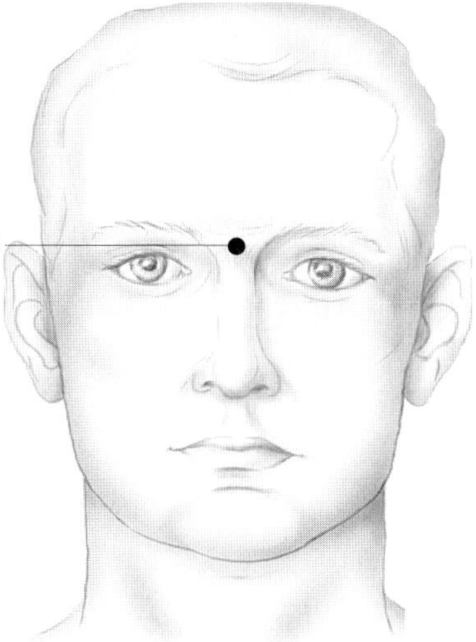
Ex - HN 3

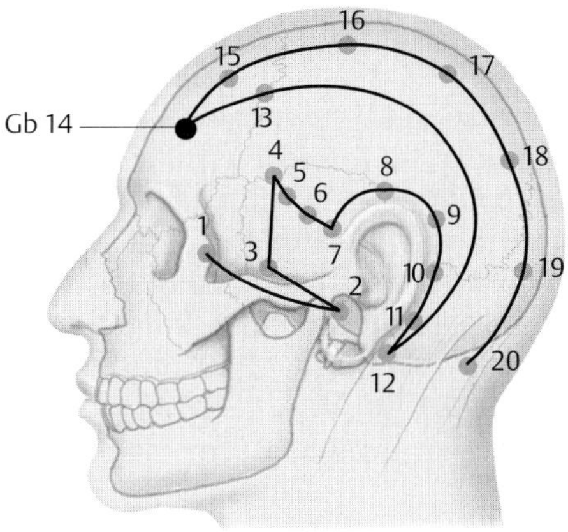
Gb 14
16
15
17
13
4
5
8
6
18
1
9
3
7
19
2
10
11
12
20

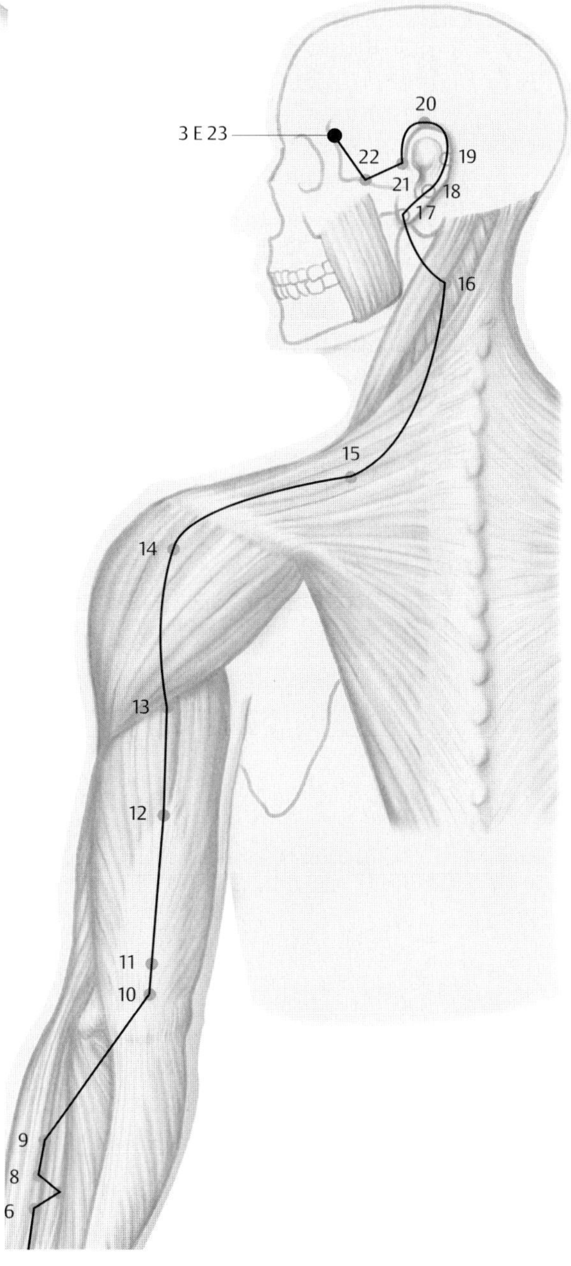
3 E 23
20
22
19
21
18
17
16
15
14
13
12
11
10
9
8
6

Stauungsbeschwerden III

Frau Cäcilie D., 72 Jahre, klagt über Schwere- und Taubheitsgefühl in den Beinen. Im Tagesverlauf nehmen die Beschwerden zu. Es kommt zu einer geringfügigen Schwellung, die im Lauf der Nacht wieder zurückgeht. Allerdings bestehen nachts gelegentlich Wadenkrämpfe. – An wesentlichen Vorerkrankungen sind eine leichte Herzinsuffizienz und eine mäßiggradige Varikose zu erwähnen. Die Herzinsuffizienz ist mit einem milden Diuretikum gut kompensiert. Arterielle Durchblutungsstörungen, eine Beinvenenthrombose, Stoffwechselstörungen oder eine bedeutsame Arthrose finden sich nicht. Die Zunge ist blass und zeigt Zahneindrücke.

! Diesen Fall finden Sie auch in Stufe IV Seite 247

Die Milz hält die Körpersäfte in den Gefäßen. Sie reguliert die Wasser- und Blutverteilung und ist außerdem für Aufnahme, Umwandlung und Transport des Nähr-*Qi* verantwortlich. Sie steht damit in enger Verbindung zu den Funktionen von Lunge und Niere. Ein Mangel an Milz-*Yang* wie bei dieser Patientin führt zu Ödemen, Blässe, Müdigkeit und weichen Stühlen. Ziel der Behandlung ist es, die Milz zu tonisieren und zu wärmen. Die Punkte werden tonisierend genadelt, bei Kältezeichen Moxibustion.

Therapieprinzip Stufe III – Stauungsbeschwerden

Mi3	*Yuan*-Quellpunkt, stärkt die Transport- und Transformationsfunktion der Milz und löst so Flüssigkeit auf, mit Ma40 zusammen schleimlösend	
	Lok.:	an der Fußinnenseite proximal des Köpfchens Os metatarsale I bzw. des Großzehengrundgelenks, am Übergang dorsalem zu plantarem Hauttyp
Mi6	Kreuzung der drei *Yin*-Meridiane, starke milzfördernde Wirkung	
	Lok.:	am Hinterrand der Tibia, 3 Cun oberhalb des Innenknöchels
Mi10	„Meer des Blutes" – der Name erklärt die Wirkung	
	Lok.:	2 Cun proximal des Schnittpunktes von Oberkante Patella und medialem Patellarand, auf dem M. vastus medialis
Bl20	Zustimmungspunkt Milz	
	Lok.:	1,5 Cun lateral der Unterkante des Dornfortsatzes des BWK 11

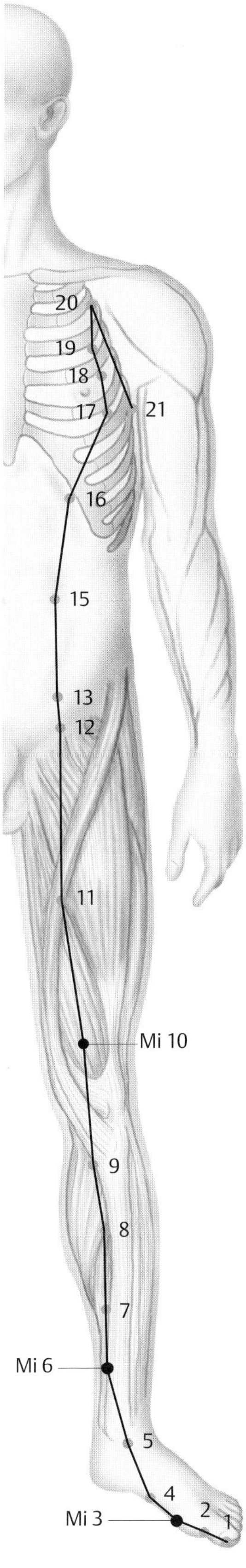
20
19
18
17
21
16
15
13
12
11
Mi 10
9
8
7
Mi 6
5
4
2
Mi 3
1

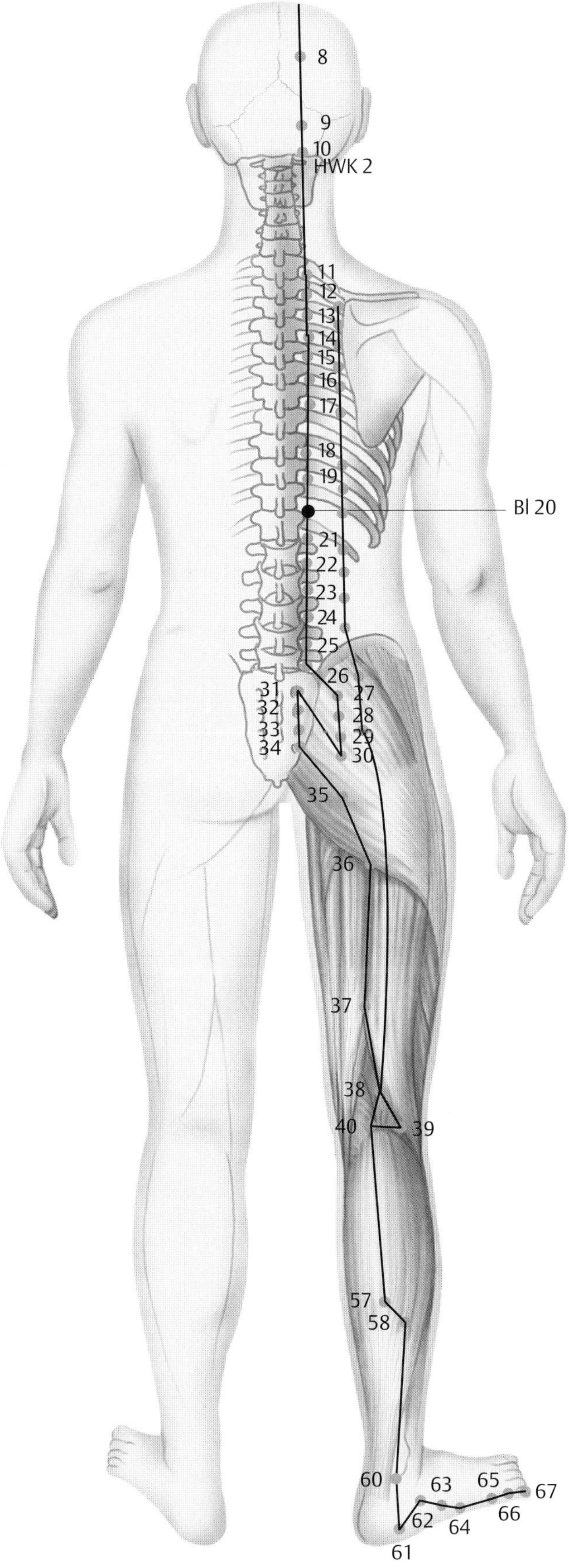
8
9
10
HWK 2
11
12
13
14
15
16
17
18
19
Bl 20
21
22
23
24
25
26
31
27
32
28
33
29
34
30
35
36
37
38
40
39
57
58
60
63
65
67
62
64
66
61

Sucht III

Herr Frank U. ist 48 Jahre alt und hat ein langjährig bestehendes Alkoholproblem. Mehrfache Entgiftungsversuche, die er selbst zu Hause durchführen wollte, sind an den aufgetretenen Entzugssymptomen gescheitert. Immerhin besteht Krankheitseinsicht, und bei Hr. U. entwickelt sich die Überzeugung, dass auch eine Behandlungsbedürftigkeit besteht. Derzeit sind Arbeitsplatz und Partnerschaft gleichermaßen bedroht, die Motivation zum Entzug ist daher recht hoch.

! Diesen Fall finden Sie auch in Stufe IV Seite 248

Nach einem Gespräch, zu dem auch die Ehefrau eingeladen war, konnte die Versorgung von Herrn U. während der Entgiftungsphase geklärt werden. In der dann notwendigen Betreuung werden sich Gattin und Tochter abwechseln, so dass Herr U. nicht unbeaufsichtigt und ohne Hilfe ist. Herr U. wird krankgeschrieben und anfangs täglich behandelt. Dabei finden nach dem Setzen der Nadeln stützende Gespräche statt.

Neben den hier aufgeführten Punkten können weitere Punkte je nach Entzugssymptomatik indiziert sein: z. B. Di4 zur Behandlung von Kopfschmerzen, Pe6 bei Übelkeit und Erbrechen, He7 bei Angstzuständen oder Orthostase, *Qi*-stärkende Punkte wie Ma36, Mi6 oder KG6. Diese Punkte werden bei den entsprechenden Krankheitsbildern ausführlicher dargestellt und hier deshalb nicht erneut besprochen.

Therapieprinzip Stufe III – Sucht

Wichtige Punkte:

LG20 harmonisiert und reguliert den *Qi*-Fluss

Lok.: im Schnittpunkt der Medianlinie des Kopfes mit der Verbindungslinie beider Ohrspitzen (Gb8)

Ex-HN 1 (*Sishencong*)
unterstützt LG20

Lok.: 4 Punkte („4 Weise"), die sich je 1 Cun vor, hinter und neben LG20 befinden

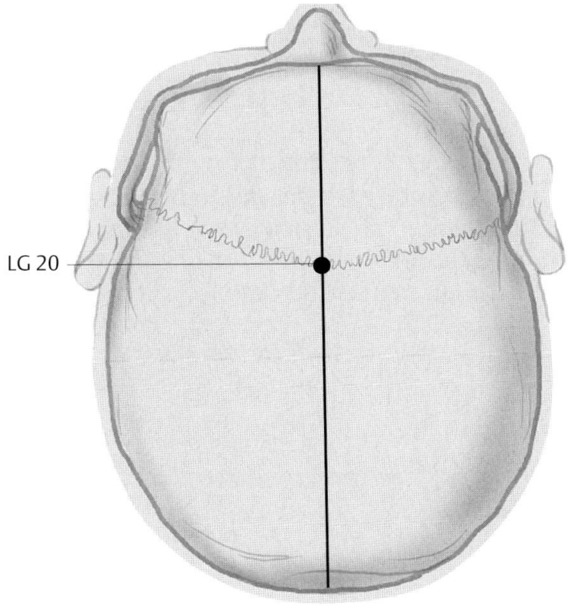
LG 20

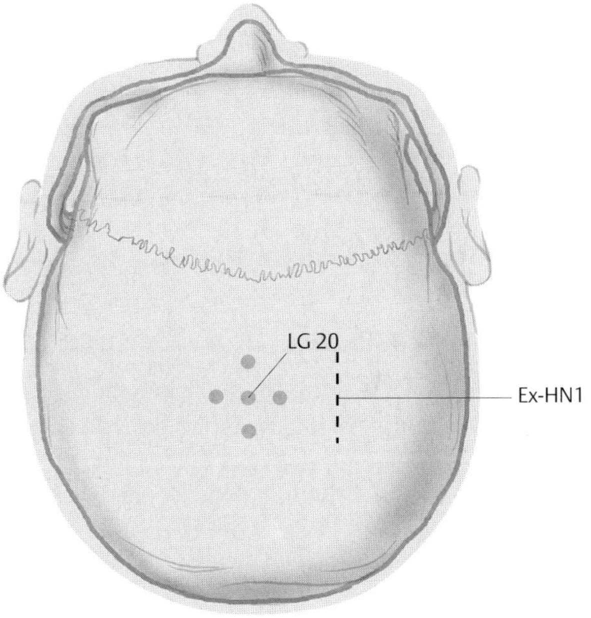
LG 20
Ex-HN1

Tennisellenbogen III

! Sie kennen den Pat. aus Stufe II Seite 110

Infolge der fortbestehenden beruflichen Belastung kommt es immer wieder bei Herrn Frank O. zu arbeitsbedingten Verschlechterungen des Beschwerdebildes. Wenn die Beschwerden wieder auftreten, nimmt Herr O. bei der Arbeit eine Schonhaltung ein und belastet so vermehrt die laterale Schultermuskulatur. Die Schmerzen sind dann einschießend und breiten sich seitlich über Ober- und Unterarm aus.

! Diesen Fall finden Sie auch in Stufe IV Seite 249

Bisher verwendete Punkte:

Lu5	Ausleitungspunkt, lokal wirksam
Locus dolendi	Punkte am Schmerzort und in der Umgebung
Di4	der am stärksten schmerzwirksame Punkt, *Yuan*-Quellpunkt
Di10	lokal wirksam
Di11	Ausleitungspunkt, lokal wirksam
He3	Lokalpunkt
Dü3	schmerzwirksamer Punkt mit Wirkung zum Ellenbogen hin

Das Therapiekonzept wird um einen der wichtigsten Punkte bei seitlichen, einschießenden Schmerzen mit wanderndem Charakter ergänzt:

Therapieprinzip Stufe III – Tennisellenbogen

Gb34 Meisterpunkt der Muskeln und Sehnen, Ausleitungspunkt, UEP der Gallenblase, wichtig für gestörte Bewegung und Koordination. Der Punkt wird beidseits genadelt.

Lok.: vor und unter dem Fibulaköpfchen, Ma 36 liegt ca. 1 Cun weiter distal und in der Mitte zwischen Tibia und Fibula

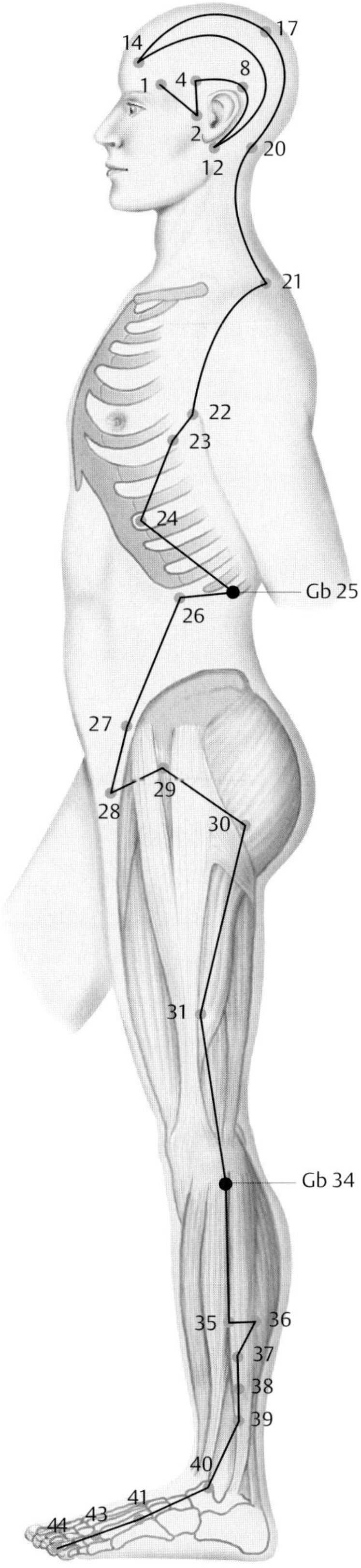

14
17
8
1
4
2
20
12
21
22
23
24
Gb 25
26
27
29
28
30
31
Gb 34
35
36
37
38
39
40
41
43
44

Trigeminusneuralgie III

! Sie kennen die Patientin aus Stufe II Seite 112

Wenn sich die Beschwerden bei Patienten mit einer Trigeminusneuralgie mit den bisher eingesetzten Punkten nicht bessern lassen, können Punkte nach den Regeln der Fünf Elemente hinzugenommen werden. Die Trigeminusneuralgie mit ihrem plötzlichen, einschießenden Schmerz zeigt typische Wind-Charakteristika, so dass Punkte aus dem Funktionskreis Gallenblase verwendet werden sollten. Auch übergeordnete Punkte, die den Qi-Fluss harmonisieren, können verwendet werden.

! Diesen Fall finden Sie auch in Stufe IV Seite 250

Bisher verwendete Punkte:

Di4 stark schmerzwirksam
Bl60 zusammen mit Dü3
Dü3 schaltet die *Tai Yang*-Achse und das Lenkergefäß (LG14) ein
Ma44 wichtiger schmerzwirksamer Fernpunkt bei Gesichtsschmerzen
Lokalpunkte
Ma2 – Ma8

Weitere geeignete Punkte:

Therapieprinzip Stufe III – Trigeminusneuralgie

Gb34 Ausleitungspunkt, stark wirksamer UEP
Lok.: vor und unter dem Fibulaköpfchen, Ma 36 liegt ca. 1 Cun weiter distal und in der Mitte zwischen Tibia und Fibula

Gb20 Windpunkt
Lok.: an der Unterkante des Okziput, zwischen den Ansätzen des M. sternocleidomastoideus und M. trapezius, etwas lateral und kranial von Bl10

Gb41 schmerzwirksamer Fernpunkt
Lok.: in einer Vertiefung distal des 4. und 5. Tarsometatarsalgelenkes, lateral der Sehnen des M. extensor digitorum longus

LG20 harmonisiert den *Qi*-Fluss
Lok.: im Schnittpunkt der Medianlinie des Kopfes mit der Verbindungslinie beider Ohrspitzen (Gb8)

Ex-HN1 (*Sishencong*) unterstützt LG20
Lok.: 4 Punkte, die sich je 1 Cun vor, hinter und neben LG20 befinden

Le3 bei krampfartigen Beschwerden, *Yuan*-Punkt
Lok.: 2 Cun proximal der Zwischenzehenfalte der 1. und 2. Zehe

Dü18 Lokalpunkt (kontralateral nadeln!)
Lok.: unter dem lateralen Augenwinkel, kaudal des Jochbeinbogens

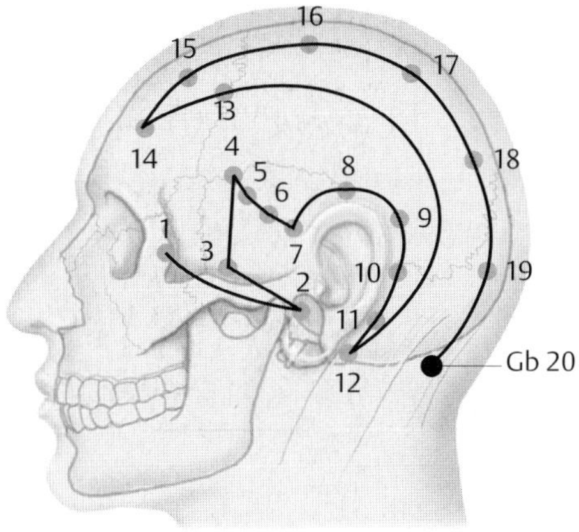
16
15
17
13
14
4
18
5
8
6
9
1
3
7
19
2
10
11
Gb 20
12

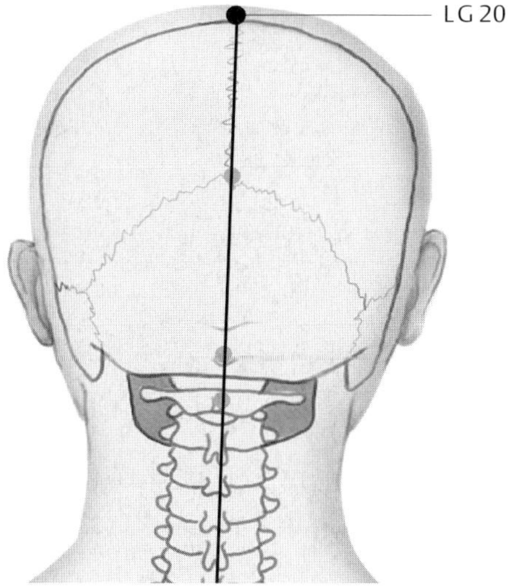
LG 20

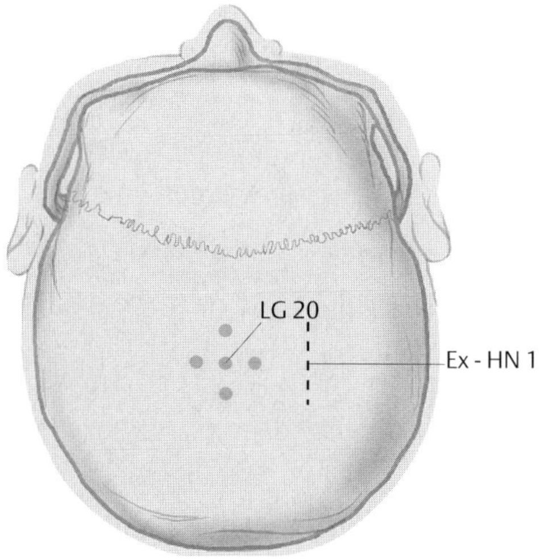
LG 20
Ex - HN 1

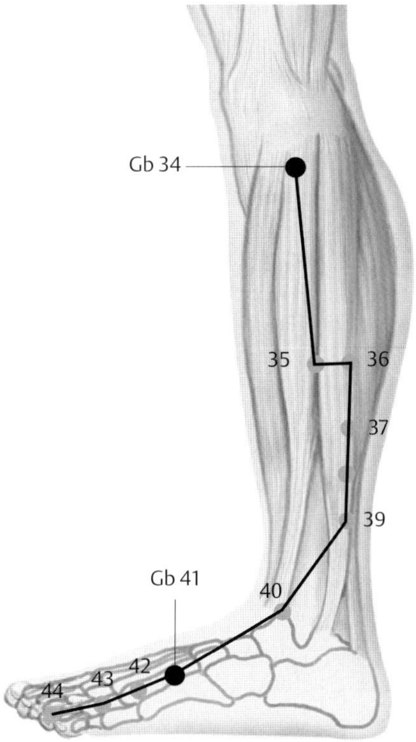
Gb 34
35
36
37
39
Gb 41
40
42
43
44

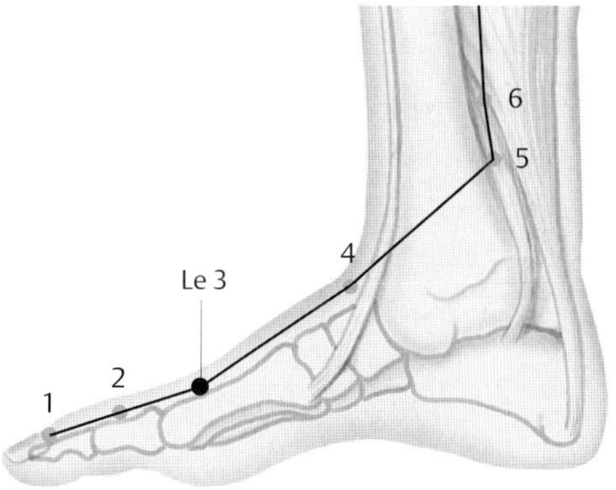
6
5
4
Le 3
2
1

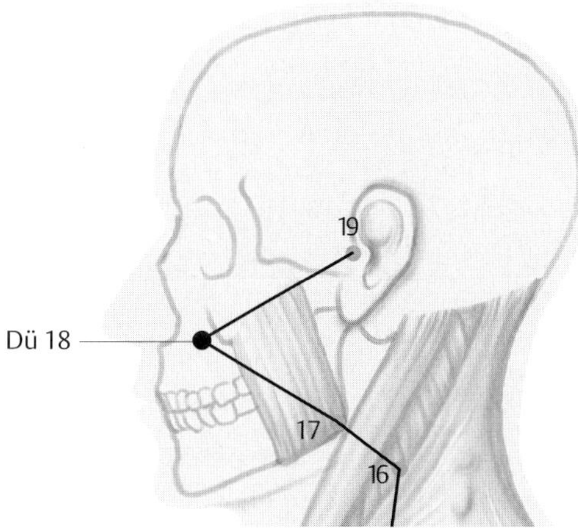
19
Dü 18
17
16

Vegetative Dystonie III

Sie kennen die Patientin aus Stufe II Seite 114

Frau Anna O. fühlt sich weiterhin sehr schwach und anfällig. Aus Sicht der chinesischen Medizin ist es zu einer Innen-Krankheit mit Störungen im Bereich des emotionalen Erlebens gekommen. Hier bietet sich nach der im Vordergrund stehenden Emotion eine Behandlung über die entsprechenden Funktionskreise an.

Diesen Fall finden Sie auch in Stufe IV Seite 251

Bisher verwendete Punkte:

Lu9	Tonisierungspunkt Lunge
Di11	Tonisierungspunkt Dickdarm
Ma36	UEP Magen, *Qi*-stärkender Punkt
Mi6	Kreuzung der drei *Yin*-Meridiane am Bein, *Qi*-stärkender Punkt
He7	*Yuan*-Quellpunkt mit starker psychisch stützender Wirkung
He9	Tonisierungspunkt des Herz-Meridians

Weitere geeignete Punkte:

Therapieprinzip Stufe III – Vegetative Dystonie

Allgemein Energie zuführende und ausgleichende Punkte:

LG20 allgemein *Qi*-regulierender Punkt

Lok.: im Schnittpunkt der Medianlinie des Kopfes mit der Verbindungslinie beider Ohrspitzen (Gb8)

KG6 „Meer der Energie“

Lok.: 1,5 Cun unterhalb des Nabels, in der Medianlinie

Bei vorherrschender Trauer (Störung im Funktionskreis Lunge):

Bl13 Zustimmungspunkt Lunge

Lok.: 1,5 Cun lateral der Unterkante des Dornfortsatzes des BWK 3

Lu9 Quellpunkt Lunge

Lok.: lateral der A. radialis an der radialen Handgelenksbeugefalte in einer gut palpablen Vertiefung

Bl17 Zustimmungspunkt Zwerchfell

Lok.: 1,5 Cun lateral der Unterkante des Dornfortsatzes des BWK 7

KG17 Meisterpunkt für die Atmung

Lok.: auf der Medianlinie in Höhe der Mamillen (4. ICR)

Bei überwiegender Sorge, entsprechend dem Funktionskreis Milz:

Bl20 Zustimmungspunkt Milz

Lok.: 1,5 Cun lateral der Unterkante des Dornfortsatzes des BWK 11

Le13	Alarmpunkt Milz
	Lok.: am freien Ende der 11. Rippe
KG12	Alarmpunkt des Magens und des Mittleren Drei Erwärmers mit Verbindung zu Milz und Pankreas
	Lok.: in der Mitte der Linie von Nabel zur Basis des Xiphoids
Mi6	Kreuzung der drei *Yin*-Meridiane, zusammen mit Ma36 stark *Qi*-zuführender Punkt
	Lok.: am Hinterrand der Tibia, 3 Cun oberhalb des Innenknöchels

Bei Stress und Überlastung als Hinweis auf eine Funktionsstörung im Bereich Herz:

Bl15	Zustimmungspunkt Herz
	Lok.: 1,5 Cun lateral der Unterkante des Dornfortsatzes des BWK 5
He7	Quellpunkt und Sedierungspunkt im Funktionskreis Herz
	Lok.: auf der Handgelenksbeugefalte, radial der Sehne des M. flexor carpi ulnaris
KG17	Meisterpunkt der Thoraxorgane
	Lok.: auf der Medianlinie in Höhe der Mamillen (4. ICR)

Bei überwiegender Angststörung (Funktionskreis Niere):

Bl23	Zustimmungspunkt Niere
	Lok.: 1,5 Cun lateral der Unterkante des Dornfortsatzes des LWK 2
Ni3	Quellpunkt des Nieren-Meridians
	Lok.: in der Mitte zwischen dem Malleolus medialis und der Achillessehne (gegenüber von Bl60)
LG4	reguliert das *Yang* der Nieren
	Lok.: unterhalb des Dornfortsatzes von LWK 4, zwischen Bl25
He7	stark psychisch wirksamer Punkt
	Lok.: auf der Handgelenksbeugefalte, radial der Sehne des M. flexor carpi ulnaris

Bei blockierter Aggression (Funktionskreis Leber):

Bl18	Zustimmungspunkt Leber
	Lok.: 1,5 Cun lateral der Unterkante des Dornfortsatzes des BWK 9
Le14	Alarmpunkt des Leber-Meridians
	Lok.: im 6. ICR auf der Mamillarlinie
Le3	Quellpunkt Leber
	Lok.: im proximalen Winkel zwischen Os metatarsale I und II
He7	beruhigend
	Lok.: auf der Handgelenksbeugefalte, radial der Sehne des M. flexor carpi ulnaris

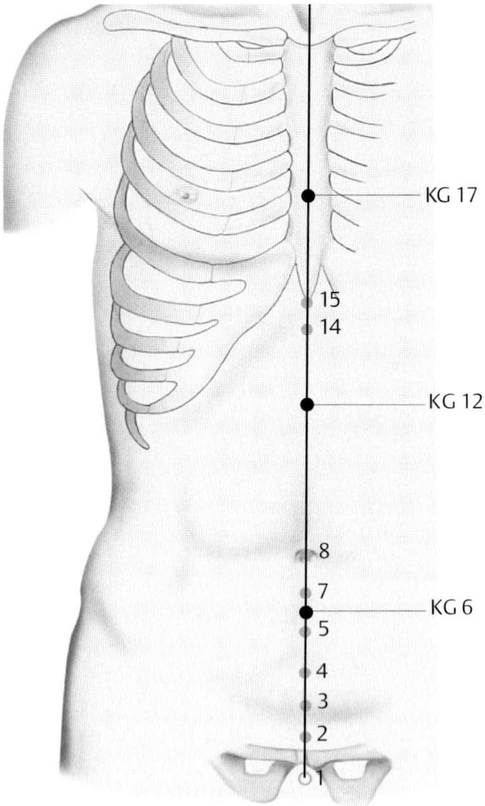
KG 17
15
14
KG 12
8
7
KG 6
5
4
3
2
1

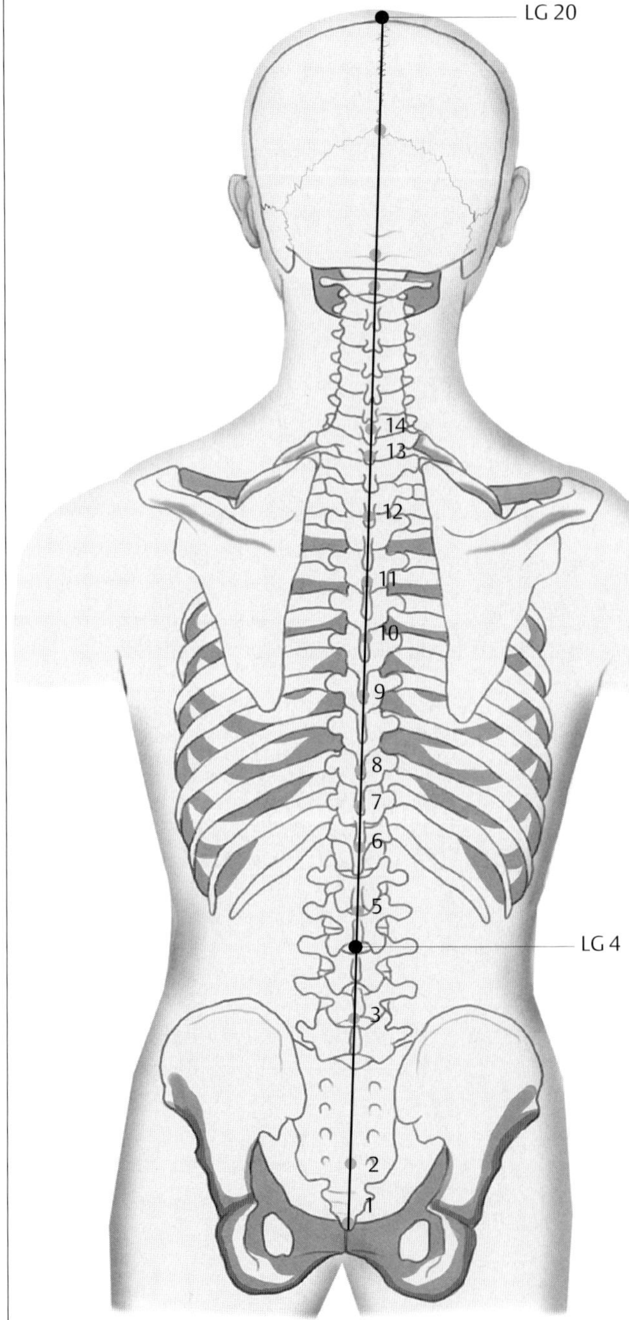
LG 20
14
13
12
11
10
9
8
7
6
5
LG 4
3
2
1

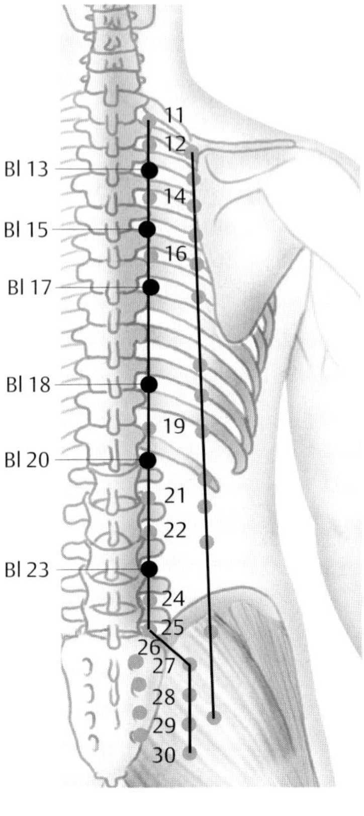
11
12
Bl 13
14
Bl 15
16
Bl 17
Bl 18
19
Bl 20
21
22
Bl 23
24
25
26
27
28
29
30

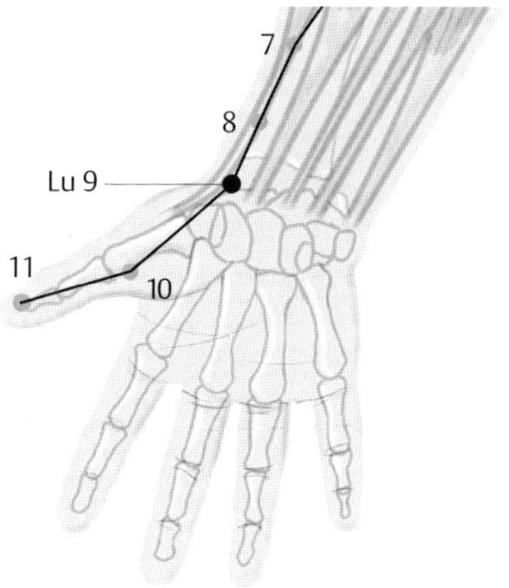
7
8
Lu 9
11
10

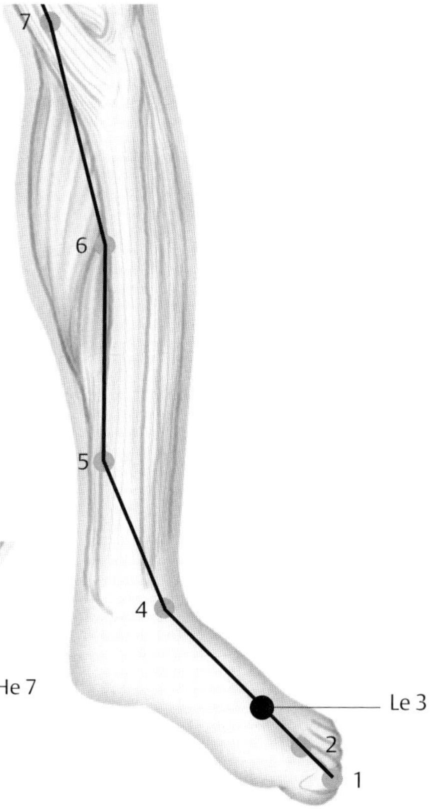
7
6
5
4
Le 3
2
1

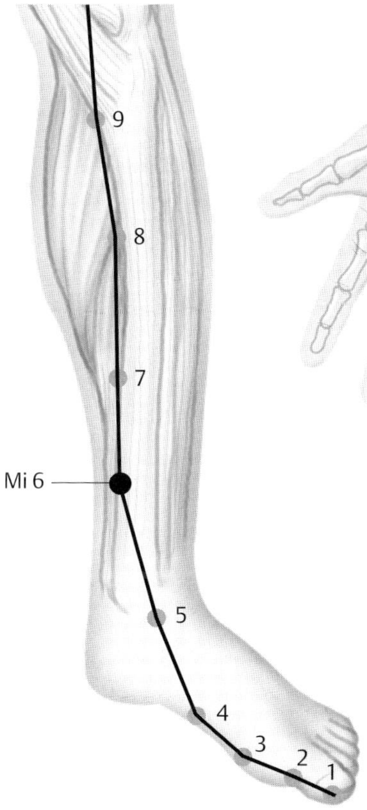
9
8
7
Mi 6
5
4
3
2
1

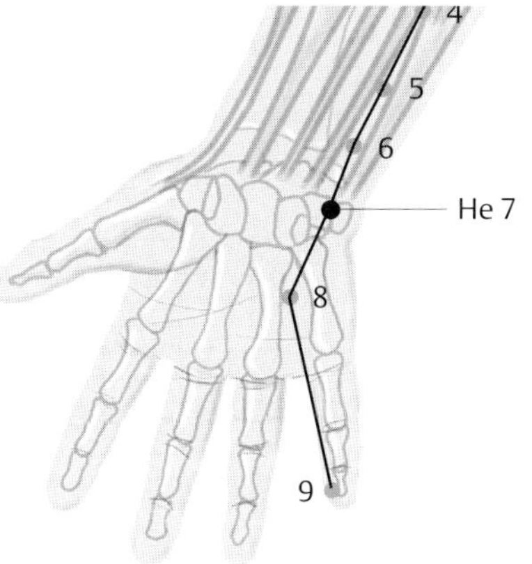
4
5
6
He 7
8
9

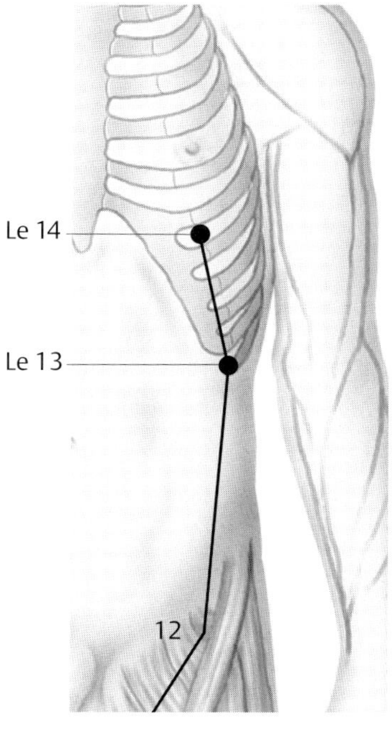
Le 14
Le 13
12

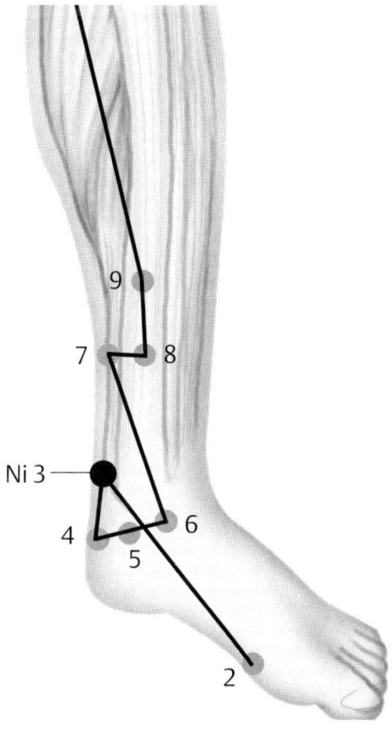
9
7
8
Ni 3
4
5
6
2

Wadenkrämpfe III

Sie kennen den Patienten aus Stufe I Seite 58

Leider haben sich die nächtlichen Beschwerden von Herrn Peter I. durch die Nadelung der schmerzwirksamen Punktkombination Di4 und Lu7 noch nicht gut bessern lassen. Während der Behandlungstermine in der Praxis ist Herr I. ja auch beschwerdefrei, die Schmerzen treten erst nachts im Liegen auf. Das Therapieregime wird daher durch lokal wirksame Punkte ergänzt. Diese Punkte werden ebenfalls sedierend genadelt und sollten während der Sitzung zumindest noch ein bis zwei Mal bewegt werden.

Diesen Fall finden Sie auch in Stufe IV Seite 252

Lu7	*Luo*-Punkt
Di4	stark schmerzlösender Punkt
Ma36	*Qi*-stärkender Punkt, UEP Magen
Ma40	*Luo*-Punkt
Mi3	*Yuan*-Quellpunkt
Mi6	*Qi*-stärkender Punkt, Kreuzung der drei *Yin*-Meridiane am Bein

Weitere geeignete Punkte:

Therapieprinzip III – Wadenkrämpfe

Bl57 Lokalpunkt mit besonders guter Wirkung bei Wadenkrämpfen

Lok.: etwa in Wadenmitte, in der Vertiefung, die aus den beiden Köpfen des M. gastrocnemius gebildet wird, in der Mitte von Bl40 und Bl60

Le3 krampflösender Punkt

Lok.: im proximalen Winkel zwischen Os metatarsale I und II

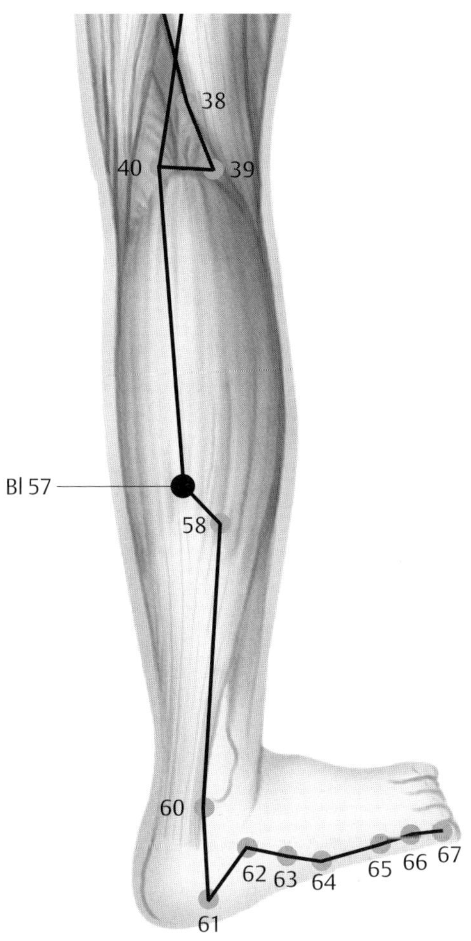
38
40
39
Bl 57
58
60
62
63
64
65
66
67
61

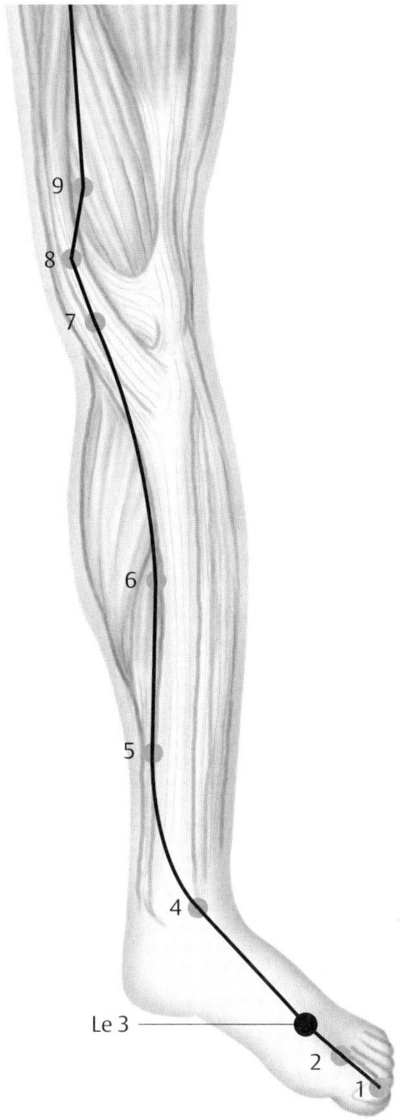
9
8
7
6
5
4
Le 3
2
1

Zahnschmerzen III

! Sie kennen die Patientin aus Stufe I Seite 60

Frau Birgit Y. ist inzwischen vom Kieferorthopäden mit einer Aufbissschiene versorgt worden.

! Diesen Fall finden Sie auch in Stufe IV Seite 253

Wegen der schon länger bestehenden Beschwerden wird der Funktionskreis Niere in das Konzept mit einbezogen, dem die Zähne zugeordnet sind (Wasser-Element). Bei fortbestehenden Zahnschmerzen kann mit weiteren Fernpunkten, z. B. auf dem Drei Erwärmer, ein Zusatznutzen erreicht werden.

Bisher verwendete Punkte:

Di4	einer der wichtigsten schmerzwirksamen Punkte, auch geeignet vom Meridianverlauf her
Di20	Endpunkt des Meridians, Lokalpunkt (kontralateral stechen)
Ma4	Lokalpunkt
Ma5	Lokalpunkt
Ma6	Lokalpunkt
Ma7	Lokalpunkt
Ma44	Fernpunkt

Weitere geeignete Punkte:

Therapieprinzip Stufe III – Zahnschmerzen

Ni3 wichtiger Fernpunkt, *Yuan*-Quellpunkt

Lok.: in der Mitte zwischen dem Malleolus medialis und der Achillessehne (gegenüber von Bl60)

3E8 Gruppen-*Luo*-Punkt der drei *Yang*-Meridiane der Hand, Fernpunkt

Lok.: 3 Cun proximal der dorsalen Handgelenksbeugefalte, zwischen Radius und Ulna, in Supination aufsuchen

Dü19 lokale Wirkung zum Oberkiefer hin

Lok.: in der Mulde vor dem Tragus, in einer Vertiefung (Mund öffnen lassen), zwischen 3E21 und Gb2

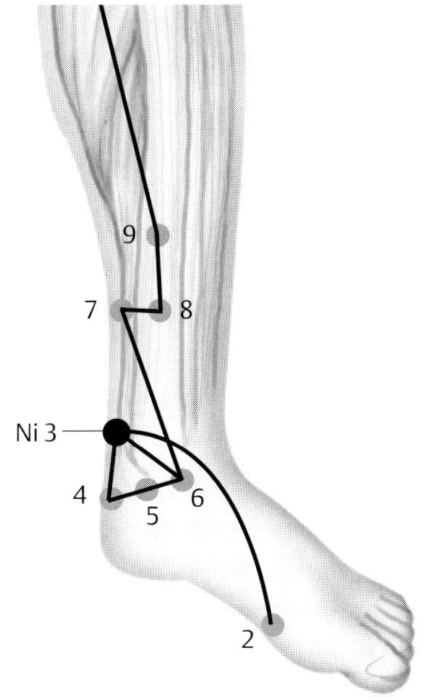
9
7
8
Ni 3
4
5
6
2

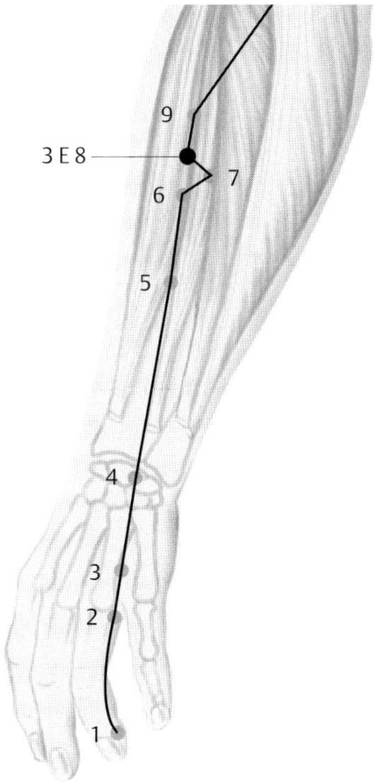
9
3 E 8
7
6
5
4
3
2
1

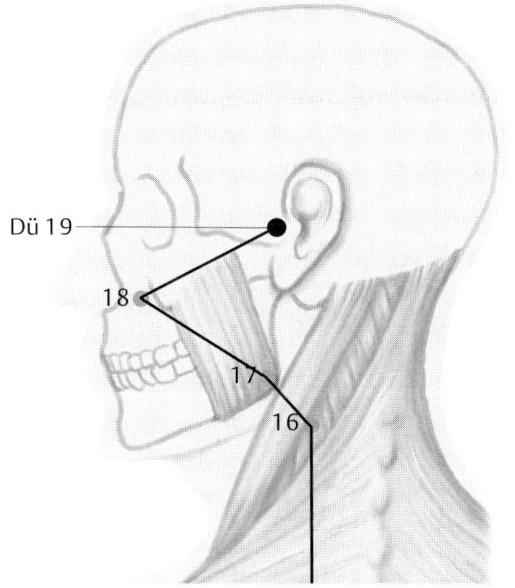
Dü 19
18
17
16

Zervikalsyndrom III

! Sie kennen den Patienten aus Stufe II Seite 116

Da bei Ingo Z. Wind als auslösender, pathogener Faktor erkannt werden kann (Zugluft bei einer Cabriofahrt, ziehender/reißender Schmerzcharakter, wechselnde Lokalisation), sollten vermehrt Wind ausleitende Punkte eingesetzt werden. Nach der Theorie der acht diagnostischen Kriterien hingegen liegt weiterhin eine typische Yang-Erkrankung vor, daher sollten die entsprechenden Leitbahnen ebenfalls berücksichtigt werden.

! Diesen Fall finden Sie auch in Stufe IV Seite 254

Bisher verwendete Punkte:

Lu7	*Luo*-Punkt
Di4	stark schmerzwirksamer Punkt, *Yuan*-Quellpunkt
Dü3	*Yuan*-Quellpunkt, schaltet mit Bl60 zusammen die *Tai Yang*-Achse ein
Bl10	wichtiger lokal wirksamer Punkt, oft bei der Palpation dolent
Bl11	ebenfalls lokal wirksam, Meisterpunkt der Knochen
Bl12	„Tor des Windes“
Bl60	schaltet mit Dü3 die *Tai Yang*-Achse ein, wichtiger Fernpunkt.

Weitere geeignete Punkte:

Therapieprinzip Stufe III – Zervikalsyndrom

LG20 *Qi*-regulierender Punkt mit übergeordneter Wirkung

Lok.: im Schnittpunkt der Medianlinie des Kopfes mit der Verbindungslinie beider Ohrspitzen (Gb8)

LG14 Vereinigungspunkt aller *Yang*-Meridiane, wird von Dü3 eingeschaltet

Lok.: unterhalb des Dornfortsatzes HWK 7

3E5 weiterer hilfreicher Fernpunkt, *Luo*-Punkt

Lok.: 2 Cun proximal der dorsalen Handgelenksbeugefalte, gegenüber von Pe6, zwischen Radius und Ulna, in Supination aufsuchen

Gb20 wichtiger Wind ausleitender Lokalpunkt

Lok.: an der Unterkante des Okziput, zwischen den Ansätzen des M. sternocleidomastoideus und M. trapezius. Der Punkt liegt etwas lateral und kranial von Bl10.

Gb21 Alarmpunkt, Lokalpunkt

Lok.: vor dem Mastoid, hinter dem Ohrläppchen

Gb34 Ausleitungspunkt, Fernpunkt

Lok.: vor und unter dem Fibulaköpfchen, Ma 36 liegt ca. 1 Cun weiter distal und in der Mitte zwischen Tibia und Fibula

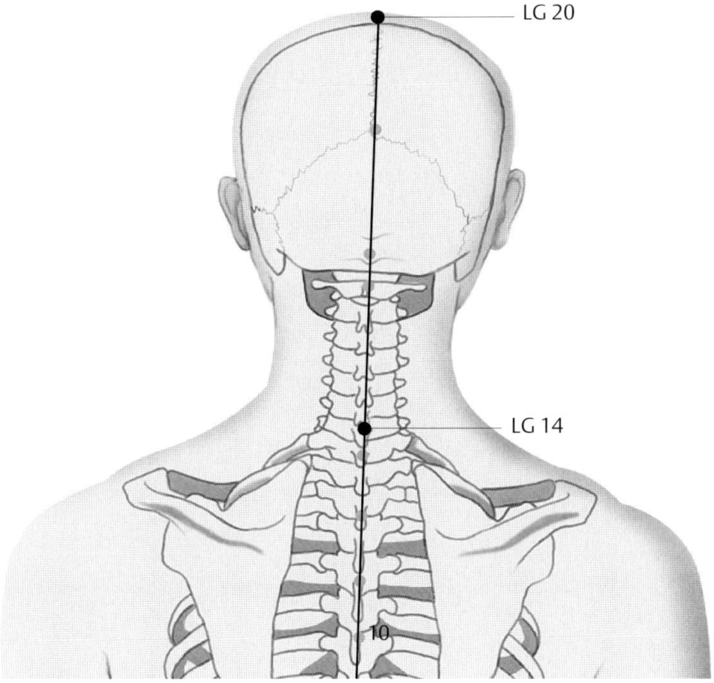
LG 20
LG 14
10

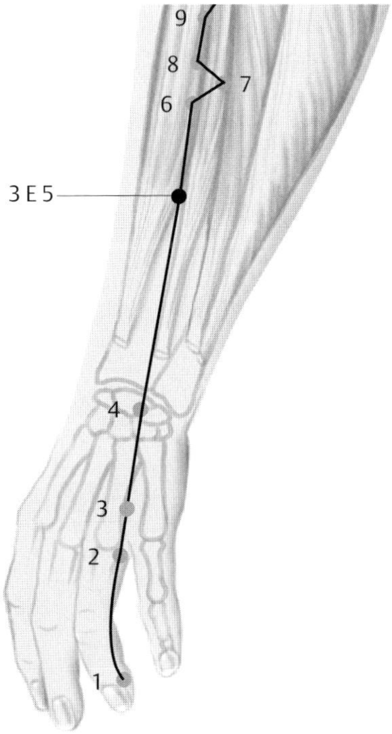
9
8
7
6
3 E 5
4
3
2
1

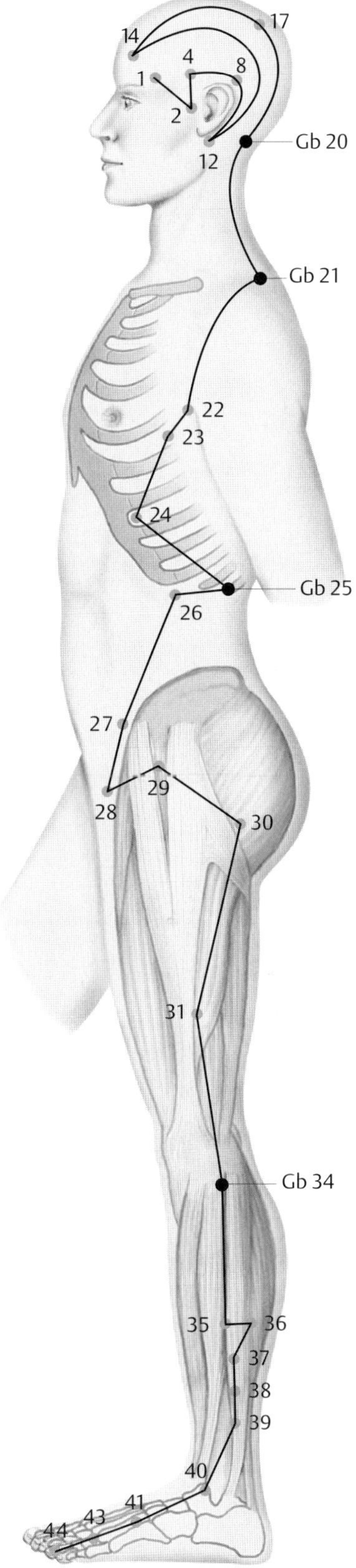
17
14
4
8
1
2
Gb 20
12
Gb 21
22
23
24
Gb 25
26
27
29
28
30
31
Gb 34
35
36
37
38
39
40
41
43
44

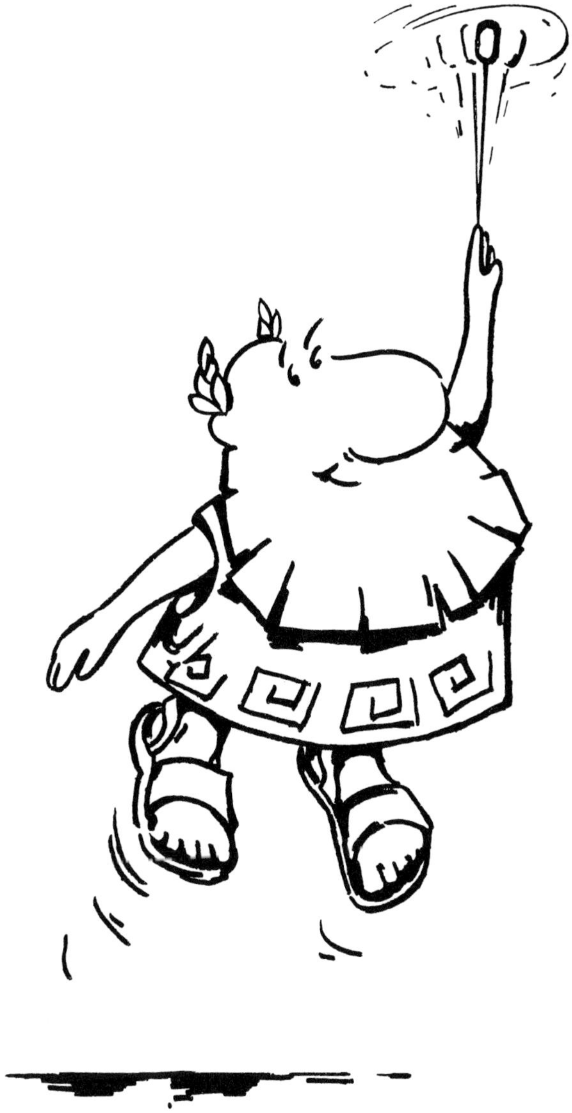

Stufe IV

Adipositas IV

! Sie kennen die Patientin aus Stufe III Seite 120

Frau Roswitha P. nimmt weiterhin kontinuierlich Gewicht ab. Sie hat innerhalb von zehn Wochen 6,5 kg an Gewicht verloren und ist darauf mit Recht sehr stolz. Die anfänglichen, funktionell und durch die begleitende Ernährungsumstellung bedingten Beschwerden haben sich inzwischen fast vollständig gelegt. Sie hat ein gutes Gefühl und möchte deshalb die Abstände zwischen den Behandlungen verlängern. Dazu wird ein Konzept der Ohrakupunktur empfohlen und gleichzeitig angeboten, bei Bedarf auch zwischen den vorgesehenen Terminen zur Behandlung zu kommen.

Bisher verwendete Punkte:

Ma36	psychische Stabilisierung, bessert auch die Begleiterscheinungen	3E3	Tonisierungspunkt der Drei Erwärmer
Mi6	gegen die Lust auf Süßes	Le3	krampflösender Punkt
He7	psychische Stabilisierung	LG20	allgemein *Qi*-fördernder und harmonisierender Punkt
Pe6	zur Regulation der Tätigkeit im oberen Magen-Darm-Trakt	KG12	Alarmpunkt des Magens

Therapieprinzip Stufe IV – Adipositas

Weitere geeignete Punkte am Ohr:
Shen Men 55,
Omegahauptpunkt,
Omega I,
Omega II,
Magen 87,
Kardia 86,
Mund 84,
Vegetativum I 51,
Vegetativum II 34,
Polster 29,
Point Jérôme 29b,
Antiaggression PT 1.

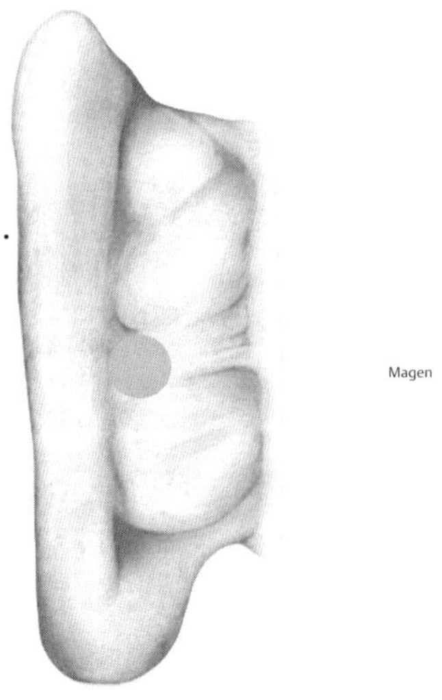

Die Ohrakupunktur kann bevorzugt mit Kügelchen oder Dauernadeln durchgeführt werden, da so eine längere Stimulation der Punkte erreicht wird. Zusätzlich zur Behandlung der Ohrpunkte bietet es sich an, bei jeder Sitzung auch einige Körperpunkte ergänzend zu nadeln. Hier haben sich besonders die *Qi*-stärkenden Punkte bewährt (Ma36, Mi6, KG6).

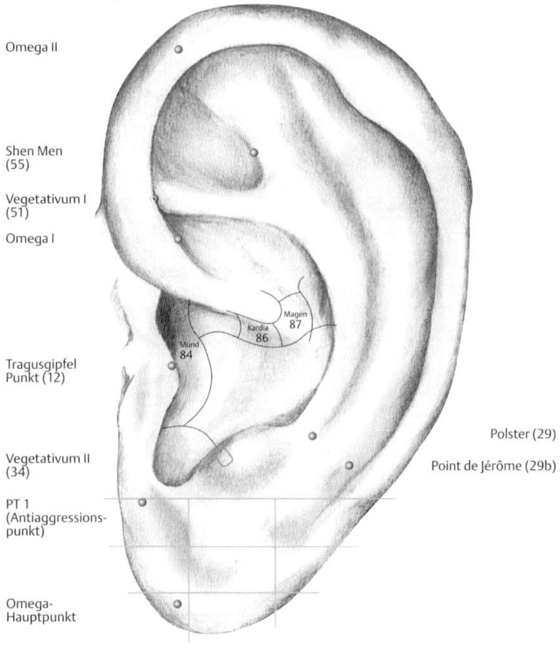

Akne IV

! Sie kennen den Patienten aus Stufe I Seite 14

Bei Denis V. sind die pustulösen Veränderungen weitgehend zurückgegangen, es bilden sich auch nur noch wenig neue Aknepickel. Denis fühlt sich auch insgesamt ausgeglichener und leistungsfähiger. Was immer noch stört, sind die einsetzende Narbenbildung und die doch recht großflächigen Hautrötungen um die abheilenden Akneherde herum.

Aus Sicht der Traditionellen Chinesischen Medizin bietet sich die zusätzliche Behandlung mit einer Rezeptur an. Als Besonderheit ist hier die Möglichkeit der äußerlichen Anwendung gegeben. Die Rezeptur wird dazu in einer reichlichen Wassermenge abgekocht und dann in eine flache Badewanne gegeben. Der Patient badet hierin.

Zusätzlich kommt die Laserbehandlung der befallenen Hautstellen in Betracht. Die Laserpunktur sollte zweimal wöchentlich durchgeführt werden. Die bisher verwendeten Hauptpunkte werden weiterhin – je nach derzeitigem Beschwerdebild – genadelt:

Lu7	*Luo* zu Di4
Di4	*Yuan*-Quellpunkt, immunmodulierend
Di11	Ausleitungs- und Tonisierungspunkt
Ma36	Ausleitungspunkt Magen, UEP
Mi6	Kreuzung der drei *Yin*-Meridiane am Bein
Mi10	immunmodulierend

Therapieprinzip Stufe IV – Akne

Rezeptur zu Bereitung eines Dekoktes zur äußerlichen Anwendung (nach Maciocia. Tagesdosen: 5 g je Droge, entsprechend einer Gesamtmenge von 30 g täglich):

Rhizoma Rhei
Radix Scutellariae
Cortex Phellodendri
Radix Sophorae flavescentis
Flos Chrysanthemi
Herba Violae

Asthma bronchiale IV

! *Sie kennen die Patientin aus Stufe III Seite 122*

Die Auswertung der Peak flow-Protokolle von Frau Irmgard L. und die Befragung ergeben, dass eine gewisse Stabilisierung des Zustandes eingetreten ist. Die Tage, an denen wegen einer Verschlechterung zusätzlich Cortison oral eingenommen oder der Notarzt zugezogen werden musste, sind viel seltener geworden.

Bisher verwendete Punkte:

Lu1	Alarmpunkt
Lu5	Sedierungspunkt, kühlt die Hitze der Lunge
Lu7	*Qi*-stärkend, *Luo,* Einschaltpunkt des *Ren Mai*
Lu8	bei Trockenheit
Lu9	*Yuan*-Quellpunkt und Tonisierungspunkt
Lu10	bei Hitzezeichen
Lu11	bei akuten Verschlechterungen und Notfällen
Di4	*Yuan*-Quellpunkt
Di11	Tonisierungspunkt, leitet Hitze, Wind und Feuchtigkeit ab
Ma36	UEP Magen
Ma40	schleimlösender Punkt, *Luo*-Punkt
Mi3	stärkt den Funktionskreis Milz
Mi6	schleimlösender Punkt, *Yuan*-Quellpunkt
Bl13	Zustimmungspunkt Lunge
Bl20	Zustimmungspunkt der Milz
Ni27	Lokalpunkt und Endpunkt der Leitbahn
Gb20	gegen Windeinflüsse
LG14	gegen Windeinflüsse
LG20	als allgemein sedierender und regulativ wirkender Punkt
KG4	bei Leere-Zuständen mit *Qi*-Mangel
KG17	Meisterpunkt der Atmung, Hauptpunkt des Körper-*Qi* mit Verbindung zu Milz, Leber, Niere, Lunge, Perikard und Herz

Therapieprinzip Stufe IV – Asthma bronchiale

Die bisherige Behandlungsstrategie wird im Wesentlichen fortgesetzt und durch Ohrakupunktur ergänzt:

Vegetativum I 51,
Vegetativum II 34,
Shen Men 55,
Polster 29,
Antiaggression PT 1,
Omegahauptpunkt.

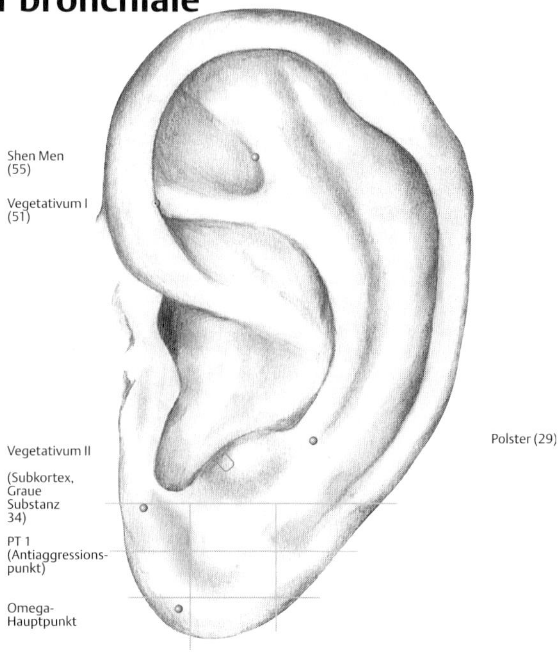

Es sei darauf hingewiesen, dass oberflächlich gelegene Punkte auch gut mit einem Softlaser gereizt werden können. Dies gilt insbesondere für die Behandlung des Asthma bronchiale bei Kindern. Die Einbuße der Wirksamkeit ist bei dieser Methode gegenüber der Nadeltherapie erfahrungsgemäß gering.
Die Behandlung der Erkrankung nach der chinesischen Arzneimittellehre setzt – ebenso wie die Punktauswahl – eine differentialdiagnostische Analyse voraus. Da die Erkrankung der Patientin als Wind-Hitze-Störung gedeutet wird, kommt beispielsweise folgende Rezeptur „Pulver, das Winde eliminiert" Xiao feng san in Betracht:

Herba Schizonepetae	3,0
Radix Saposhnikoviae	3,0
Peristracum Cicadae	3,0
Fructus Arctii	3,0
Radix Sophorae flavescentis	3,0
Caulis Akebiae	1,5
Rhizoma Atractylodis	3,0
Radix Rehmanniae	5,0
Gypsum fibrosum	10,0
Rhizoma Anemarrhenae	3,0
Radix Angelicae sinensis	3,0
Semen Sesami nigrum	3,0
Radix Glycyrrhizae	3,0

Bei anderen Begleiterscheinungen sind jedoch Veränderungen der Rezeptur eventuell erforderlich. Wegen der Wichtigkeit der differenzialdiagnostischen Einordnung von Asthma bronchiale in der chinesischen Medizin sei hier kurz noch ein typisches Leere-Bild mit seinen spezifischen Behandlungsmöglichkeiten diskutiert:
Eine Leere-Symptomatik kann bei längerer Krankheitsdauer durch eine Erschöpfung des Lungen-*Qi* entstehen. Typisch ist ein Erscheinungsbild, wie es dem *Pink Puffer* entspricht, zusätzlich Nachtschweiß, Gewichtsabnahme, asthenischer Habitus, Schwäche, unproduktiver Husten usw. Als therapeutisches Konzept bietet sich der Einsatz der Punkte Lu9 und Bl13 zur Stärkung des Lungen-*Qi* an, außerdem die Punktkombination Mi6 und Lu7 zur Stärkung des Lungen-*Yin*. Bei Kälte – Symptomatik mit Frösteln und Wunsch nach warmen Getränken – werden die entsprechenden Punkte des Patienten mit Moxibustion behandelt.

Diarrhoe IV

! Sie kennen den Patienten aus Stufe III Seite 126

Der recht junge Patient, bei dem schließlich doch noch ein Morbus Crohn diagnostiziert wurde und dessen Beschwerden häufig psychisch überlagert und ausgelöst wirken, wird bisher mit folgenden Punkten, je nach Zustandsbild, behandelt:

Bisher verwendete Punkte:

Di4	*Yuan*-Quellpunkt, stark wirksam bei Schmerzen und im Darmbereich
Di11	eliminiert Hitze
Pe6	zur Regulation von funktionellen und vegetativen Störungen im Oberbauch
KG12	Alarmpunkt des Magens

Zusätzlich bei Fülle:

Ma25	Alarmpunkt des Magens
Mi6	regulierende Wirkung bei gastrointestinalen Erkrankungen
Mi9	vertreibt Feuchtigkeit

Zusätzlich bei Leere:

Ma25	Alarmpunkt des Dickdarms
Mi3	*Yuan*-Quellpunkt, bei zusätzlich bestehender Kältesymptomatik hier Moxibustion
Bl25	Zustimmungspunkt Dickdarm.

Therapieprinzip Stufe IV – Diarrhoe

Ergänzende Behandlungsmöglichkeiten bestehen selbstverständlich in einer Ernährungsumstellung. Die Beratung zu den spezifischen Ernährungsgewohnheiten bei Morbus Crohn wurde bereits vom Internisten durchgeführt. Aus Sicht der TCM sind vor allem Schleim, Hitze erzeugende Nahrungsmittel, wie Milch, Kakao, Quark, (Fertig-)Pudding, Knoblauch, zu vermeiden.
Zusätzlich kommen folgende Ohrpunkte in Betracht:
Shen Men 55,
Magen 87,
Kolon 90,
Omega I,
Omega II,
Omegahauptpunkt.

Die chinesische Puls- und Zungendiagnostik ergibt eine rote Zunge mit dickem, gelblichem und klebrigem Belag. Der Puls ist schlüpfrig. Damit besteht ein Bild von Nässe (Feuchtigkeit) und Hitze, die den Darm beeinträchtigt. Durch eine ergänzende Arzneimitteltherapie soll die Nässe aufgelöst und die Hitze beseitigt werden.

Hierzu ist folgendes Rezept geeignet:

Radix Puerariae	9,0
Radix Scutellariae	4,0
Rhizoma Coptidis	4,5
Radix Glycyrrhizae tosta	3,0
Cortex Phellodendri	6,0
Radix Pulsatillae	9,0
Cortex Fraxini	6,0
Fructus Aurantii	4,0

Die ersten vier Arzneien beseitigen Nässe und Hitze aus dem Darm und helfen so gegen Durchfall, die folgenden drei Arzneien beseitigen Hitze und beenden ebenfalls Durchfall. Fructus Aurantii bewegt das *Qi*, so dass Nässe besser aufgelöst werden kann. Bei der Rezeptur handelt es sich um eine abgewandelte Kombination vom „Dekokt mit Radix Puerariae, Radix Scutellariae und Rhizoma Coptidis“ und „Dekokt mit Radix Pulsatillae“ nach Maciocia.

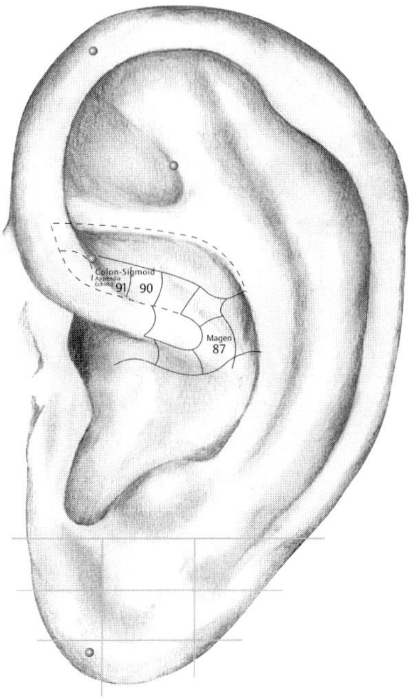
Omega II
Shen Men (55)
Omega I
Colon-Sigmoid
91
90
Magen
87
Omega-
Hauptpunkt

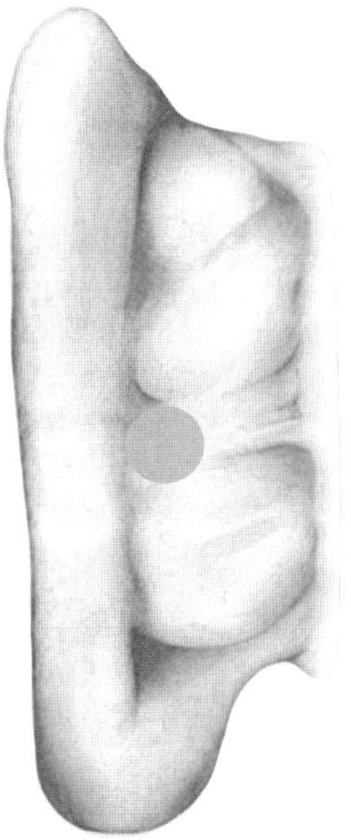
Magen

Erkältungsinfekte IV

! Sie kennen die Patientin aus Stufe III Seite 128

Die ergänzenden Maßnahmen für Frau Waltraud P. müssen in erster Linie darauf abzielen, ihr offensichtlich angeschlagenes Immunsystem zu unterstützen. Zahlreiche Maßnahmen aus dem naturheilkundlichen Bereich sind für eine Behandlung im Krankheitsintervall geeignet (Eigenblutbehandlung, Darmsanierung, Ernährungsumstellung u.a.). Aus Sicht der Traditionellen Chinesischen Medizin ist hier besonders auf die Bedeutung der Qi Gong und Tai Chi-Übungen hinzuweisen.

Bisherige Punkte:

Lu5	Sedierungspunkt Lungen-Meridian, Ausleitungspunkt
Lu7	*Luo*
Lu11	Akutpunkt, Endpunkt des Meridians
Di4	*Yuan*-Quellpunkt, immunstimulierend
Di11	Ausleitungspunkt, eliminiert Hitze
Di20	lokal wirksamer Punkt, bei Rhinitis schleimlösend
Ma8	lokal wirksamer Punkt, besonders bei häufig frontal betontem Kopfschmerz im Rahmen eines Nebenhöhlenkatarrhs
Mi10	immunmodulierender Punkt, besonders in Verbindung mit Di4
Bl10	bei Nackenschmerzen oft dolent und indiziert
Bl13	Zustimmungspunkt zur Lunge, stärkt das Lungen-*Qi*
Ni3	*Yuan*-Quellpunkt des Nieren-Meridians
Ni7	Tonisierungspunkt Niere
Gb20	„Teich des Windes“, bei allen Winderkrankungen wirksamer Punkt, bei Infekten häufig dolent
LG14	Meisterpunkt bei Erkrankungen im Thoraxbereich

Therapieprinzip Stufe IV – Erkältungsinfekt

Angesichts der vielen in Frage kommenden Punkte und des variablen Krankheitsbildes, das sich bei einzelnen Patienten hinter der Diagnose „Grippaler Infekt“ verbergen kann, ist eine individuelle Punktauswahl besonders wichtig. Viele Akutpunkte sind recht schmerzhaft zu nadeln, z. B. der Punkt Lu11. Hier bietet sich die Behandlung mit dem Laser an. Die Lasertherapie ist erfahrungsgemäß auch gut wirksam bei allen Formen von Nebenhöhlenkatarrh. Hierbei werden alle lokal gelegenen Punkte in das Behandlungskonzept mit einbezogen und anschließend der Stirn- oder Kieferhöhlenbereich mit strichförmigen Bewegungen des Lasers beleuchtet. Häufig kommt es schon in der gleichen Sitzung zu einer Entlastung von der Schmerzsymptomatik. Viele Patienten geben auch allein unter Laserpunktur bereits schleimlösende Wirkungen an.

Bei überwiegenden Kältezeichen, kombiniert mit Wind, ist folgendes Rezept „Dekokt mit Herba Ephedrae“ Ma Huang Tang hilfreich:

Herba Ephedrae vertreibt Wind und Kälte, ist scharf und warm, vorsichtig bei Herzrhythmusstörungen!	6,0
Ramulus Cinnamomi unterstützt Herba Ephedrae, befreit die Körperoberfläche	4,0
Semen Armeniacae stillt den Husten und unterstützt die ersten beiden Arzneien	9,0
Radix Glycyrrhizae tosta harmonisiert die anderen Mittel, süßlich, mildert so Herba Ephedrae	3,0

Funktionelle Darmbeschwerden IV

! Sie kennen den Patienten aus Stufe III Seite 130

Bisher verwendete Punkte :

Di10	bei Obstipation
Di11	Tonisierungspunkt, vertreibt Feuchtigkeit.
Ma25	Alarmpunkt des Dickdarm-Meridians
Ma36	Ausleitungspunkt, starke psychische Wirkung, schmerzwirksam, UEP Magen
Ma37	UEP Dickdarm
Bl21	Zustimmungspunkt des Magen-Meridians
Bl25	Zustimmungspunkt des Dickdarm-3Meridians
He7	psychisch ausgleichend
Gb34	UEP Gallenblase, Ausleitungspunkt
Gb43	Tonisierungspunkt der Gallenblase
Le3	*Yuan*-Quellpunkt des Leber-Meridians, krampflösende Wirkung
Le8	Tonisierungspunkt
LG14	zur Ausleitung der Hitze-Symptomatik, besonders in Kombination mit Di11
LG20	übergeordnet harmonisierende Wirkung

Therapieprinzip Stufe IV – Funktionelle Darmbeschwerden

Zusätzlich zu den bisher eingesetzten Punkten empfiehlt sich der Einsatz der Ohrakupunktur. Diese Punkte sind häufig aktiv:
Magen 87,
Kolon 90,
Omega I,
Vegetativum I 51,
Vegetativum II 34,
Polster 29
Point de Jérôme 29b,
Schlund 84,
Herz 100.

Bei Hitzegefühl, Bauchschmerzen, trockenem Stuhl und Obstipation bietet sich folgende Rezeptur „Pille mit Semen Cannabis“ Ma zi ren wan an:

Semen cannabis befeuchtet den Darm, bewegt abwärts	9,0
Radix et Rhizoma Rhei beseitigt Hitze	6,0
Semen Armeniacae unterstützt die ersten beiden Arzneien	4,5
Fructus Aurantii immaturus unterstützt die ersten beiden Arzneien	6,0
Cortex Magnoliae officinalis reguliert das *Qi*, hilft gegen Völle	4,5
Radix Paeoniae alba schützt vor Hitze	4,5

Der namengebende Bestandteil – Semen cannabis 9,0 – darf in Deutschland durchaus rezeptiert werden. Nach chinesischer Vorstellung beseitigt die Arznei Hitze in Magen und Darm und unterstützt die Körpersäfte. Bei der Untersuchung haben die Patienten typischerweise eine rote Zunge mit trokkenem Belag, besonders am Zungengrund und Zungenkörper. Der Puls ist schnell und kräftig.

Vegetativum I
(51)
Omega I

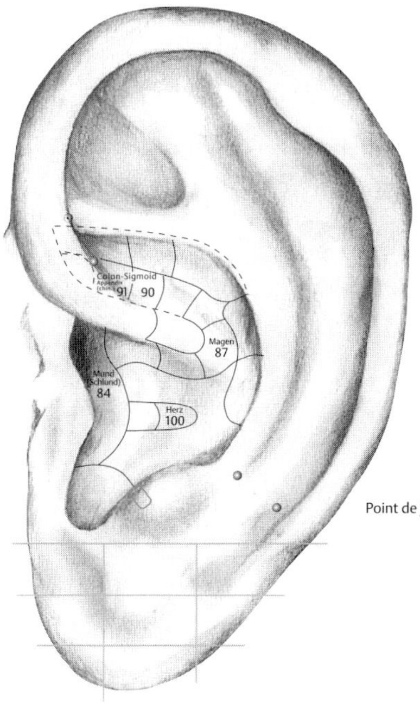

Vegetativum II
(34)

Polster (29)
Point de Jérôme (29b)

Herz

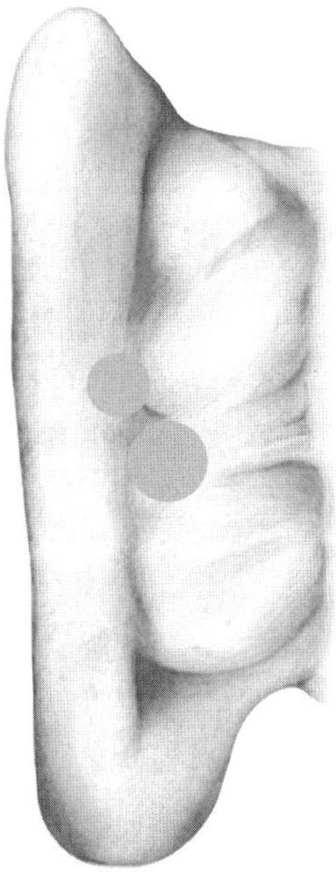

Magen

Gastritis IV

! Sie kennen den Patienten aus Stufe III Seite 132

Die Behandlung von Herrn Hans-Jürgen G. war zu diesem Zeitpunkt bereits erfolgreich und abgeschlossen.

Bisher verwendete Punkte:

Di4	*Yuan*-Quellpunkt des Dickdarm-Meridians
Di11	Tonisierungspunkt des Dickdarm-Meridians
Ma36	UEP Magen, Ausleitungspunkt
Mi3	*Yuan*-Quellpunkt Milz, stärkt den Funktionsbereich besonders zusammen mit Bl20
Mi6	Kreuzung der drei *Yin*-Meridiane am Bein
He7	besonders wichtig bei psychosomatisch verursachten Gastritiden
Bl20	Zustimmungspunkt Milz
Bl21	Zustimmungspunkt Magen
Ni3	zur Stärkung des Nieren-*Yin* bei chronischer Erkrankung
Ni7	Tonisierungs- und Ausleitungspunkt
Pe6	Passagepunkt des Meridians
Gb34	bei Leberbeteiligung im Sinne einer Leber-*Yang*-Fülle (häufig Sodbrennen)
Le3	*Yuan*-Quellpunkt
LG20	allgemein den *Qi*-Fluss harmonisierender Punkt
KG12	Alarmpunkt Magen

Punkte wie Ma36, KG12, Mi6, Pe6 und Gb34 werden von einigen Patienten mit gutem Erfolg durch Akupressur angeregt.

Therapieprinzip Stufe IV – Gastritis

Die größte Bedeutung hatten bei dem geschilderten Patienten sicherlich die *Qi*-stärkenden Punkte Ma36, Mi6, KG12 und Ni3. Zusätzlich wären folgende Ohrpunkte in Betracht gekommen:

Magen 87,
Nullpunkt 82,
Kardia 86,
Plexus solaris,
Leber 97,
Milz 98,
Vegetative Rinne,
Polster 29,
Point Jérôme 29b,
Shen Men 55,
Vegetativum I 51,
Vegetativum II 34,
Antiaggression PT 1,
Angst-Sorge PT 2,
Antidepression PT 3.

Als begleitende medikamentöse Maßnahme nach den Regeln der Traditionellen Chinesischen Medizin wäre folgende Rezeptur geeignet: „Dekokt zum Nähren des Magens“ Yang wei tang:

Radix Glehniae nährt das Magen-*Yin*	6,0
Radix Ophiopogonis nährt das Magen-*Yin*	6,0
Rhizoma Polygonati odorati nährt das Magen-*Yin*	6,0
Semen Lablab album nährt das Milz-*Yin*	6,0
Herba Dendrobii beseitigt Leere und Hitze des Magens	4,0
Radix Glycyrrhizae tosta tonisiert die Mitte, harmonisierende Wirkung auf die Rezeptur	6,0

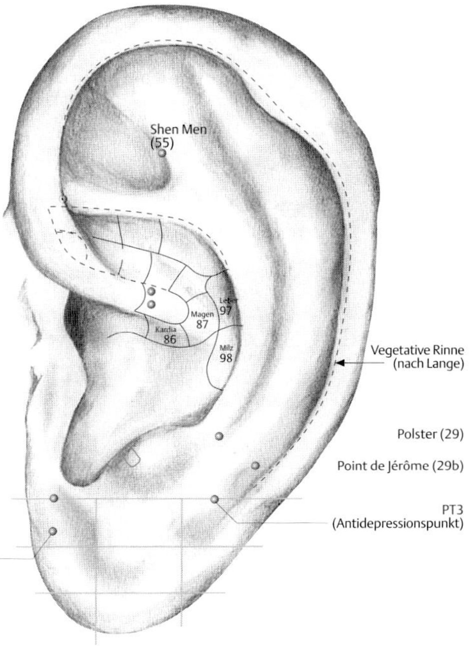
Shen Men
(55)
Vegetativum I
(51)
Plexus solaris
Nullpunkt (82)
Leber
97
Magen
87
Kardia
86
Milz
98
Vegetative Rinne
(nach Lange)
Polster (29)
Point de Jérôme (29b)
Vegetativum II
(34)
PT1
(Antiaggres-
sionspunkt)
PT2
(Angst,
Sorge)
PT3
(Antidepressionspunkt)

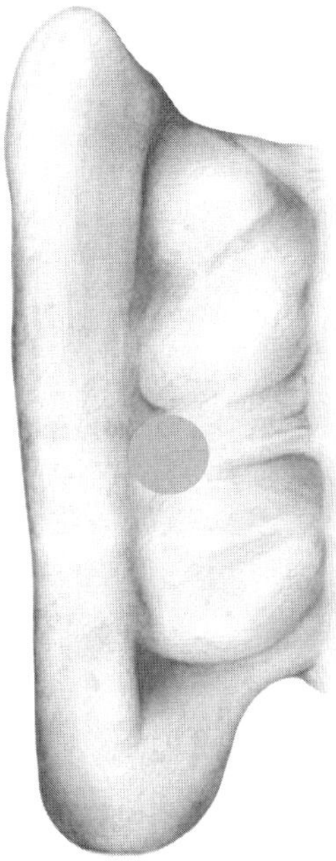
Magen

Harnweginfekt IV

! Sie kennen die Patientin aus Stufe III Seite 134

Das *Qi*-stärkende Konzept (Mi6, Ni3, KG6), ergänzt durch symptomatisch wirksame Punkte (Bl32 als Lokalpunkt, Di4, Le3, Le8) wird durch eine Rezeptur ergänzt.

Bisher verwendete Punkte:

Di4	zur Behandlung der Algurie, immunstimulierender Punkt
Di11	Tonisierungspunkt des Dickdarm-Meridians zur Verbesserung der körpereigenen Abwehr
Mi6	wichtiger Fernpunkt bei Harnweginfekten, immunstimulierend, *Qi*-stärkender Punkt
Mi10	fördert die Abwehrkräfte
Bl23	Zustimmungspunkt zur Niere
Bl28	Zustimmungspunkt zur Blase
Bl32	lokal wirksamer Punkt, reguliert den Unteren Drei Erwärmer
KG3	Alarmpunkt der Blase
KG6	allgemein tonisierender Punkt, *Qi*-stärkend, besonders zusammen mit Ni3
Ni3	Quellpunkt des Nieren-Meridians, er kann ebenso wie
Ni7	bei zusätzlicher Kältesymptomatik (Frösteln) mit Moxibustion behandelt werden
Le3	*Yuan*, legitimiert durch den Verlauf des Meridians, ebenso wie durch die Beschwerdecharakteristik
Le8	Tonisierungspunkt

Therapieprinzip Stufe IV – Harnweginfekt

Bei übermäßiger Hitze im Blasenbereich (häufiger und schwieriger Harnfluss, Brennen während des Wasserlassens, dunkler Harn, Durst, Obstipation) hat sich folgende Rezeptur bewährt:

„Acht Arzneien-Pulver zur Korrektur" Ba zheng tan:

Herba Polygoni avicularis	6,0
Semen Plantaginis	9,0
Herba Dianthi	6,0
Caulis Akebiae	6,0
Talkum	9,0
Rhizoma Rhei	6,0
Fructus Gardeniae	6,0
Radix Glycyrrhizae tosta	6,0

Die ersten fünf Arzneien leiten Nässe und Hitze aus der Blase aus, Rhizoma Rhei unterstützt hierbei. Fructus Gardeniae leitet Hitze und Nässe aus den Drei Erwärmern, Radix Glycyrrhizae tosta harmonisiert die Rezeptur und hilft gegen die Dysurie.

Interkostalneuralgie IV

! Sie kennen den Pat. aus Stufe III Seite 136

Bisher verwendete Punkte:

Lu1	Alarmpunkt Lunge, in Kombination mit Bl13
Lu7	*Luo*-Punkt, verstärkt die gute Schmerzwirksamkeit von Di4
Di4	*Yuan*-Quellpunkt, stark schmerzwirksamer Punkt
Dü3	schaltet das Lenkergefäß ein
Bl13	wichtiger Lokalpunkt, Zustimmungspunkt Lunge
Bl14	wichtiger Lokalpunkt, Zustimmungspunkt Perikard
Bl15	wichtiger Lokalpunkt, Zustimmungspunkt Herz
Bl60	wichtiger Fernpunkt, schmerzwirksam, aktiviert zusammen mit Dü3 die *Tai Yang*-Achse
LG14	besonders gut wirksam in Verbindung mit Dü3, hat eine starke Wirkung auf die gesamte umgebende Region
KG14	Alarmpunkt Herz, in Kombination mit Bl15
KG17	Alarmpunkt Perikard in Verbindung mit Bl14

Punkte des äußeren Blasen-Meridians
Hua Tuo-Punkte

Therapieprinzip Stufe IV – Interkostalneuralgie

In der Regel sollte eine Interkostalneuralgie innerhalb weniger Sitzungen mit der genannten Punktkombination gut zu bessern sein. Häufig sind jedoch ergänzende Maßnahmen hilfreich oder erforderlich.

Schröpfen

Als einfach und problemlos ergänzend durchführbare Maßnahme hat sich das unblutige Schröpfen bewährt. Hierzu können einfach Schröpfgläser mit einem Gummisaugball während der Akupunktursitzung über die genadelten Punkte des Blasenmeridians oder des Lenkergefäßes gesetzt werden. Die Nadel ragt dabei in das Vakuum des Gefäßes hinein. Die Behandlung kostet fast keine zusätzliche Zeit, wird gut toleriert und kann erfahrungsgemäß die Wirkung der Akupunktur potenzieren. Besonders gut geeignet sind die Punkte des Blasenmeridians sowie die *Hua Tuo*-Punkte.

TENS-Behandlung in Verbindung mit Akupunktur

Bei der transkutanen elektrischen Nervenstimulation (TENS) werden über Klebeelektroden Stromimpulse verabreicht. Die Elektroden werden typischerweise links und rechts paramedian, und zwar außerhalb der gestochenen Punkte, appliziert. Auch durch dieses Verfahren lässt sich erfahrungsgemäß die Wirkung der Akupunkturnadeln deutlich verstärken. Die entsprechenden Geräte sind verordnungsfähig, der Patient kann die Behandlungen im Intervall zwischen den Nadelsitzungen selbst nach entsprechender Anleitung zu Hause durchführen (abrechnungsfähige Kassenleistung).

Geeignete Ohrpunkte:
Analgesiepunkt
Wirbelsäulensegmente

Beim Aufsuchen der entsprechenden Wirbelsäulenpunkte auf der Anthelix ist unbedingt die Zuordnung der einzelnen Zonen zu beachten. Von außen (vegetative Rinne) nach innen findet sich:

Zone der Muskeln und Bänder
auf der Höhe der Anthelix
Zone der Wirbelkörper
auf der Kante der Anthelix
Zone der Disci
unterhalb der Wirbelkörper
Zone der Steuerungspunkte endokriner Drüsen anschließend an die Zone der Disci

Zone des sympathischen Grenzstrangs
am Übergang zur Concha
Die entsprechend gefundenen Punkte können manchmal auch diagnostisch hinweisend auf die Lokalisation der Störung sein.

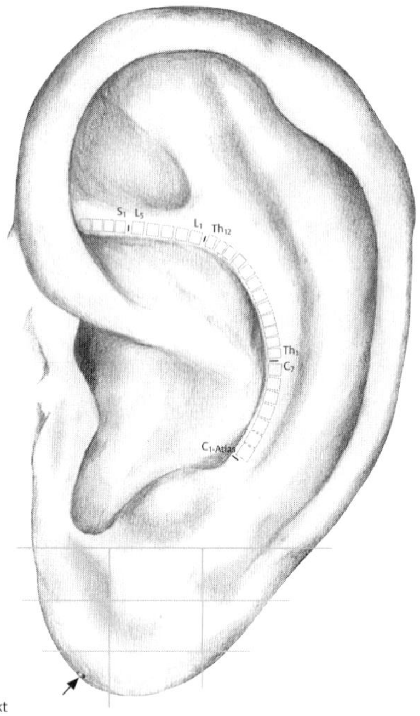

Analgesiepunkt

Ischialgie IV

! Sie kennen den Patienten aus Stufe III Seite 138

Herr Franz P. leidet an einer akut aufgetretenen, jetzt aber zunehmend chronisch werdenden Lumboischialgie. Ursache dafür aus Sicht der Traditionellen Chinesischen Medizin war eine Stauung von Qi und Blut.

Bisher verwendete Punkte:

Di4	stark schmerzwirksamer Punkt, *Yuan*-Quellpunkt des Dickdarm-Meridians
Ma36	stark schmerzwirksamer Punkt
Bl23	Zustimmungspunkt Niere, Lokalpunkt
Bl25	Zustimmungspunkt Dickdarm, Lokalpunkt
Bl40	mit spezifischer schmerzhemmender Wirkung in die Lumbalregion
Ni3	Quellpunkt des Nieren-Meridians, in diesem Fall tonisierend zu nadeln um eine Nierenschwäche zu beseitigen
Gb25	evtl. zusätzlich, Alarmpunkt der Niere
Gb34	Ausleitungspunkt des Gallenblasen-Meridians, wichtig wegen des einschießenden, reißenden Schmerzcharakters und des Meridianverlaufs im Schmerzgebiet
LG3	Punkt unterhalb des blockierten Wirbelkörpers, ist außerdem bei Lumbalgie generell wirksam
KG6	allgemein tonisierender Punkt „Meer der Energie"

Hua Tuo-Punkte beidseits von LG 3, außerdem die beiden *Hua Tuo*-Punkte eine Etage höher und eine Etage tiefer.

Weitere geeignete Verfahren:

Therapieprinzip Stufe IV – Ischialgie

Prinzipiell eignet sich bei diesen Schmerzen von Anfang an als zusätzliche Maßnahme hervorragend die Ohrakupunktur. Hier wird besonders im Wirbelsäulensegment behandelt. An der Ohrmuschelhinterseite kann dabei muskelrelaxierend benadelt werden.
Bei Chronifizierungstendenz und wenn keine Hitzezeichen vorhanden sind, sollten die Punkte Bl23 und Bl25 durch Moxibustion behandelt werden. Über Bl23 wird zusätzlich dem Funktionskreis Niere Energie zugeführt, aus gleichem Grund sollte auch der Punkt Ni3 mit Moxibustion behandelt werden. Sie wirkt gleichzeitig durchblutungsfördernd und arbeitet somit einer Blut-Stase entgegen. Außerdem wird die Muskulatur, die verspannt ist, durch die Wärme gelockert.
Bei anhaltenden Beschwerden wären dem Patienten ferner *Tai Chi*-Übungen zu empfehlen. Durch dieses „Schattenboxen" werden Muskeln, Sehnen und Gelenke regelmäßig gestreckt und gedehnt und dadurch beweglich gehalten. Verspannungen, Zerrungen und Folgeerscheinungen einer Überlastung wird so entgegen gewirkt.
Bei *Qi*- und Blutstagnation ist folgende Rezeptur „Pulver bei Brüchen und Prellungen" Gu zhe cuo chang san bewährt, die gleichzeitig für den Nieren-*Yang*-Mangel geeignet ist:

Cranium Suis scrofae	5,0
Semen Cucumeris sativi	5,0
Radix Angelicae sinensis	9,0
Flos Carthami	9,0
Sanguis Draconis	3,0
Radix et Rhizoma Rhei	5,0
Olibanum	3,0
Myrrhe	5,0

Dieses Mittel ist während der Schwangerschaft kontraindiziert und sollte auch sonst nur kurzfristig (3–7 Tage) eingesetzt werden!

Klimakterium IV

! Sie kennen die Patientin aus Stufe III Seite 140

Bei Frau Hannelore V. ist es sechs Monate nach Eintritt der letzten Menstruation zu einer erheblichen Besserung ihrer Beschwerden gekommen. Die Behandlungen wurden anfangs wöchentlich, dann in immer längeren und zuletzt vierwöchigen Abständen durchgeführt.

Bisher verwendete Punkte:

Bl31 „Meisterpunkt Klimakterium" (*G. Kampik*)
Ni3 *Qi*-stärkender *Yuan*-Quellpunkt
Mi6 *Qi*-stärkender Punkt
Bei vermehrtem Schwitzen:
He6 *Xi*-Spaltpunkt, hilft auch gegen Palpitation und Angstgefühle
Ni7 Tonisierungs- und Ausleitungspunkt

Zum Ausgleich der hormonellen Disharmonie im Präklimakterium:
Bl27 lokale Wirksamkeit
Bl32 bei allen gynäkologischen Erkrankungen, Lokalpunkt

Bei Energiemangel:
KG6 „Meer der Energie"
Bei Kreislaufschwäche, Orthostasenreaktion:
He7 Quellpunkt und Sedierungspunkt
Pe6 Gruppen-*Luo*-Punkt der drei *Yin*-Meridiane des Armes Perikard – Lunge – Herz, Einschaltpunkt des Sonder-Meridians *Yinwei Mai*
Zum ergänzenden Stärken des *Qi*:
Gb34 UEP, Ausleitungspunkt, besonders in Kombination mit Bl27 und Bl32
LG14 bei Schwäche und Energiemangel, besonders in Kombination mit Mi6
LG20 reguliert alle *Yang*-Meridiane

Therapieprinzip Stufe IV – Klimakterium

Zusätzlich sind folgende Ohrpunkte geeignet:
Shen Men 55,
Thalamus 26a,
Nausea 29a,
Polster 29,
Point Jérôme 29b,
Retro-Thalamus.

Bei der Patientin bestehen immer noch gelegentliche Schwindelattacken. Die Traditionelle Chinesische Medizin deutet den Schwindel bei dieser Patientin als eine Folge des aufsteigenden Leber-*Yang*. Das Leber-*Yang* steigt durch eine Schwäche im Bereich der Niere. Die Behandlung einer Rezeptur „Pille die die Linke (Niere) wieder herstellt" Zuo gui wan wird wie folgt durchgeführt:

Radix Rehmanniae praeparata 15,0
nährt das *Yin* von Nieren, Magen und Leber

Rhizoma Dioscoreae 9,0
nährt das *Yin* von Nieren, Magen und Leber

Fructus Corni 9,0
nährt das *Yin* von Nieren, Magen und Leber

Fructus Lycii 9,0
nährt das Leber-*Yin*

Radix Cyathulae 6,0
stärkt Niere, Leber, Sehnen und Knochen

Semen Cuscutae 6,0
stärkt das Nieren-*Yang*

Cornu cervi 9,0
stärkt das Nieren-*Yang*

Colla Plastri Testudinis 9,0
nährt das Nieren-*Yin*, unterdrückt rebellierendes *Yang*

In höherer Dosierung (etwa 15-fache Menge der einzelnen Bestandteile) lässt sich hieraus eine Pille herstellen. Dazu werden die Ingredienzien zu Pulver zermahlen und mit Honig zu Pillen geformt. Davon werden täglich 15 g mit leicht gesalzenem Wasser eingenommen.

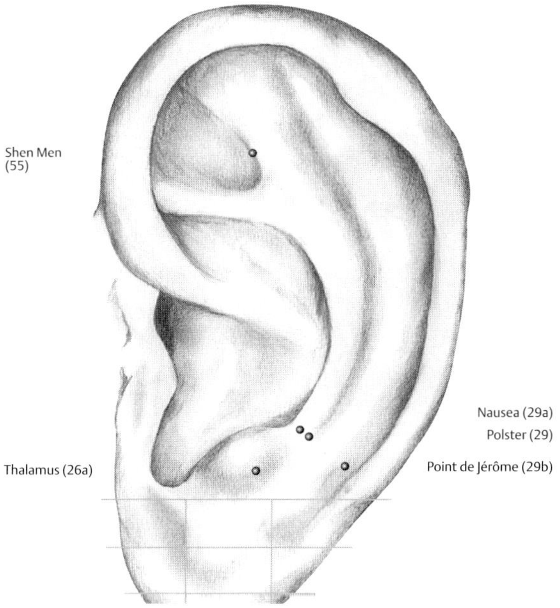

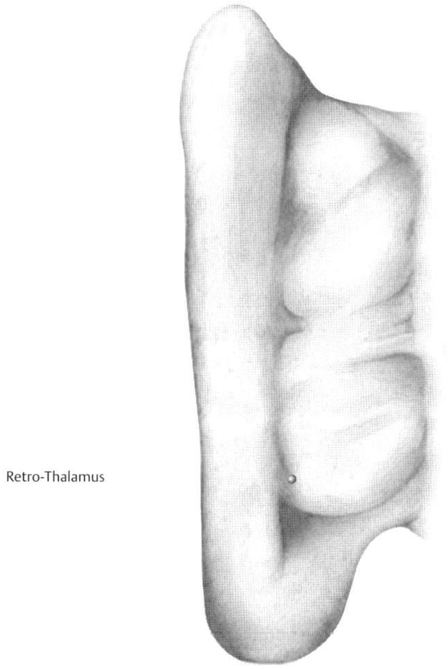

Kopfschmerz IV

! Sie kennen die Patientin aus Stufe III Seite 142

Die jahrzehntelang anhaltenden Kopfschmerzen waren zunächst nicht ohne weiteres differentialdiagnostisch einer Migräne oder dem Spannungskopfschmerz zuzuordnen. Der auffallend wechselnde Charakter, entsprechend Windcharakteristik, führte schließlich jedoch zu einer Punktauswahl mit weitgehender Besserung.

Bisher verwendete Punkte:

Di4	*Yuan*-Quellpunkt, erhebliche Schmerzwirksamkeit, besonders bei Kopfschmerzen

Gesichtsneuralgie: *Yang Ming*-Achse Di-Ma

Di2	zusammen mit Ma45
Di4	stark schmerzwirksamer Punkt der Achse
Ma36	Ausleitungspunkt, ebenfalls gute Schmerzwirksamkeit
Ma44	verstärkt die Wirkung von Ma45, Fernpunkt
Ma45	schaltet mit Di2 die betroffene Achse ein

Stirn- und Hinterhauptkopfschmerz:
Tai Yang-Achse Bl-Dü

Dü3	stark schmerzwirksam
Bl2	lokal wirksam
Bl10	regional wirksam
Bl60	starke Schmerzwirksamkeit, schaltet mit Dü3 die Meridianachse ein (dazu evtl. auch Bl65 als Sedierungspunkt lateral und proximal des Kleinzehengrundgelenkes verwenden)

Bei seitlichem Kopfschmerz:
Shao Yang-Achse 3E – Gb

3E5	bei temporalem Kopfschmerz
Gb8	lokal wirksam
Gb20	lokal wirksam
Gb34	Ausleitungspunkt
Gb41	Einschaltpunkt des Lenkergefäßes bei Schläfenkopfschmerz
LG20	lokal wirksam

Therapieprinzip Stufe IV – Kopfschmerz

Ohrpunkte:
Thalamus 26a,
Analgesiepunkt,
Sonne 35,
Shen Men 55,
Polster 29,
zusätzliche Punkte (vegetative Rinne, Zervikalganglien).

Als weitere Maßnahme empfiehlt sich besonders bei Vorliegen von Kältezeichen wie Frösteln und kalten Füßen die abendliche Durchführung eines zehnminütigen heißen Fußbades mit einem Löffel Senfkornmehl. Das Fußbad sollte eineinhalb Handbreit über das Sprunggelenk hinaus ansteigen. Hierdurch werden die wichtigen *Yin*-Punkte des Beines unterstützt und tonisiert (Ni3, Ni6, Ni7, Mi6, Mi3, Le1 usw.).

Wenn die Windcharakteristik wie bei dieser Patientin so ausgeprägt ist, ist weiterhin eine Behandlung durch Schröpfen an den entsprechenden Windpunkten angezeigt (LG14, Bl12, ggf. Mikroaderlass Gb20 bzw. Gb21).

Zur Akupressur durch den Patienten sind besonders folgende Punkte geeignet:

Pe6	bei Übelkeit und Erbrechen
Lu11	ist gut mit dem benachbarten Nagel des Zeigefingers kräftig zu stimulieren
Gb39	ist ebenfalls gut wirksam.

Bei chronischen Kopfschmerzen mit typischem Windcharakter kann folgende Rezeptur „Dekokt mit Rhizoma Gastrodiae und Ramulus cum Uncis Uncariae“ Tian ma gou teng yin helfen:

Rhizoma Gastrodiae bezähmt Leber-*Yang* und Leber-Wind, spezifische Wirkung bei Kopfschmerzen	9,0
Ramulus cum Uncis Uncariae wie Rhizoma Gastrodiae	9,0
Concha Haliotidis wie Rhizoma Gastrodiae	6,0
Ramulus Taxilli nährt das Leber-Blut, damit das Leber-*Yang* besser kontrolliert werden kann	9,0
Cortex Eucommiae tonisiert die Niere, damit das aufsteigende Leber-*Yang* gezügelt wird	9,0
Radix Cyathulae nährt Leber und Niere	9,0
Fructus Gardeniae beseitigt Leber-Feuer	6,0
Radix Scutellariae beseitigt Leber-Feuer	9,0
Herba Leonuri bewegt und harmonisiert Leber-Blut, beruhigt rebellierendes Leber-*Qi*	9,0
Caulis Polygoni gegen Reizbarkeit, Schlaf fördernd	9,0
Sclerotium Poriae pararadicis wie Caulis Polygoni	6,0

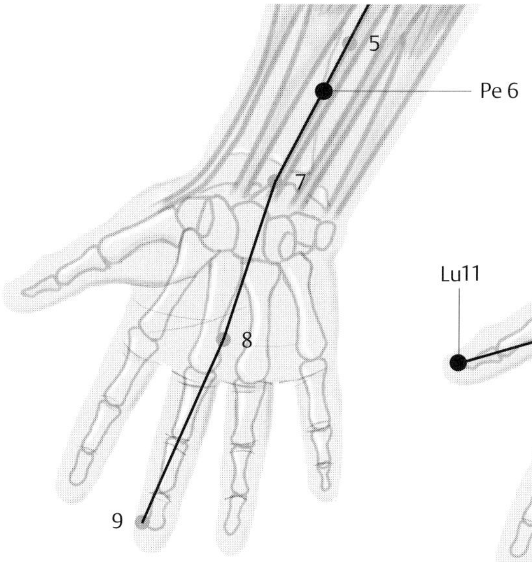

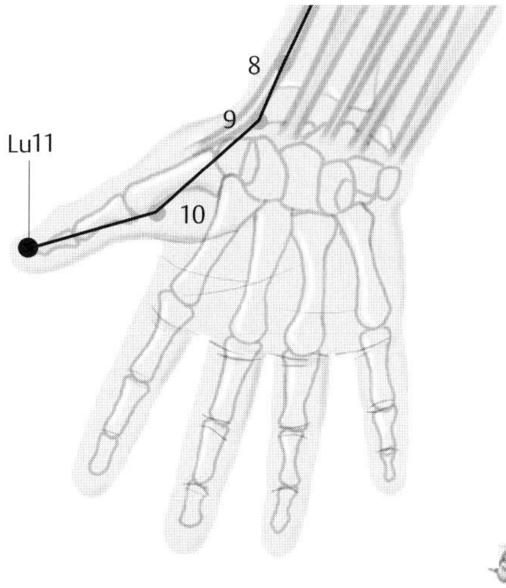

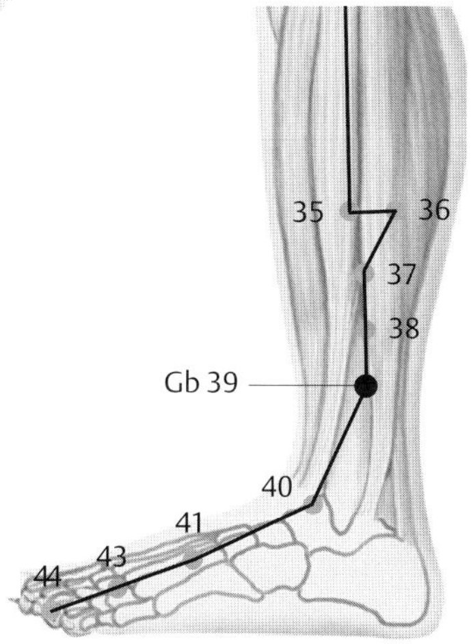

Lumbalgie IV

! Sie kennen den Pat. aus Stufe III Seite 144

Bei akuten und chronischen Rückenschmerzen lassen sich durch eine Akupunkturbehandlung sehr gute Erfolge erzielen. Je nach Ausbildung der Beschwerden sind folgende Punkte bisher verwendet worden:

Bisher verwendete Punkte:

Di1	Anfangspunkt, bei akuter und extrem schmerzhafter Erkrankung
Di2	Sedierungspunkt des Meridians
Di3	unterstützt und verstärkt Di4
Di4	*Yuan*-Quellpunkt, sehr stark bei Schmerzen wirksam
Di11	Ausleitungs- und Tonisierungspunkt
Ma36	stark schmerzwirksam, Ausleitungspunkt
Dü3	schmerzwirksamer Punkt
Bl11	Meisterpunkt Knochen
Bl23	Lokalpunkt, Zustimmungspunkt der Niere
Bl25	Lokalpunkt
Bl40	gut wirksamer Fernpunkt bei Erkrankungen im LWS-Bereich
Bl60	stark schmerzwirksam, schaltet zusammen mit Dü3 die *Tai Yang*-Achse ein
Ni3	*Yuan*-Quellpunkt, gute Wirksamkeit bei rheumatischen Beschwerden
Ni7	Tonisierungs- und Ausleitungspunkt
Gb34	Ausleitungspunkt
LG14	Vereinigungspunkt aller Sekundärgefäße der *Yang*-Meridiane, besonders wirksam in Verbindung mit Dü3

Therapieprinzip Stufe IV – Lumbalgie

Sehr gute Akutwirkung lässt sich auch durch die Stimulation der entsprechenden Ohrpunkte hervorrufen:
Bei chronischer Schwäche des Nieren-*Qi* mit anhaltenden oder immer wiederkehrenden Schmerzen sollte gezielt nach einer Kältesymptomatik (Verschlechterung bei kaltem Wetter, Frösteln, kalte Füße, Besserung durch Wärme, Verlangen nach heißen Speisen und Getränken) gefragt werden. In diesem Fall lässt sich eine besonders gute Besserung durch Moxibustion, insbesondere der Nierenpunkte **Ni3** und **Ni7**, erreichen.
Weitere geeignete Akupunkturpunkte sind die *Hua Tuo*-Punkte, sie liegen etwas weiter medial als die Punkte des inneren Blasen-Meridians (ca. 1 Cun lateral der Medianlinie) und können ergänzend gestochen werden.
Vorschlag für eine Rezeptur „Dekokt mit Radix Glycyrrhizae, Rhizoma Zingiberis und Rhizoma Atractylodis macrocephalae“ Gan jiang ling zhu tang bei chronischer Dorsalgie, die durch Nässe und Kälte hervorgerufen wird:

Radix Glycyrrhizae tosta vertreibt Kälte, wärmt die Mitte	6,0
Rhizoma Zingiberis vertreibt Kälte, wärmt die Mitte	6,0
Poria tonisiert die Milz, trocknet Nässe	9,0
Rhizoma Atractylodis macrocephalae tonisiert die Milz, trocknet Nässe	9,0
Ramulus Cinnamomi unterstützt die Leitbahnen und Sehnen, vertreibt Kälte	3,0
Radix Achyranthis unterstützt die Leitbahnen und Sehnen, vertreibt Kälte	9,0
Cortex Eucommiae tonisiert das Nieren-*Yang*, stärkt die Lumbalregion, unterstützt Sehnen und Knochen	6,0
Ramulus Taxilli wie Cortex Eucommiae	6,0
Radix Dipsaci wie Cortex Eucommiae	6,0

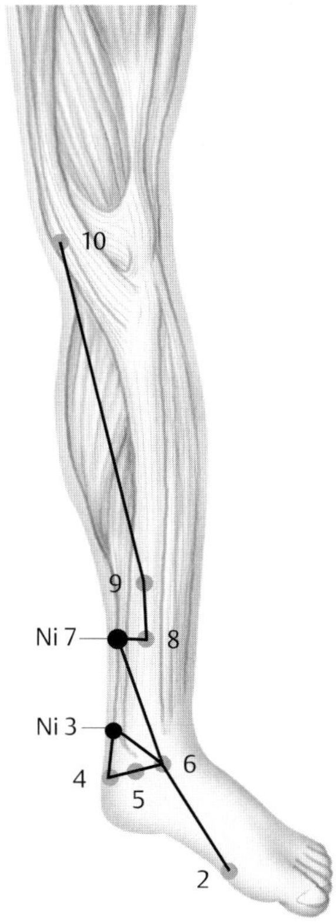
10
9
Ni 7
8
Ni 3
6
4
5
2

Migräne, prämenstruell IV

! Sie kennen die Patientin aus Stufe III Seite 146

Häufig führt das bisher vorgestellte Konzept zur Therapie der prämenstruellen Migräne zum Erfolg. Die übliche schulmedizinische Therapie sollte dabei nicht außer Acht gelassen werden, die Akupunktur verträgt sich ja fast mit jeder anderen etablierten Behandlungsmethode. Dies ist besonders bei den häufig geplagten, jungen Migränepatientinnen wichtig (Ordnungstherapie, Umstellung der Kontrazeption, usw.)

Bisher verwendete Punkte:

Di4	*Yuan*-Quellpunkt, erhebliche Schmerzwirksamkeit, besonders bei Kopfschmerzen
Ma36	Ausleitungspunkt, spezifisch schmerzwirksam
Mi6	*Qi*-stärkend, löst Feuchtigkeit auf, fördert das Fließen von *Qi* und Blut.
Dü3	schaltet das Lenkergefäß und in Kombination mit Bl60 die *Tai Yang*-Achse ein.
Bl27	Zustimmungspunkt Dünndarm-Meridian ist in diesem Fall wegen der lokalen Wirksamkeit indiziert
Bl32	Lokalpunkt, reguliert den Unteren Erwärmer
Bl60	schmerzwirksamer Fernpunkt.
Gb20	Windpunkt, wichtiger Lokalpunkt bei Kopfschmerzen
Gb34	UEP der Gallenblase (Ausleitungspunkt)
Le3	*Yuan*-Quellpunkt, krampflösend
LG20	hier öffnet sich der Leber-Meridian

Therapieprinzip Stufe IV – Migräne, prämenstruell

Eine gute Ergänzung stellt die Ohrakupunktur dar. Prinzipiell lassen sich die gleichen Punkte wie bei der Kopfschmerzdiagnostik testen. Zusätzlich sollten – wegen der prämenstruellen Häufung der Beschwerden – hormonell bedeutende Punkte gleichfalls mit getestet werden. Standardpunkte sind:
Thalamus 26a,
Analgesiepunkt,
Sonne 35,
Shen Men 55,
Polster 29,
zusätzlich Ovar 23,
Uterus.

Auch folgende Rezeptur „Modifiziertes Pulver des freien und entspannten Wanderers" Jia wei xiao yao san kann gut eingesetzt werden – auch bei prämenstruellem Syndrom:

Herba Mentha	3,0
Radix Bupleuri	9,0
Radix Angelicae sinensis	9,0
Radix Paeoniae alba	12,0
Rhizoma Atractylodis macrocephalae	9,0
Poria	15,0
Radix Glycyrrhizae	6,0
Rhizoma Zingiberis recens	3 Scheiben

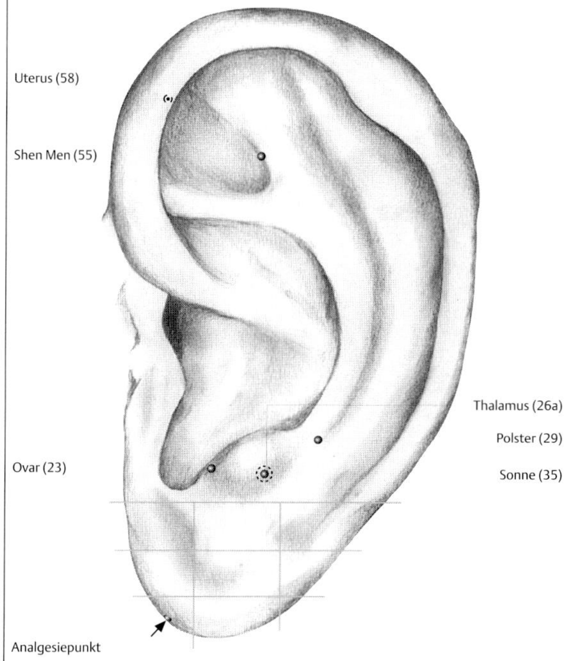

Uterus (58)
Shen Men (55)
Thalamus (26a)
Polster (29)
Ovar (23)
Sonne (35)
Analgesiepunkt

Nabelkolik IV

Marcel J. ist zehn Wochen alt. Seit fünf Tagen bricht er abends gegen 21.00 Uhr in anhaltendes Klagen und Schreien aus, das zwei bis drei Stunden lang anhält. Die eingehende körperliche Untersuchung und Entwicklung des Säuglings geben keine Hinweise auf eine ernsthafte Erkrankung oder Entwicklungsstörung, so dass die Diagnose „Nabelkoliken" gestellt wird. Leider helfen diesem Kind die üblichen Karminativa, einschließlich Fencheltee, Kirschkernkissen und Bauchmassage, nur wenig.

In diesem Fall sind verständlicherweise Patient, seine Eltern und der behandelnde Arzt nicht von einer Nadelakupunktur angetan, so dass die Laserpunktur zum Einsatz kommt. Dabei können neben einigen allgemein hilfreichen Punkten Behandlungen aus der Kombination von Zustimmungs- und Alarmpunkt eingesetzt und entsprechend der Maximalzeit der einzelnen Funktionskreise die jeweiligen Sedierungspunkte verwendet werden.

Therapieprinzip Stufe IV – Nabelkolik

Le3 krampflösend
Lok.: im proximalen Winkel zwischen Os metatarsale I und II

Ma36 UEP, Ausleitungspunkt
Lok.: in Höhe und lateral von der Tuberositas tibiae, zwischen Tibia und Fibula, 3 Cun unter dem äußeren Knieauge (Ma35)

Bl21 Zustimmungspunkt Magen
Lok.: 1,5 Cun lateral der Unterkante des Dornfortsatzes des BWK 12

KG12 Alarmpunkt Magen
Lok.: in der Mitte der Linie von Nabel zur Basis des Xiphoids

Bl25 Zustimmungspunkt Dickdarm
Lok.: 1,5 Cun lateral der Unterkante des Dornfortsatzes des LWK 4. Der LWK 4 befindet sich in Höhe des Beckenkammes, der Dornfortsatz liegt geringfügig tiefer.

Ma25 Alarmpunkt Dickdarm
Lok.: 2 Cun lateral des Bauchnabels

Bl27 Zustimmungspunkt Dünndarm
Lok.: 1,5 Cun lateral der Medianlinie, in Höhe und lateral des 1. Sakralloches

KG4 Alarmpunkt Dünndarm
Lok.: 2 Cun kranial des Symphysenoberrandes, in der Medianlinie

3E10 Sedierungs- und Ausleitungspunkt, Maximalzeit 21.00 – 23.00 Uhr
Lok.: 1 Cun proximal der Ellenbogenspitze, palpabel bei leicht Beugung des Unterarms

Zusätzlich ist die Moxibustion des Nabels (Punkt: KG8, „Meer der Energie") hilfreich. Sie lässt sich am leichtesten mit einem Infrarotgerät durchführen, wobei man unbedingt einen eigenen Finger neben dem Nabel auf die Haut aufsetzen und mitbehandeln sollte. So merkt man, wenn die Wärme zu stark wird. – Bei der klassischen Moxibustion des Nabels wird angefeuchtetes Salz in und eine Ingwerscheibe über den Nabel gelegt. Die Wärme der Moxa wird dann über die Ingwerscheibe in die Tiefe geleitet. Diese Methode ist für Säuglinge allerdings nicht relevant.

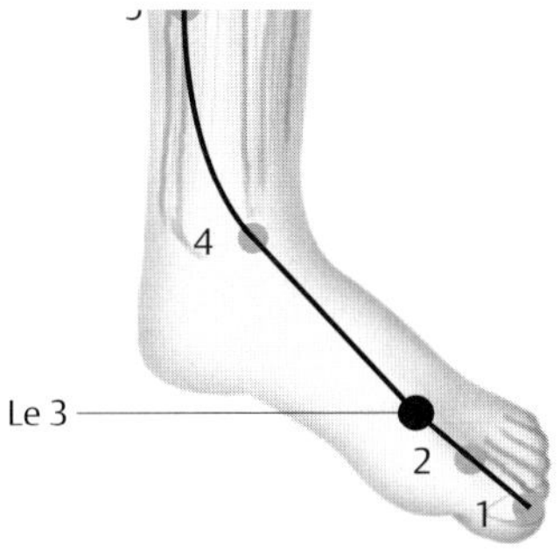
4
Le 3
2
1

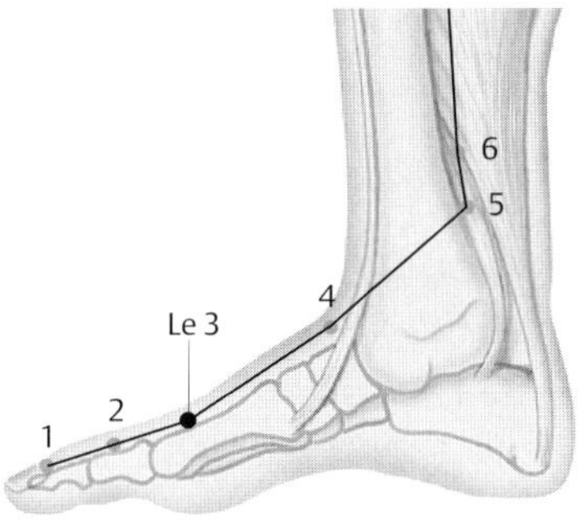
6
5
4
Le 3
2
1

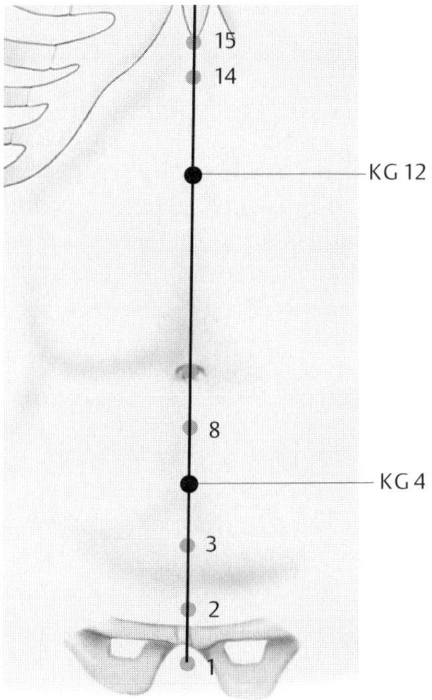
15
14
KG 12
8
KG 4
3
2
1

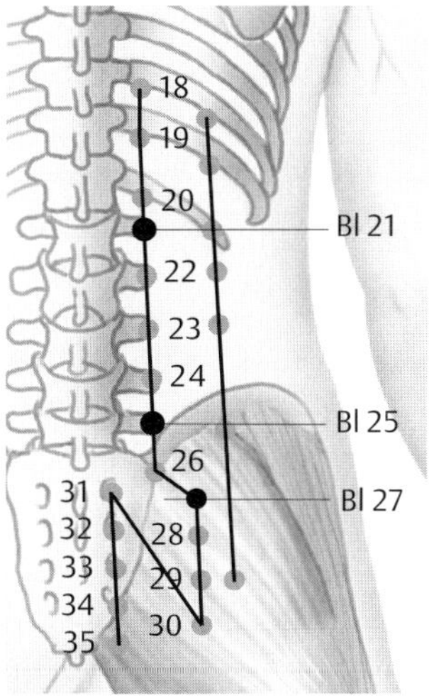
18
19
20
Bl 21
22
23
24
Bl 25
26
31
Bl 27
32
28
33
29
34
30
35

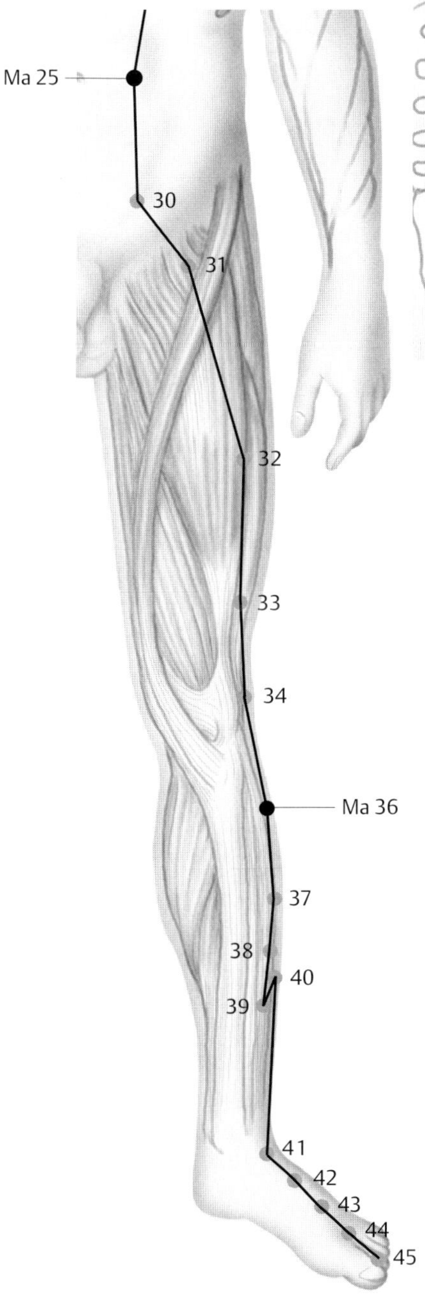
Ma 25
30
31
32
33
34
Ma 36
37
38
40
39
41
42
43
44
45

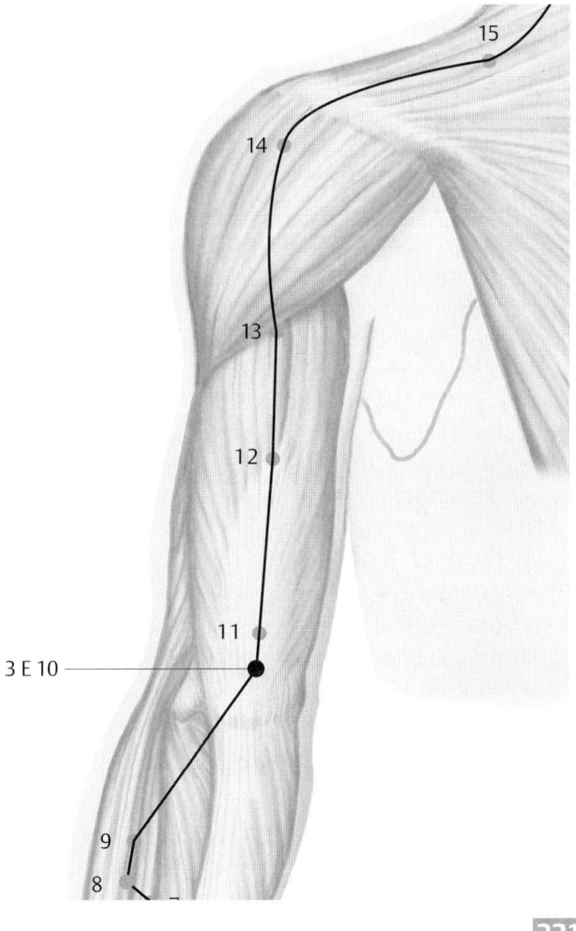
15
14
13
12
11
3 E 10
9
8

Neurodermitis IV

! Sie kennen die Patientin aus Stufe III Seite 148

Frau Elke O. ist die „ewige Stecherei" leid und fragt nach anderen Alternativen einer naturheilkundlichen Behandlung. Die Hautveränderungen insgesamt sind inzwischen nicht mehr so großflächig und auf kleinere Areale beschränkt.

Bisher verwendete Punkte:

Lu5	„Kältepunkt", Sedierungspunkt
Lu7	*Luo*-Punkt
Di4	*Yuan*-Quellpunkt des Dickdarm-Meridians
Di11	Tonisierungspunkt, Ausleitungspunkt
Ma36	Ausleitungspunkt der pathogenen bioklimatischen Energie (Hitze)
Mi6	wirkt bei Allergien ebenfalls immunmodulierend
Mi10	„kühlt das Blut", immunmodulierender Punkt
He7	*Yuan*-Quell- und Sedierungspunkt der Herzleitbahn
Gb40	*Yuan* – mit cortisonartigem Wirkprofil
LG20	harmonisiert und reguliert den *Qi*-Fluss auf allen Meridianen

Therapieprinzip Stufe IV – Neurodermitis

Als zusätzliche Maßnahme, besonders bei kleineren und weniger zahlreichen Hautveränderungen, bietet sich die Behandlung mit dem Akupunkturlaser an. Hierbei werden einfach die befallenen Hautareale mit dem Laser flächig bestrichen. Häufig lässt sich so bereits kurzfristig mit Behandlungen im Abstand von ein bis zwei Tagen eine gute Beschwerdelinderung und Rückgang der Hautveränderungen erreichen.

Bei Behandlung mit der Ohrakupunktur sollten besonders die Cortison-Punkte, ACTH 13, die Nebennierenpunkte und die psychotropen Punkte wie Polster 29, Jérôme 29b, Sonne 35 oder die Omegapunkte berücksichtigt werden.

Aus der westlichen naturheilkundlichen Sicht haben sich auch andere ausleitende Verfahren bewährt. Die Entscheidung für eine einzelne Methode sollte von der Erfahrung des Behandlers abhängig sein (Aderlässe, Diätetik, Heilfasten, Darmsanierung, Kolon Hydro-Therapie usw.)

Folgende Rezeptur (nach Maciocia) ist auch zur äußerlichen Anwendung geeignet:

Radix Ophiopogonis nährt das Lungen-*Yin* und das Abwehr-*Qi* von Lunge und Niere	6,0
Bulbus Lilli nährt das Lungen-*Yin* und das Abwehr-*Qi* von Lunge und Niere	6,0
Fructus Perillae stellt das Absteigen des Lungen-*Qi* wieder her	4,0
Semen Armeniacae stellt das Absteigen des Lungen-*Qi* wieder her	4,0
Radix Saposhnikoviae vertreibt Wind des Thorax	4,0
Semen Cuscutae stärkt das Abwehr-*Qi* der Niere	6,0
Cortex Eucommiae stärkt das Abwehr-*Qi* der Niere	4,0
Fructus Ligustri lucidi nährt Blut und Haut	4,0
Radix Polygoni multiflori	9,0
Radix Angelicae sinensis	6,0
Cortex Dictamni beseitigt Wind-Hitze von der Haut	6,0

Periostracum Cicadae beseitigt Wind-Hitze von der Haut	4,0
Radix Adenophorae sorgt für Feuchtigkeit der Haut und stärkt die Peristaltik	4,0
Semen Cannabis sorgt für Feuchtigkeit der Haut und stärkt die Peristaltik	4,0
Semen Sesami nigrum sorgt für Feuchtigkeit der Haut und stärkt die Peristaltik	6,0
Flos Carthami bewegt das Blut, trägt die Wirkung der anderen Zutaten an die Haut	3,0
Radix Glycyrrhizae harmonisiert und entgiftet	3,0

Die Rezeptur stärkt das Abwehr-*Qi* von Lunge und Niere, nährt Lungen-*Yin* und Blut und vertreibt Wind von Haut und Brustkorb. Bei der äußerlichen Anwendung wird der Dekokt dem Badewasser zugefügt.

Obstipation IV

! Sie kennen die Patientin aus Stufe III Seite 150

Inzwischen ist es gelungen, Frau J. bezüglich ihrer Verdauungsfähigkeit wieder mehr Selbstvertrauen zu verschaffen. Die Akupunktur und eine doch etwas vermehrte Trinkmenge erleichtern die Entleerung erheblich.

Das Behandlungskonzept wird abschließend durch Ohrpunkte ergänzt.

Bisher verwendete Punkte:

Di4	*Yuan*-Quellpunkt, schmerzwirksam, auch spasmolytisch
Di10	mit tonisierender Behandlung, kann auch mit Akupressur therapiert werden
Di11	Tonisierungspunkt, stärkt die Funktion des Dickdarms, regt den *Qi*-Fluss an.
Ma25	Alarmpunkt Dickdarm
Ma37	UEP Dickdarm
Mi3	*Yuan*-Quellpunkt Milz
Bl17	Meisterpunkt des Blutes, hilft bei aufsteigendem Magen-*Qi*
Bl20	Zustimmungspunkt Milz
Bl25	Zustimmungspunkt Dickdarm, mit Ma25 im Segment wirksam
Pe6	Kardinalpunkt schaltet den Sondermeridian *Yin Wei Mai* mit Verbindung zu Magen, Dickdarm und Gallenblase ein
Le3	hilft bei Tenesmen wegen spasmolytischer Wirkung
KG12	Alarmpunkt Magen

Therapieprinzip Stufe IV – Obstipation

Geeignete Ohrpunkte sind:
Kolon 91,
Sigmoid 92,
Rektum 81,
Vegetativum I 51,
Omega I,
Point Jérôme 29b,
Polster 29,
eventuell Omegahauptpunkt.

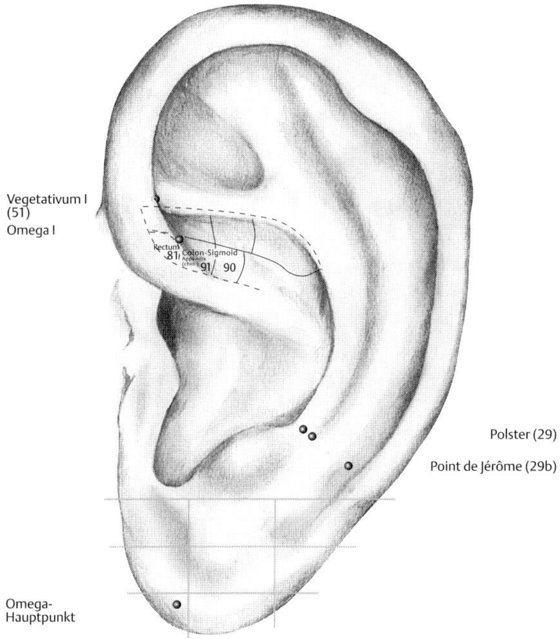
Vegetativum I
(51)
Omega I
Rectum
81
Colon-Sigmoid
Appendix
(chin.)
91
90
Polster (29)
Point de Jérôme (29b)
Omega-
Hauptpunkt

Periarthritis humeroscapularis IV

! Sie kennen den Patienten aus Stufe III Seite 152

Die vorhandenen Punktkonzepte sind für die PHS recht umfassend. Zusätzlich können TENS-Therapie, Mobilisation, Mikrowellenbestrahlung, Ohrakupunktur und Neuraltherapie in Frage kommen.

Bisher verwendete Punkte:

Di4	*Yuan*-Quellpunkt, stark schmerzwirksam, Meridian zieht durch das erkrankte Gebiet
Di11	Ausleitungspunkt (*He*-Punkt)
Di14	lokal wirksam
Di15	Lokalpunkt
Ma36	Ausleitungspunkt
Ma38	Schulter bewegen lassen, dabei sedieren und kräftige Nadelung!
Bl11	segmentale Therapie, Meisterpunkt der Knochen
Bl12	segmentale Therapie, „Tor des Windes" (leitet Wind aus)

Bei dorsalem Beschwerdebild:

Dü3	Tonisierungspunkt, öffnet das Lenkergefäß (in LG14)
Dü9	Lokalpunkt
Dü10	Lokalpunkt
Dü11	Lokalpunkt
Dü12	Lokalpunkt
Bl60	Fernpunkt, aktiviert mit Dü3 die *Tai Yang*-Achse

Bei lateralem Schmerzverlauf:

3E5	*Luo*-Gefäß zu Pe7
3E14	Lokalpunkt
3E15	Lokalpunkt
Gb20	leitet Wind aus
Gb34	Ausleitungspunkt, Meisterpunkt für Muskel und Sehnen. Fernpunkt

Therapieprinzip Stufe IV – Periarthritis humeroscapularis

Die TENS-Therapie kann während der Akupunktursitzung begonnen und zu Hause fortgesetzt werden. Die gleichzeitige Anwendung der TENS (oder einer Reizstrombehandlung) hat sich sehr bewährt und scheint bei dieser Indikation den Nutzen der Akupunktur noch zu verstärken.
Mobilisationstechniken aus dem Bereich der Chiropraktik o.ä. setzen Erfahrung und meist auch die vorherige Beurteilung eines Röntgenbildes voraus. Die Nadelung unmittelbar vor der Mobilisation verbessert das Ergebnis.
Es gibt meines Wissens keine kontrollierten Studien, die entschieden haben, ob eine Wärmeanwendung (Mikrowelle, Rotlicht) oder Kälte besser helfen. Die alte Faustregel „Bei akutem Geschehen Kälte, bei chronischer Erkrankung Wärme" gilt nicht immer – entscheidend ist, wie der Patient die Besserung beurteilt.

Als Ohrpunkte kommen in Betracht:
Analgesiepunkt,
segmentale Punkte C4-Th1,
Schultergelenk 64,
Schulter 65,
Thalamus 26a,
Nebenniere 13.

Triggerpunkte im Schulterbereich sind bei der Palpation umschrieben schmerzhaft. Der Durchmesser eines Triggerpunktes beträgt oft weniger als zwei bis vier Millimeter! Triggerpunkte werden entweder genadelt oder im Sinne einer Neuraltherapie mit einem Lokalanästhetikum angespritzt.

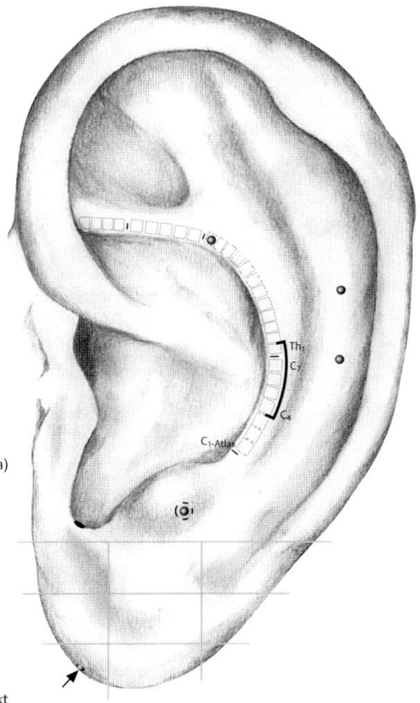
Nebenniere (13)
Schulter (65)
Schultergelenk (64)
C 4 - Th 1
Th1
C7
C4
C1-Atlas
Thalamus (26a)
Analgesiepunkt

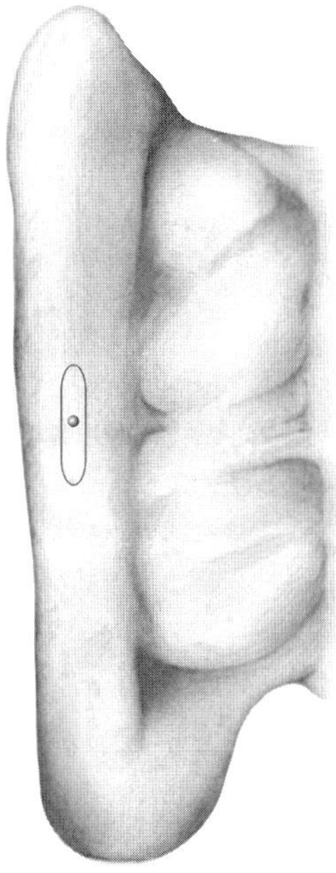
Schultergelenk

Pharyngitis IV

! Sie kennen die Patientin aus Stufe III Seite 154

Allmählich klingen die Beschwerden bei Nadine N. ab – der Hustenreiz tritt noch morgens nach dem Aufstehen und abends nach dem Hinlegen für etwa eine halbe Stunde auf. Es löst sich immer noch kein Schleim.

Bisher verwendete Punkte:

Lu11	Akutpunkt, bei Pharyngitis
Lu5	ein weiterer ausleitender Punkt, dem System der Fünf Elemente entsprechend der Wasserpunkt, zur Bekämpfung der Trockenheit
Di4	*Yuan*-Quellpunkt, sedierende Nadeltechnik zur Schmerzlinderung
Di11	Ausleitungs- und Tonisierungspunkt
Ma40	wichtiger Punkt bei Husten, kann Schleim lösen
Mi6	Kreuzung der drei *Yin*-Meridiane am Bein, *Qi*-stärkend
Mi10	stärkt die körpereigene Abwehr
Dü17	Lokalpunkt
KG22	Lokalpunkt, bei Pharyngitis und Laryngitis

Therapieprinzip Stufe IV – Pharyngitis

Die Behandlung wird durch folgende Rezeptur „Dekokt mit Folium Mori und Semen Armeniacae" Sang xing tang optimiert:

Folium Mori beendet Husten, normalisiert den *Qi*-Fluss in der Lungenleitbahn	9,0
Semen Armeniacae beendet Husten, normalisiert den *Qi*-Fluss in der Lungenleitbahn	9,0
Semen Sojae praeparatum beseitigt Hitze	9,0
Fructus Gardeniae beseitigt Hitze	6,0
Bulbus Fritillariae Thunbergii löst Schleim auf	6,0
Radix Adenophorae unterstützt	6,0
Pericarpium Fructi Pyri unterstützt die Flüssigkeiten	6,0

Ich empfehle die morgendliche und abendliche Einnahme, unmittelbar nach dem Aufstehen und eine Stunde vor der Nachtruhe.

Polyneuropathie IV

! Sie kennen die Patientin aus Stufe III Seite 156

Die Problematik eines polyneuropathisch bedingten Beschwerdebildes bei Diabetes mellitus ist nicht selten. Auch die schulmedizinische Therapie kann sich sehr problematisch gestalten. Eine optimale Blutzuckereinstellung hilft nicht immer und ist manchmal auch wegen des erhöhten Risikos einer Hypoglykämie bedenklich. Besonders bei älteren Menschen wie der hier vorgestellten Patientin ist auch die Sturzgefahr unter einer Therapie mit Antikonvulsiva oder Trizyklika zu bedenken.
Die Wirksamkeit einer Akupunkturbehandlung lässt sich bei diesem Krankheitsbild in groben Zügen durch die Hemmung schmerzleitender Nervenfasern begründen. Folgende Punkte wurden eingesetzt:

Ma36	*Qi*-stärkend, zieht das *Qi* nach unten
Mi6	unterstützt das *Yin* am Bein, ebenfalls *Qi*-stärkender Punkt
Gb34	UEP, ausleitend wirksam
Gb38	Hitzepunkt
Gb40	Windpunkt des Meridians, Quellpunkt
Le2	Hitzepunkt

Therapieprinzip Stufe IV – Polyneuropathie

Ein weiteres Behandlungsverfahren aus der Naturheilkunde, mit dem sehr gute Erfahrungen bestehen, ist die Hämatogene Oxydationstherapie (HOT) nach Prof. Wehrli. 50 – 80 ml Blut werden mit Citrat ungerinnbar gemacht, mit medizinischem Sauerstoff aufgeschäumt, anschließend mit UV-Licht einer definierten Wellenlänge bestrahlt und dann reinfundiert. Die UV-Strahlung selbst, aber auch die Wirkung des Ozons, das kurzfristig unter der Einwirkung des ultravioletten Lichts entsteht, können den Nutzen der Behandlung erklären. Verschiedene Entzündungsmediatoren (Prostazykline, Thromboxan, Prostaglandine) werden günstig beeinflusst. Außerdem werden die rheologischen Eigenschaften des Blutes verbessert, so dass auch die Versorgung des Nervenzellstoffwechsels mit Substrat erleichtert abläuft.

Prämenstruelles Syndrom IV

! Sie kennen die Patientin aus Stufe III Seite 158;

Bei der bisherigen Behandlung wurde durch die Körperakupunktur das in Fülle und Stauung befindliche Leber-*Qi* nach unten gezogen und aktiviert. Zusätzlich wurden symptomatisch wirksame Punkte gegen Übelkeit oder krampfartige Beschwerden besprochen. Wichtig ist auch die Mitbehandlung und Berücksichtigung von psychischen Beschwerden.

Bisher verwendete Punkte:

Lu7	Passagepunkt (*Luo*), unterstützt die gute Schmerzwirksamkeit.
Di4	stark schmerzwirksamer Punkt
Ma36	schmerzwirksam, *Qi*-stärkender Punkt
Mi4	stärkt das Leber-*Qi*, und lässt zusammen mit Ma36 *Qi* und Blut fließen, außerdem Schlüsselpunkt des Sonder-Meridians *Chong Mai* mit Wirkung auf den Uterus
Mi6	wichtiger Punkt, vereint die *Yin*-Meridiane des Beines (Le, Mi, Ni)
He7	psychisch stabilisierend und ausgleichend
Dü3	entlastet den Kopfdruck der Patientin, auch spasmolytische Wirkung
Pe6	bei Übelkeit
3E5	hilfreich bei lateralen Kopfschmerzen
Gb34	UEP Gallenblase, wichtig bei einschießenden Schmerzen
Gb39	zieht *Qi* nach unten, besonders zusammen mit Le3, und senkt so die *Yang*-Fülle im Kopfbereich
Le2	spasmolytisch
Le3	spasmolytisch, zieht *Qi* nach unten
Le13	aktiviert das Leber-*Qi*
Le14	aktiviert das Leber-*Qi*
KG4	lindert abdominale Spasmen

Therapieprinzip Stufe IV – Prämenstruelles Syndrom

Sehr gut bietet sich auch die Ergänzung des Konzeptes durch Ohrpunkte an. Am Ohr lassen sich durch die Anwendung von Ohrkügelchen oder Dauernadeln auch länger anhaltende Wirkungen erzielen. Die Dauernadeln werden dann bei nachlassenden Beschwerden schon nach wenigen Tagen wieder entfernt.
Geeignete Punkte:
Uterus 58,
Ovar 23,
Plexus urogenitalis,
Thalamus 26a,
Vegetativum I 51,
Vegetativum II 34,
Frustrationspunkt,
Antiaggression PT 1,
Leber 97.

Mit folgender Rezeptur „Pulver des freien und entspannten Wanderers“ Xiao yao san lässt sich eine Leber-*Qi*-Stagnation zusätzlich bessern:

Herba Menthae wirkt gegen die Stauung des Leber-*Qi*	3,0
Radix Bupleuri wirkt gegen die Stauung des Leber-*Qi*	9,0
Radix Angelicae sinensis nährt das Leber-Blut	9,0
Radix Paeoniae alba beruhigt und harmonisiert die Leber	12,0
Rhizoma Atractylodis macrocephalae tonisiert das *Qi* der Milz, leitet Nässe aus	9,0
Poria tonisiert das *Qi* der Milz, leitet Nässe aus	15,0
Radix Glycyrrhizae harmonisiert	6,0
Rhizoma Zingiberis recens harmonisiert	3 Scheiben

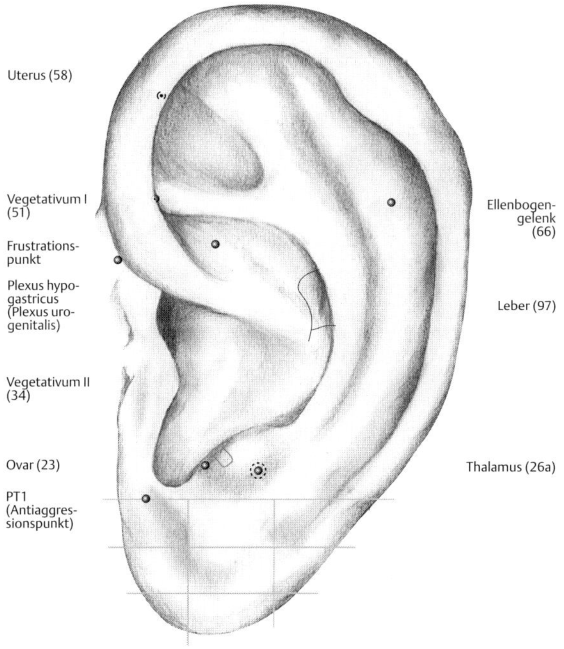

Herba Menthae darf erst kurz vor dem Fertigstellen des Dekoktes zugesetzt werden, damit die ätherischen Öle nicht vorzeitig entweichen. Zusammen mit Radix Bupleuri wird von Herba Menthae das gestaute Leber-*Qi* wieder in Bewegung versetzt.

Mit der Einnahme des Dekoktes soll bereits einige Tage vor dem (erwarteten) Einsetzen der Beschwerden begonnen werden.

! Sie kennen den Patienten aus Stufe III Seite 162

Für einen anhaltenden Erfolg beim Nicht-mehrrauchen sind – wie bei der kurzen Erläuterung des Beratungskonzeptes angedeutet – ganzheitlich orientierte, ordnungstherapeutische Maßnahmen wichtig. Hier geht es zunächst um die Beweggründe überhaupt zu rauchen, die psychische Stabilisierung in Situationen mit erhöhter Anfälligkeit, und die Entwicklung von gesundheitsförderndem Verhalten und Belohnungen.
Neben supportiven, psychosomatisch orientierten Gesprächsansätzen kann der Patient zu Übungen angeleitet werden, die ein gesundes Körpergefühl erfahrbar werden lassen. Hier ist an *Qi Gong*, evtl. auch an *Tai Qi* zu denken. Die erreichbare Harmonisierung des Energieflusses, das tägliche Beschäftigen und Fördern des eigenen *Qi* helfen, ein gesundheitsbewussteres Verhalten zu etablieren.
In die gleiche Richtung zielt eine Fußreflexzonenmassage. Sie erfordert weniger Zeit, aber einen Behandler, und scheint mir auch etwas weniger wirksam zu sein. Vielleicht lassen sich bei täglicher Behandlung bessere Resultate erzielen.
Für weitere Behandlungsmöglichkeiten sei auf die Kapitel Sucht III und IV verwiesen.

Bisher verwendete Punkte:

Lu9	Tonisierungs- und *Yuan*-Quellpunkt, zur Stärkung des Lungen-*Qi*
Di4	*Yuan*-Quellpunkt, psychisch stärkend und stabilisierend
Di6	*Luo*-Punkt, besonders bei begleitendem Husten hilfreich
He3	*He*-Punkt, ebenfalls psychisch stabilisierend
He7	*Yuan*-Quellpunkt mit starker psychischer Wirksamkeit, stärkt das *Shen*
Pe6	psychisch stützend
LG20	harmonisiert den *Qi*-Fluss in allen Bereichen
Ex-HN1	verstärkt die Wirkung von LG20

Therapieprinzip Stufe IV – Rauchen

Die wesentliche Erweiterung der Körperakupunktur in der Raucherentwöhnung stellt die Ohrakupunktur dar. Die Möglichkeit einer Dauerstimulation der Ohrpunkte ist wesentlich.
Zur sicheren Vermeidung einer Chondritis – vielleicht etwas übervorsichtig – verwende ich lediglich Ohrkügelchen, die genau auf den jeweils aktiven Punkt mit Pflaster geklebt und längstens für drei bis vier Tage belassen werden. Eine gute Hautdesinfektion ist hier eine Selbstverständlichkeit. Auch der Patient wird angewiesen, die Kügelchen nach drei bis vier Tagen evtl. selbst zu entfernen. Bei Bedarf können die Ohrpunkte über die aufgeklebten Kugeln vom Patienten selbst durch eine leichte Massage mit der Fingerkuppe stimuliert werden.
Die Punkte werden – wie immer – nur behandelt, wenn sie aktiv sind. Das Schema ist auch nicht stur beizubehalten, sondern wird bei jeder Sitzung an die Reaktionslage des Patienten angepasst und abgewandelt. Ausgewählt wird aus:
Polster 29,
Begierde 29c,
Vegetativum I 51,
Vegetativum II 34,
Herz 100,
Lunge 101,
Shen Men 55,
Omegahauptpunkt,
Antiaggression PT1,

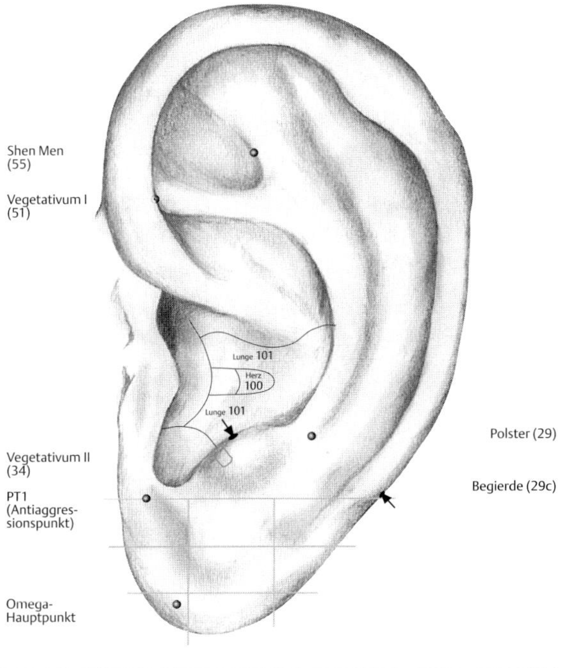
Shen Men
(55)
Vegetativum I
(51)
Lunge 101
Herz
100
Lunge 101
Polster (29)
Vegetativum II
(34)
PT1
(Antiaggres-
sionspunkt)
Begierde (29c)
Omega-
Hauptpunkt

Rheumatoide Arthritis IV

! Sie kennen die Patientin aus Stufe III Seite 164

Nach einer inzwischen über vier Monate durchgeführten Behandlung geht es Frau O. deutlich besser. Auch aus Kostengründen werden jetzt nur noch monatliche Behandlungen erfolgen. Frau O. ist inzwischen auch mit einigen ergotherapeutischen Hilfsmitteln versorgt worden.

Bisher verwendete Punkte:

Di2	Wasserpunkt
Di4	gegen Schmerzen, auch zur Stärkung der Abwehrkräfte
Di11	bei Schwellung, Rötung und Überwärmung der Gelenke
Mi6	Kreuzung der drei *Yin*-Meridiane am Bein, Stärkung der Milzfunktion gegen die Obstruktion bzw. Stauung von *Qi* und Blut, *Qi*-stärkender Punkt, Gegengewicht zu den zahlreich verwendeten *Yang*-Punkten des Blasen-Meridians
Ma44	Wasserpunkt
Bl11	Meisterpunkt Knochen
Bl18	*Shu*-Punkt der Leber, bewegt gestautes *Qi*
Bl20	*Shu*-Punkt der Milz
Bl23	*Shu*-Punkt der Niere, bei Schwächezuständen der Niere, evtl. Moxibustion bei Kältesymptomatik (Nieren-*Yang*-Schwäche)
Bl25	*Shu*-Punkt des Dickdarms, bei lumbalen und ischialgieformen Schmerzen
Bl66	Wasserpunkt
Ni3	*Yuan*-Quellpunkt zur Stärkung des Nieren-*Qi*, evtl. Moxa bei kalten Füßen
Ni7	Tonisierungspunkt zur Unterstützung der Nierenfunktion
Gb20	Wind ausleitender Punkt, bei *Qi*-Mangel (Frösteln, andere Kältezeichen) Moxibustion
Gb43	Wasserpunkt

Leider kann sich die Patientin zu den von mir vorgeschlagenen *Tai Chi*-Übungen nicht bereit finden. Durch *Tai Chi* wäre es möglich, die Beweglichkeit zu verbessern und den blockierten *Qi*-Fluss zusätzlich zu aktivieren.

Therapieprinzip Stufe IV – Rheumatoide Arthritis

Als Rezeptur gegen Windeinflüsse und die Obstruktion der Leitbahnen schlage ich den „Dekokt mit Radix Saposhnikoviae“ Fang feng tang vor:

Radix Saposhnikoviae gegen Wind	6,0
Herba Ephedrae vertreibt Wind	3,0
Radix Gentianae macrophyllae unterstützend	3,0
Semen Armeniacae vertreibt Wind, unterstützt das Lungen-*Qi*	2,0
Radix Puerariae entspannt die Sehnen und vertreibt Wind	3,0
Cortex Cinnamomi wärmt, gegen Kälteeinfluss	1,5
Poria vertreibt Nässe	3,0
Radix Angelicae sinensis „nährt das Blut“	3,0
Radix Scutellariae kalte Arznei, zum Ausgleich der wärmenden Bestandteile	2,0
Radix Glycyrrhizae „harmonisiert die Mitte“	2,0
Rhizoma Zingiberis recens unterstützt das Vertreiben von Wind und Kälte	3 Scheiben
Fructus jujubae harmonisierend	3 Stück

Die Bestandteile dieser Rezeptur werden in der chinesischen Medizin häufig verwendet. Typisch für die chinesische Arzneimittellehre ist der Einsatz von Arzneistoffen, die nicht direkt gegen das wesentliche Beschwerdebild wirken, sondern ihre Bedeutung durch die Harmonisierung und Abstimmung der anderen Bestandteile erlangen.

Rhinitis IV

Herbert O., 32 Jahre alt, sucht wegen eines an sich harmlosen Virusinfektes die Sprechstunde auf. Es handelt sich um ein eher banales Krankheitsbild mit Husten und besonders Schnupfen. Nachts setzt sich die Nase zu, er kann deshalb nicht schlafen. Die Trockenheit der Nasenschleimhäute ist der Grund, weshalb abschwellende Nasentropfen nicht vertragen werden und zu Nasenbluten führen können.

Neben den üblichen Allgemeinmaßnahmen (Inhalation, Anfeuchten der Atemluft, Nasendusche) werden folgende Punkte sedierend genadelt:

Therapieprinzip Stufe IV – Rhinitis

Di11 immunstimulierende Wirkung, Meridianverlauf zum Krankheitsgebiet, Tonisierungspunkt

Lok.: am lateralen Ende der Beugefalte des Ellenbogens, bei gestrecktem Arm zwischen der Bizepssehne und dem Epicondylus radialis humeri, auf der Beugefalte

Di20 lokal wirksam, schleimlösend, hyperämisierend

Lok.: zwischen Nasenflügel und Nasolabialfalte (auf der Gegenseite von Di1 bis Di18)

Bl2 lokal wirksam, schleimlösend

Lok.: im medialen Ende der Augenbraue, oberhalb des medialen Augenwinkels, Stichrichtung schräg nach lateral

Ex-HN 3 (*Yintang*)
Meisterpunkt der Nase

Lok.: in der Mitte zwischen den Augenbrauen

Typischerweise kommt es innerhalb kürzester Zeit – oft bereits während des Setzens der Nadeln – zu einem vermehrten Sekretfluss. Das Sekret wird dünnflüssiger, Druckgefühl und Schmerzen im Stirn- und Kieferhöhlenbereich lassen nach. Ein bis zwei Behandlungen genügen oft schon, dann heilt die Rhinitis ab.
Selbstverständlich ist auch die Behandlung mit dem Laser möglich. Dabei werden die gleichen Punkte bestrahlt, zusätzlich können die Nebenhöhlen strichförmig behandelt werden.
Bei den in Augennähe gelegenen Partien ist natürlich besondere Vorsicht geboten, um Netzhautverletzungen zu vermeiden. Die Hand, die den Laser führt, sollte am Kopf des Patienten abgestützt werden, mit der zweiten Hand kann der Kopf des Patienten zusätzlich etwas fixiert werden. Eine Schutzbrille für den Patienten ist bei Behandlung in Augennähe sinnvoll.

Die Ursache der Erkrankung liegt aus chinesischer Sicht in einem übermäßigen Einfluss von Wind als krankmachendem Faktor, evtl. in Kombination mit Hitze oder Nässe. Die Schwäche der Abwehrenergie *Wei Qi* an der Oberfläche führt zum Eindringen der pathogenen Wetterfaktoren und lässt das Lungen-*Qi* aufsteigen. (Das Lungen-*Qi* bewegt sich normalerweise nach unten.) Typische Befunde wären eine verstopfte Nase mit gelbem, hartem Sekret, Kopfschmerz, Fieber, Abneigung gegen Kälte und ein verminderter Geruchsinn. Die Zunge ist gerötet, mit graubraunem Belag, der Puls ist schnell und oberflächlich.
Entsprechend werden durch die Behandlung Wind und Hitze vertrieben (Di11, Di20). Außerdem muss das Absteigen des Lungen-*Qi* wiederhergestellt werden. Bei rezidivierender oder chronischer Rhinitis kann deshalb die nebenstehende Rezeptur (Empirische Rezeptur I nach Maciocia) zusätzlich helfen:

Folium Nelumbinis vertreibt Wind-Hitze	6,0
Fructus Arctii vertreibt Wind-Hitze	6,0
Herba Menthae vertreibt Wind-Hitze	6,0
Rhizoma Acori tatarinowii öffnet die Nase, trennt das Trübe vom Klaren	6,0
Gypsum fibrosum beseitigt Hitze	12,0
Fructus Forsythiae beseitigt Hitze	6,0
Radix Scrophulariae schützt das *Yin* vor einer Verletzung durch die Hitze	4,5
Radix Platycodi stellt das Absteigen des Lungen-*Qi* wieder her	4,5
Flos Magnoliae vertreibt Wind, öffnet die Nase	4,5

Das Einkochen der Rezeptur sollte nicht so lange dauern wie normalerweise üblich, es gehen sonst zu viele Inhaltsstoffe verloren. Aus dem gleichen Grund sollte Herba Menthae auch erst wenige Minuten vor dem Fertigstellen des Dekoktes zugefügt werden.

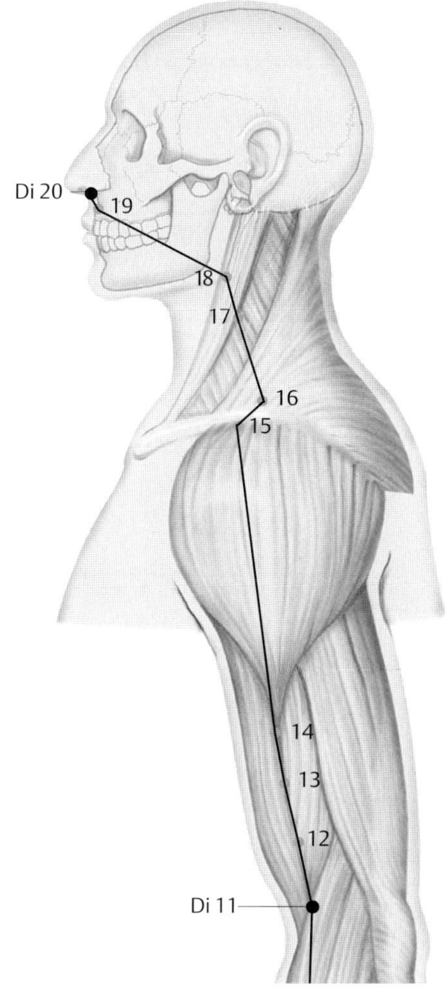

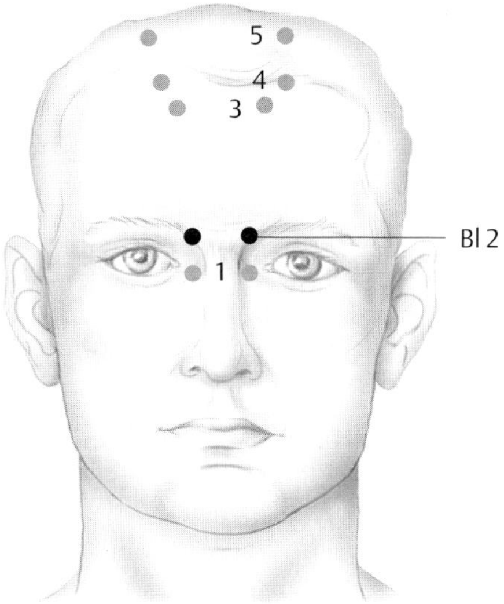

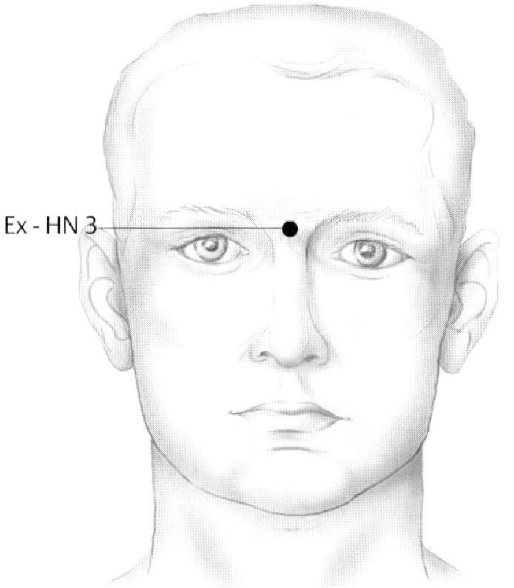

Rhino-Conjunctivitis allergica IV

! Sie kennen die Patientin aus Stufe III Seite 166

Frau Brigitte B. möchte sich nicht nur auf eine Nadelbehandlung verlassen, sondern unterstützend eine medikamentöse Behandlung nach den Regeln der TCM durchführen. Beschwerden treten jetzt auch ganzjährig auf, sind aber nicht mehr so schlimm wie früher. Sie neigt zu wiederkehrenden Infekten, wirkt blass und etwas schwächlich.

Die jetzt ganzjährig auftretenden Beschwerden sprechen doch für eine weiter gehende Schwäche des Abwehrsystems im Funktionskreis Lunge, aber auch der Niere (hier findet sich das Ur-*Qi*) und im Lenkergefäß. Die Punktauswahl erfolgt deshalb nach anderen Kriterien, als bei den früher akut und nur saisonal aufgetretenen Beschwerden.

Bisher verwendete Punkte:

Lu5	Sedierungspunkt
Lu7	Fernpunkt gegen Windeinflüsse
Di4	*Yuan*-Quellpunkt
Di11	Tonisierungspunkt
Di20	Lokalpunkt
Mi6	Stärkung des Immunsystems
Mi10	Steigerung der Abwehrkräfte
Bl2	Lokalpunkt
Bl10	stark wirkend bei (gleichzeitig bestehenden) Nackenschmerzen
Bl12	„Tor des Windes", hilfreich bei Sinusitis und zur Stimulation des Immunsystems
Bl13	Shu-Punkt der Lunge
Ex-Hn3	(*Yintang*) lokal wirksamer Extrapunkt
Gb38	Sedierungspunkt (4. Antiker Punkt der Gallenblase)

Weitere geeignete Punkte:

Therapieprinzip Stufe IV – Rhino-Conjunctivitis allergica

LG4	enge Beziehung zum Nierensystem, auch bei Kopfschmerz wichtiger Punkt
	Lok.: zwischen den Dornfortsätzen von LWK 2/3
Bl23	*Shu*-Punkt (Zustimmungspunkt) zur Niere
	Lok.: 1,5 Cun lateral von LWK 2
Ni3	*Yuan* von Bl 58, geeignet auch bei Asthma und Pharyngitis
	Lok.: zwischen Malleolus medialis und dem Hinterrand der Achillessehne
LG24	bei Migräne, Rhinitis, Sinusitis frontalis, Augenerkrankungen, Erkältung
	Lok.: 0,5 Cun dorsal der Stirn-Haargrenze
LG23	unterstützt LG 24 (im Wesentlichen gleiche Eigenschaften)
	Lok.: 1 Cun dorsal der Stirn-Haargrenze
Gb20	Erkältung, Fieber, Schwindel, okzipitale Kopfschmerzen
	Lok.: zwischen den Ursprüngen des M. sternocleidomastoideus und M. trapezius
Dü3	HWS-Syndrom, Fieber, Kopfschmerz
	Lok.: am ulnaren Ende der Handquerfalte bei Faustschluss

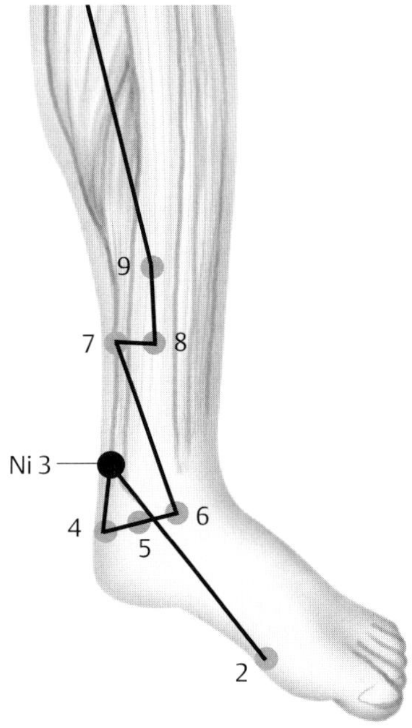
9
7
8
Ni 3
4
5
6
2

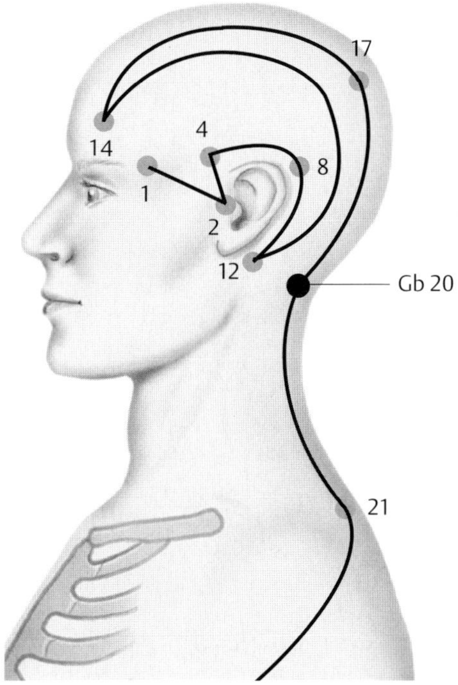
17
4
14
8
1
2
12
Gb 20
21

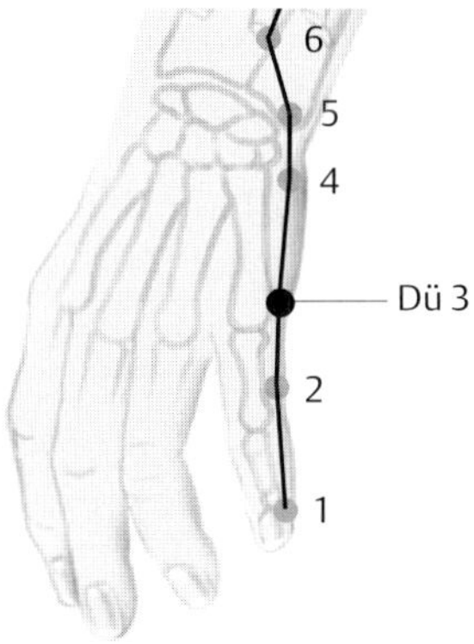
6
5
4
Dü 3
2
1

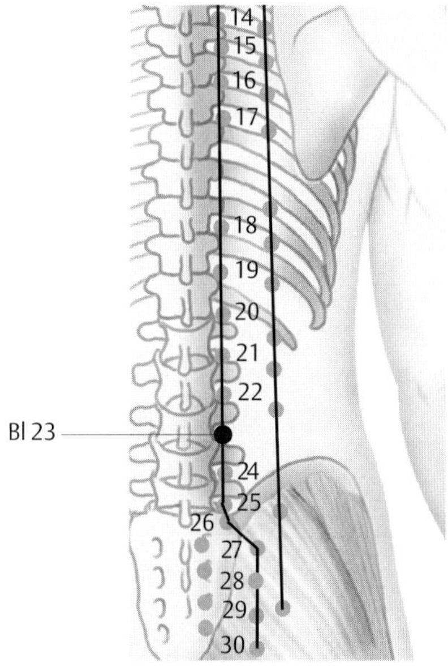
14
15
16
17
18
19
20
21
22
Bl 23
24
25
26
27
28
29
30

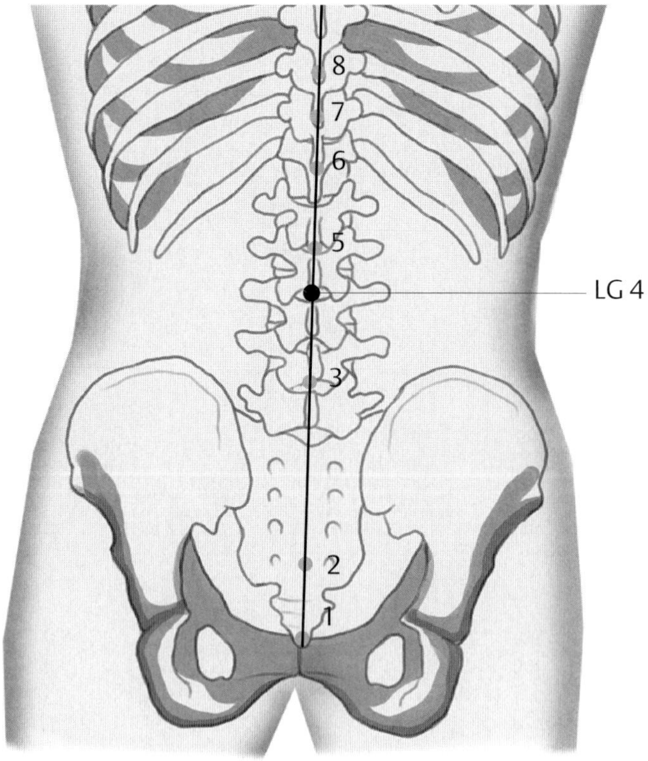
8
7
6
5
LG 4
3
2
1

Zahlreiche Rezepturen sind aus der chinesischen Medizin überliefert, so dass die Auswahl der geeigneten Mischung durchaus schwer fallen kann. Folgende Rezeptur hat sich jedoch gut bewährt: Das „Fructus Xanthii Pulver“ Cang er zi san zerstreut Wind, lindert Schmerzen und befreit die Nase. Es handelt sich um eine Variation des „Radix Ligustici Chuanxiong Pulver“ das man mit grünem Tee einnimmt. Nach chinesischer Vorstellung wird die zugrunde liegende Krankheit durch Wind-Hitze (Wind in der Nase; mögliche Hitze-Symptome: rote, brennende oder juckende Augen) ausgelöst und charakterisiert.

Die „Kaiserarznei“ – hier an 1. und 2. Stelle genannt – löst Blockaden in den Nasenwegen auf. Der erste Minister (3) entlastet das Äußere, befreit die Öffnungen des Kopfes, zerstreut Wind-Nässe und fördert den Ausfluss des (eitrigen) Sekretes. Der andere Minister (4) entlastet Wind-Hitze aus dem Äußeren und klärt Augen und Kopf. – Besonderheit: Weil der 2. Minister ätherische Öle enthält, darf er erst in den letzten Minuten der Zubereitung zugesetzt werden.

Fructus Xanthii Sibirici Pulver	pro Tag
Fructus Xanthii Sibirici	6–9 g
Flos Magnoliae	3–6 g
Radix Angelicae Dahuricae	6–9 g
Herba Menthae Haplocalycis (erst zum Ende des Kochens zufügen!)	3–6 g

Andere Erklärungsmodelle gehen von einer Wind-Kälte Störung aus: Die Augen sind wenig beteiligt, der Nasenschleim ist immer hell. Eine länger bestehende, oft perenniale Erkrankung kann dadurch erklärt werden, dass ein Mangel des Nieren-*Qi* entstanden ist. In beiden Fällen kommen auch andere Rezepturen in Frage. Eigentlich habe ich aber immer mit dem Fructus Xanthii Sibirici Pulver gute Erfolge erzielt.

Ohrakupunktur

Der Allergiepunkt am Ohr liegt an der Spitze der linken Ohrmuschel und kann immer unterstützend mitbehandelt werden. Die Nadelung ist von der Außen- und von der Innenseite der Ohrkrempe her möglich.

Laserpunktur

Von R. Pothmann wird ein Verfahren zur akupunkturgestützten „Hyposensibilisierung bei allergischen Erkrankungen“ (1998) beschrieben, bei dem die Anfangs- und Endpunkte der ersten 4 Meridiane (1. Umlauf) beiderseits gelasert werden. Der Patient muss dabei mit dem Allergen Kontakt haben. Daher ist eine vorhergehende Austestung sinnvoll (Prick-Test, RAST-Diagnostik). Die Erfolgsrate wird mit ähnlichen Zahlen wie bei einer Gegensensibilisierung angegeben, wobei aber nur eine bis maximal fünf Behandlungen durchgeführt werden müssen.

Die Rationale zur Punktauswahl (Lu1, Lu11, Di1, Di20, Ma2, Ma45, Mi1, Mi21) ergibt sich daraus, dass an den Anfangs- und Endpunkten der Meridiane natürlich ein sehr starker Energiefluss besteht. Zum Teil handelt es sich um Notfallpunkte. Die Behandlung mit Nadeln wäre sehr schmerzhaft und würde von vielen Patienten nicht toleriert. Infrarotmoxibustion stellt eine weitere Alternative dar (ca. 1 sec / Punkt). Auf dem ersten Umlauf Lu-Di-Ma-Mi fließt die Abwehr-Energie, die zur Allergiebehandlung natürlich besonders wichtig ist.

Nach eigenen Erfahrungen beträgt die Erfolgsrate ca. 50 % der behandelten Patienten. Der Kontakt mit dem Allergen wurde hergestellt, in dem das Testfläschchen aus dem Allergie-Testsatz dem Patienten nach dem Allergietest bei der Behandlung auf den Bauch gelegt wurde. Die Behandlung ist natürlich schmerzlos, dauert etwa fünf Minuten und wirkt – wenn der Patient anspricht – in der Regel sofort. Wenn nötig, können bei nachlassender Wirkung neue Behandlungen durchgeführt werden. Die Wirkung hält individuell unterschiedlich, je nach Allergenspektrum einige Wochen bis mehrere Jahre an. Die Patienten, bei denen es „funktioniert“, profitieren natürlich erheblich, weil die Behandlungsalternative eine jahrelange Gegensensibilisierung wäre.

Schlafstörungen IV

! Sie kennen die Patientin aus Stufe III Seite 168

Bei Frau P. ist es inzwischen möglich geworden, auf schlaffördernde Medikamente ganz zu verzichten. Ich habe erst spät erfahren, dass sie ein frei verkäufliches schlafanregendes Mittel regelmäßig eingenommen hat. Nun werden ergänzende Maßnamen mit ihr besprochen.

Bisher verwendete Punkte:

Ma36	*Qi*-stärkend
Mi6	*Qi*-stärkend, besonders bei *Yin*-Schwäche und Kältezeichen Moxibustion
He6	*Xi*-Punkt, bei Herzklopfen, Nachtschweiß
He7	*Yuan*-Quellpunkt
He9	Tonisierungspunkt. Bei akuter Störung: Akupressur zur Eigenbehandlung, mit dem Daumennagel sedierend behandeln. Bei Kälte und Leeresymptomen: Evtl. vorsichtig Moxibustion
Bl15	Zustimmungspunkt Herz
Pe6	bei vegetativen Beschwerden, funktionellen Herzbeschwerden
Ex-HN1	(*Sishencong*) unterstützt LG20
LG20	harmonisiert den *Qi*-Fluss in den Meridianen
KG12	stärkt das *Qi* und die Mitte, Alarmpunkt des Mittleren Erwärmers
KG17	einflussreicher Punkt für den gesamten Thoraxbereich, Alarmpunkt Perikard und Oberer Erwärmer

Therapieprinzip Stufe IV – Schlafstörungen

Geeignete Punkte außerhalb der Meridiane:
Anmian („Ruhiger Schlaf") I und II: Beide Punkte liegen auf einer waagerechten Linie zwischen dem Ohrläppchen und Gb20 vor und hinter der Mastoidspitze. Auf dieser Linie finden sich nacheinander 3E17, Anmian I, Anmian II und Gb 20. Sie werden gemeinsam genadelt und sind spezifisch bei Schlafstörungen wirksam. Wegen der etwas schwierigen exakten Lokalisation – in der Literatur finden sich überdies etwas abweichende Angaben – sollten die Punkte unbedingt palpiert und auf Schmerzhaftigkeit hin untersucht werden.
Weitere Maßnahmen:
Am Ohr ist auch an den Einsatz einer Dauernadel zu denken. Hier können folgende Punkte wirksam sein:
Point de Jérôme 29b,
Polster 29,
Vegetativum I 51,
Vegetativum II, 34
Antiaggression PT1,
Angst/Sorge PT2,
Kummer/Freude PT4,
Herz 100.
Ein abendliches Fußbad mit warmem Wasser und Zusatz von einem gestrichenen Esslöffel Senfkornmehl zieht die *Yang*-Fülle nach unten und stärkt das geschwächte *Yin*. Das Wasser sollte mindestens handbreit über den Knöchel ansteigen, um auch den Punkt Mi6 mit zu erreichen. Die Behandlung wirkt wie eine Moxibustion auf die zahlreichen wichtigen *Yin*-Punkte am Fuß. Sie ist besonders hilfreich bei Patienten, die gleichzeitig unter kalten Füßen, Kopfdruck, Nachtschweiß, Unruhe, allgemeiner Schwäche, geringer Belastbarkeit oder Neigung zum Grübeln neigen. Eine zusätzliche Wärmflasche am Fußende des Bettes ermöglicht meist ein schnelles Einschlafen. Das Fußbad mit Senfkornmehl hilft übrigens auch gut bei chronischen Kopfschmerzen.
Akupressur/Fußreflexzonenmassage: Hier lässt sich besonders gut der Punkt Ni1 massieren. Dabei kann mit kreisenden Bewegungen der Patient nach entsprechender Anleitung selbst aktiv werden. Häufig finden sich auch Verquellungen des Fußbodens. Dann wird der Mittelfuß nach distal hin ausgestrichen.
Folgende Rezeptur „Dekokt, das das Herz nährt" Yang xin tang, ist bei Schlafstörungen durch Herz-*Yin*-Mangel hilfreich:

Radix Astragali tonisiert das Herz-*Qi*	6,0
Radix Ginseng tonisiert das Herz-*Qi*	6,0
Semen Platycladi Scleroticum beruhigt den Geist, fördert den Schlaf	9,0
Poriae pararadicis beruhigt den Geist, fördert den Schlaf	6,0
Rhizoma Chuanxiong leitet die Wirkung der anderen Arzneien empor, harmonisiert das Blut	3,0
Radix Polygalae beruhigt den Geist	6,0
Radix Ophiopogonis nährt das Herz-*Yin*	6,0
Fructus Schisandrae nährt das Herz-*Yin*	6,0
Radix Glycyrrhizae tosta harmonisiert	3,0
Rhizoma Zingiberis recens harmonisiert	1 Scheibe

Tai Chi wird generell viel zu wenig durchgeführt und sollte, wenn irgend möglich, in den Behandlungsplan mit einbezogen werden. Die ausgleichende, harmonisierende Wirkung auf den *Qi*-Fluss und das *Shen* (Geist) erklären die schlafregulierenden Effekte. Wenn ein entsprechender Kurs, z. B. bei der Volkshochschule, angeboten wird, sollte man diesen dem Patienten unbedingt nahe legen. Auf die weiteren Maßnahmen der westlichen Medizin, sei es schulmedizinischer oder naturheilkundlicher Konvenienz (Ordnungstherapie, Schlafhygiene, Medikamentenanamnese, autogenes Training ...) sei hier nur hingewiesen.

Vegetativum I (51)

Herz (100)

Vegetativum II (34)

PT1 (Antiaggressionspunkt)

PT2 (Angst, Sorge)

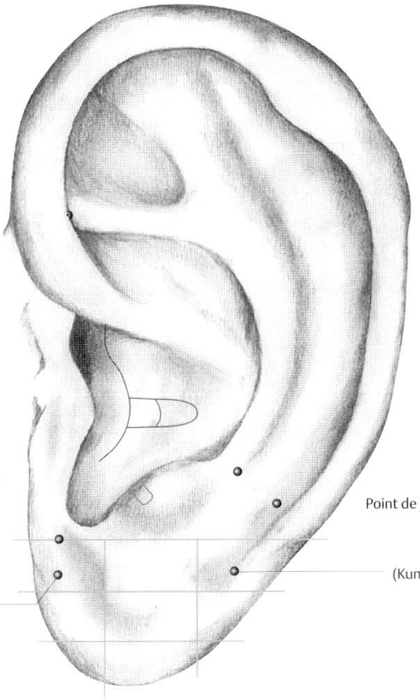

Polster (29)

Point de Jérôme (29b)

PT4 (Kummer, Freude)

Herz

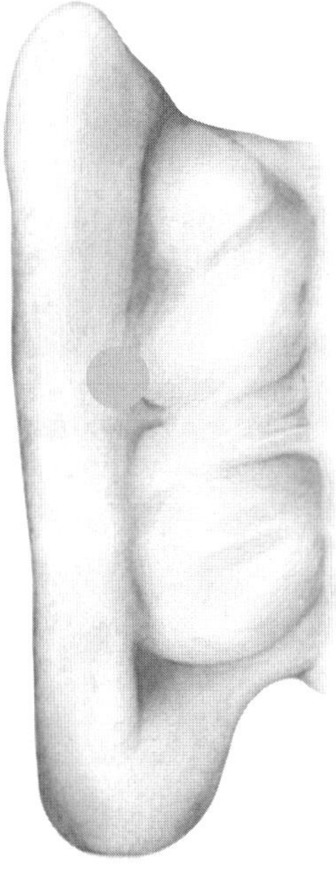

Schwangerschaftserbrechen IV

! Sie kennen die Patientin aus Stufe III Seite 170

Leider kommt es bei Frau X. doch immer wieder zu Übelkeit und Brechreiz. Sie befindet sich jetzt jenseits der 12. Schwangerschaftswoche. Die Beschwerden lassen sich mit den bisherigen Punkten gut lindern, allerdings fühlt sich Frau X. durch die ständigen Attacken doch matt und kann ihre Schwangerschaft nicht uneingeschränkt genießen.

Bisher verwendete Punkte:

Pe6	Gruppen-*Luo*-Punkt für die Meridiane Lunge, Perikard und Herz. Die spezifische Wirkung bei Schwangerschaftserbrechen sowie Zytostatika-induziertem Vomitus ist nachgewiesen. Der Punkt eignet sich auch gut zur Akupressur, er kann selbstverständlich auch bei Reisekrankheit eingesetzt werden.
KG12	Alarmpunkt des Magens, in Kombination mit Pe6 gut wirksam

Therapieprinzip Stufe IV – Schwangerschaftserbrechen

Vom Einsatz der Ohrakupunktur, von der Behandlung hormonell wirksamer Punkte oder von Punkten der unteren Körperhälfte wird allgemein abgeraten, wenn auch mehr aus juristischen Gründen. Die Beweislage für eine Induktion von Früh- oder Fehlgeburten scheint mir objektiv zumindest sehr dürftig. Anderseits ist es sicher schwierig zu beweisen, dass eine Komplikation des Schwangerschafts- oder Geburtsverlaufes im Falle eines Falles nicht doch durch die Akupunktur begünstigt worden ist. Die Indikation zur Behandlung von Schwangeren sollte daher immer besonders sorgfältig gestellt und mit der Patientin besprochen werden, bietet die Akupunktur doch ansonsten eine Behandlungsmöglichkeit, bei einer Vielzahl von Störungen mit wenig oder ganz ohne Medikamente auszukommen.

Als ergänzende Maßnahme, auch schon im Hinblick auf eine spätere Geburtsvorbereitung, bietet sich die Akupressur bzw. *Shiatsu*-Massage an. Sie kann nach entsprechender Anleitung auch gut vom Partner oder mit ihm gemeinsam durchgeführt werden. Viele Hebammen bieten entsprechende Kurse an, so dass hier eine Kooperation mit dem behandelnden Arzt gut möglich ist.

Singultus IV

! Sie kennen den Patienten aus Stufe III Seite 172

Die zweimalige, tägliche Behandlung von Herr K. konnte die aktuelle Attacke verkürzen. Er ist sichtlich zufrieden, wirkt entspannt und berichtet auch, dass er seiner Arbeit wieder mit vermehrtem Elan nachgehen kann.

Bisher verwendete Punkte:

LG20	reguliert den *Qi*-Fluss in allen Meridianen, wirkt ausgleichend
Pe6	ganz wichtiger Fernpunkt bei fast allen Oberbaucherkrankungen, *Luo*-Punkt
Ma36	zieht das aufsteigende Magen-*Qi* nach unten, Ausleitungspunkt
KG12	Alarmpunkt des Magens und des Mittleren Drei Erwärmers, Meisterpunkt der Hohlorgane, gut kombinierbar mit dem UEP Ma36.
KG15	beruhigt das *Shen* (Geist), reguliert das Fließen des *Qi*, beseitigt Hitze und inneren Wind

Therapieprinzip Stufe IV – Singultus

Zusätzlich und zur Vermeidung von Rezidiven werden noch vier bis fünf Behandlungen in längeren Abständen durchgeführt, wobei auch folgende Ohrpunkte in Betracht kommen:
Zwerchfell 82 (Nullpunkt),
Ösophagus 85,
Kardia 86,
Vegetativum I, 51,
Vegetativum II, 34

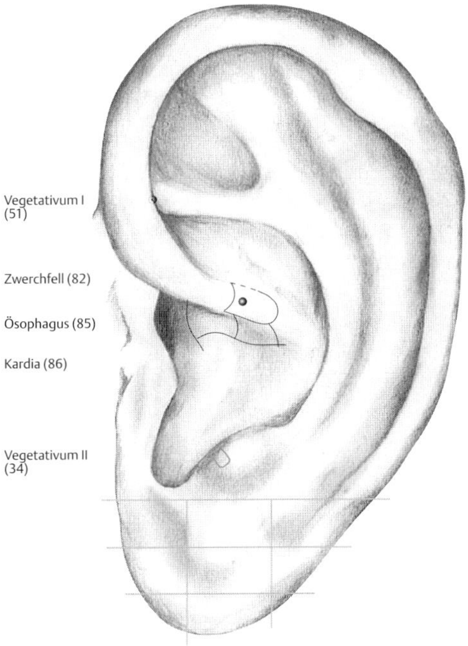

Sinusitis frontalis IV

! Sie kennen den Patienten aus Stufe III Seite 174

Bisher verwendete Punkte:

Di4	wichtiger Fernpunkt, immunmodulierend, fiebersenkend
Di20	lokal wirksamer Punkt
Ma40	schleimlösend, *Luo*-Punkt
Mi10	immunmodulierend
Bl2	lokal wirksamer Punkt
3E23	lokal wirksam, Einsatz je nach Lokalisation der Erkrankung
Gb14	lokal wirksam, indiziert bei Beschwerdeausstrahlung
Ex-HN3 (*Yintang*)	„Meisterpunkt der Nase" lokal wirksam

Therapieprinzip Stufe IV – Sinusitis frontalis

Bei weiteren Rezidiven kann Herrn R. mit einer Rezeptur nach den Regeln der Traditionellen Chinesischen Medizin geholfen werden. Geeignet ist bei diesem Zustandsbild der „Dekokt mit Flos Magnoliae zum Klären der Lunge" Yin yi qing fei yin:

Flos Magnoliae lenkt die Wirkung der Bestandteile zu Nase und Nebenhöhlen	9,0
Radix Scutellariae beseitigt Lungen-Hitze	9,0
Fructus Gardeniae beseitigt Lungen-Hitze	6,0
Gypsum fibrosum beseitigt Lungen-Hitze	12,0
Rhizoma Anemarrhenae beseitigt Lungen-Hitze	6,0
Flos Lonicerae löst toxische Hitze auf (eitrige Sekretion)	6,0
Herba Houttuyniae löst toxische Hitze auf (eitrige Sekretion)	6,0
Radix Ophiopogonis schütze das Lungen-*Yin* vor dem Hitze-Einfluss	6,0

Laserpunktur ist ein weiteres hoch wirksames Behandlungsverfahren. Die sedierende Nadeltechnik, die bei akutem Krankheitsgeschehen und bei den meisten der hier besprochenen Punkte eingesetzt werden sollte, ist dem Einsatz des Akupunkturlasers zunächst überlegen. Die Laserbehandlung der schmerzenden Nebenhöhlen als zusätzliche Maßnahme bringt jedoch eine weitere Verbesserung der Therapie. Der Laser kann problemlos nach dem Setzen der Nadeln angewendet werden. Wenige Minuten nach Beendigung der Lasertherapie können die Nadeln meist schon wieder entfernt werden.

Stauungsbeschwerden IV

! Sie kennen die Patientin aus Stufe III Seite 176

Die Beschwerden bei Frau D. bestehen schon seit Jahren und haben sich noch nicht wesentlich gebessert. Lediglich der Nachtschlaf hat sich verbessert. Nachdem bereits fünf Behandlungen in wöchentlichen Abständen durchgeführt worden sind, schlage ich zusätzlich eine Rezeptur vor.

Bisher verwendete Punkte:

Mi3	*Yuan*-Quellpunkt, löst Flüssigkeit auf, mit Ma40 zusammen schleimlösend
Mi6	Kreuzung der drei *Yin*-Meridiane, starke milzfördernde Wirkung
Mi10	„Meer des Blutes" – der Name erklärt die Wirkung
Bl20	Zustimmungspunkt Milz

Therapieprinzip Stufe IV – Stauungsbeschwerden

„Dekokt zum Stärken der Milz" Shi pi yin:

Radix lateralis Aconiti praeparata wärmt Milz und Niere, vertreibt Kälte	6,0
Rhizoma Zingiberis wärmt Milz und Niere, vertreibt Kälte	6,0
Poria	6,0
Fructus Chaenomelis vertreibt Wind-Nässe	6,0
Rhizoma Atractylodis macrocephalae stärkt das Milz-*Qi*	6,0
Radix Aucklandieae	6,0
Cortex Magnoliae officinalis vertreibt mit den folgenden Bestandteilen Nässe	6,0
Pericarpium Arecae	6,0
Fructus Tsaoko	6,0
Radix Glycyrrhizae tosta harmonisiert die Bestandteile	3,0

Sucht IV

! Sie kennen den Patienten aus Stufe III Seite 178

Drei Tage nach dem letzten Alkoholkonsum fühlt sich Herr U. matt und nervös, die Beschwerden seien aber erheblich geringer als bei den früher selbst durchgeführten Entzugsversuchen. Das Behandlungskonzept wird durch Ohrpunkte ergänzt.

Bisher verwendete Punkte:

LG20 harmonisiert und reguliert den *Qi*-Fluss Ex-HN1 (*Sishencong*) unterstützt LG20

Therapieprinzip Stufe IV – Sucht

Wichtige Ohrpunkte:
Frustrationspunkt 82,
Suchtpunkt 84,
Antiaggression PT 1,
Omegahauptpunkt,
Omega I,
Omega II

Bei akuten Symptomen sollten die Punkte durchaus genadelt und vorsichtig sediert werden. Ansonsten ist der Einsatz von Dauernadeln üblich und bewährt. Dabei muss eine Chondropathie unbedingt vermieden werden – Alkoholiker sind wegen des geschwächten Immunsystems besonders infektanfällig! Die Behandlung eines entzündeten Ohrknorpels dauert oft Monate, und hinterher ist die Ohrmuschel möglicherweise deformiert. Aus diesem Grund verwende ich bevorzugt Ohrkügelchen, die mit einem kleinen Pflaster über den ausgewählten Punkt geklebt und für drei bis vier Tage in situ belassen werden. Selbstverständlich wird die Ohrmuschel vorher kunstgerecht desinfiziert. Die Kügelchen können bei Bedarf vom Patienten selbst mit dem Zeigefinger etwas stimuliert werden.

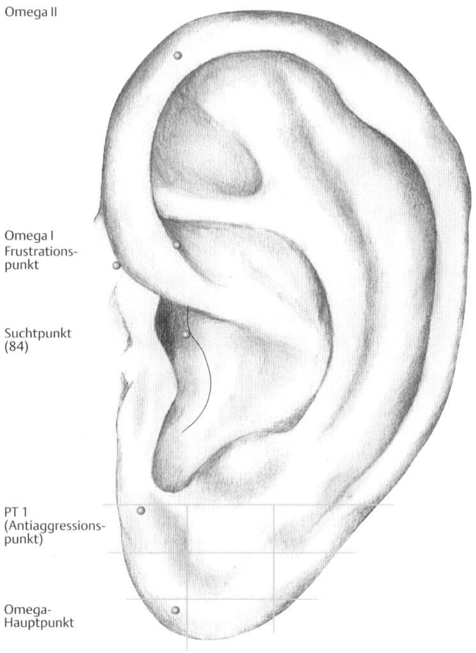

Tennisellenbogen IV

! Sie kennen den Patienten aus Stufe III Seite 180

Die Behandlung eines Tennisellenbogens gestaltet sich oft etwas langwierig, führt meistens aber doch zu guten Ergebnissen. Wenn die Beschwerdebesserung nicht schnell genug einsetzt, können die bisher aufgeführten Körperpunkte gut durch eine Ohrakupunktur ergänzt werden.

Bisher verwendete Punkte:

Lu5	Ausleitungspunkt, lokal wirksam
Locus dolendi	Punkte am Schmerzort und in der Umgebung
Di4	der am stärksten schmerzwirksame Punkt. *Yuan*-Quellpunkt
Di10	lokal wirksam
Di11	Ausleitungspunkt, lokal wirksam
He3	Lokalpunkt
Dü3	schmerzwirksamer Punkt mit Wirkung zum Ellenbogen hin
Gb34	Meisterpunkt der Muskeln und Sehnen, Ausleitungspunkt, UEP der Gallenblase, wichtig für Bewegung und Koordination

Therapieprinzip Stufe IV – Tennisellenbogen

In Frage kommende Ohrpunkte:
Ellenbogen 66,
ACTH 13,
Analgesiepunkt,
Polster 29,
Point de Jérôme 29b,
Shen Men 55

Tatsächlich wird man oft etwas polypragmatisch behandeln. Die TENS-Therapie kann hervorragend mit der Akupunktur kombiniert werden. Man setzt zuerst die Nadeln und legt dann umgebend an Unter- und Oberarm die Elektroden an. Der Patient führt die Behandlung zu Hause täglich 2- bis 3-mal für 30 bis 40 Minuten weiter fort, sofern er nicht mit einer Gipsschiene oder einem Zinkleimverband versorgt werden musste.

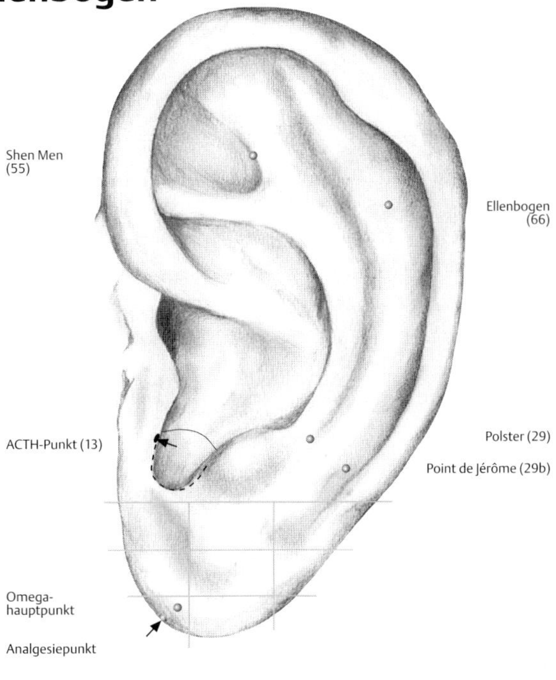

Trigeminusneuralgie IV

! Sie kennen die Patientin aus Stufe III Seite 182

Der Erfolg einer Akupunkturbehandlung bei der Trigeminusneuralgie lässt sich manchmal nur beurteilen, wenn ein Schmerzprotokoll geführt wird. Hier sollte in der einfachsten Form wenigsten die Zahl der Attacken mit einer Strichliste vom Patienten festgehalten werden.

Bisher verwendete Punkte:

Di4	stark schmerzwirksam
Ma44	wichtiger schmerzwirksamer Fernpunkt bei Gesichtsschmerzen
Dü3	schaltet die *Tai Yang*-Achse und das Lenkergefäß (LG14) ein
Bl60	zusammen mit Dü3
LG20	harmonisiert den *Qi*-Fluss
Gb20	Windpunkt
Gb34	Ausleitungspunkt, stark wirksamer UEP
Gb41	schmerzwirksamer Fernpunkt
Le3	bei krampfartige Beschwerden, *Yuan*-Punkt
Ex-HN1	(*Sishencong*) unterstützt LG20
Lokalpunkte	Dü18, Ma2 bis Ma8 (kontralateral nadeln!)

Therapieprinzip Stufe IV – Trigeminusneuralgie

Die Ohrakupunktur ist nach meiner Erfahrung bei diesem Krankheitsbild selten von durchschlagendem Erfolg. Die Trigeminuszone, Ohr 55 und Jerôme können versuchsweise eingesetzt werden.

In einigen Fällen führt die lokale (ipsilaterale) Laserbestrahlung weiter.
Ergänzend kommen Verfahren aus der Neuraltherapie in Betracht. Eine fachgerecht durchgeführte Ganglienblockade erfordert sehr gute Fachkenntnisse und sollte daher dem Erfahrenen überlassen werden.
Oft kann der Erfolg in einer Stabilisierung der Restschmerzen unter nicht ausreichender bzw. nebenwirkungsträchtiger Einnahme von z. B. Carbamazepin gesehen werden.

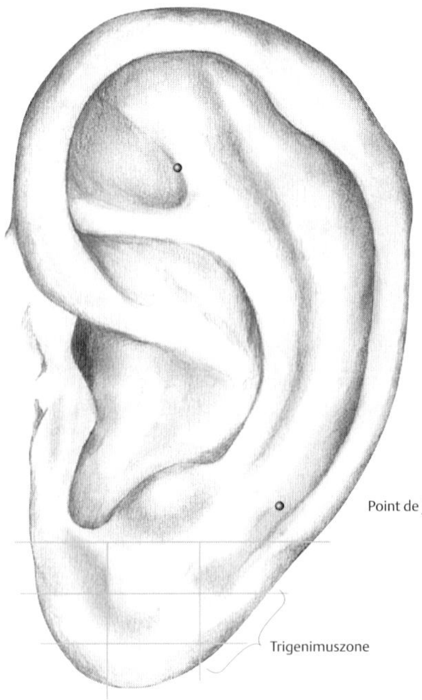

Vegetative Dystonie IV

! Sie kennen die Patientin aus Stufe III Seite 184

Bei Frau Anna O. hat die Behandlung des Funktionskreises Milz zu einer recht guten Besserung geführt. Sie neigt viel weniger zum Grübeln, auch die Kreislauffunktion ist inzwischen stabiler. Frau O. nimmt vermehrt am sozialen Leben teil und geht auch gerne aus, um Bekannte zu besuchen.

Bisher verwendete Punkte:

Lu9	Tonisierungspunkt der Lunge	LG20	allgemein *Qi* regulierender Punkt
Di11	Tonisierungspunkt des Dickdarms	KG6	„Meer der Energie"
Ma36	UEP Magen, *Qi*-stärkender Punkt	Bl20	Zustimmungspunkt Milz
Mi6	Kreuzung der drei *Yin*-Meridiane am Bein, *Qi*-stärkender Punkt	Le13	Alarmpunkt Milz
He7	*Yuan*-Quellpunkt mit starker psychisch stützender Wirkung	KG12	Alarmpunkt des Magens und des Mittleren Drei Erwärmers mit Verbindung zu Milz und Pankreas
He9	Tonisierungspunkt des Herz-Meridians	Mi6	Kreuzung der drei *Yin*-Meridiane, zusammen mit Ma36 stark *Qi*-zuführender Punkt

Therapieprinzip Stufe IV – Vegetative Dystonie

Weitere Punkte wurden bei dieser Patientin nicht verwendet. Die Auswahl der Punkte richtet sich nach der Störung des betroffenen Funktionskreises. Sie wird in „Vegetative Dystonie III" ausführlich besprochen und ist deshalb nicht noch einmal aufgeführt.
Zusätzlich werden die psychosomatisch orientierten Gespräche in längeren Abständen jetzt weitergeführt.

Geeignete Ohrpunkte sind:
Shen Men 55,
Polster 29,
Point de Jérôme 29b,
Vegetativum I 51,
Vegetativum II 34,
Omegahauptpunkt,
Omega I,
Omega II.
Bei dieser Indikation kann auch mit gutem Erfolg eine Laserbehandlung der Ohrpunkte eingesetzt werden.

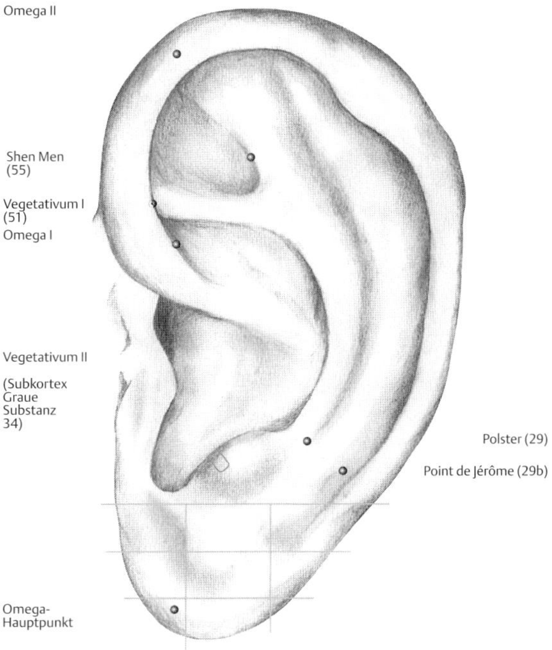

Wadenkrämpfe IV

! Sie kennen den Patienten aus Stufe III Seite 188

Nächtliche Wadenkrämpfe, Stauungsbeschwerden in den Beinen, „restless legs" und verwandte Beschwerdebilder sind häufig und meistens multifaktoriell bedingt. Die Auswahl geeigneter Akupunkturpunkte erfolgt letztendlich nach symptomatischen Gesichtspunkten, so dass z.B. auch Patienten mit einem postthrombotischen Syndrom von folgenden Punkten profitieren können:

Bisher verwendete Punkte:

Lu7	*Luo*-Punkt	Mi6	*Qi*-stärkender Punkt, Kreuzung der drei *Yin*-Meridiane am Bein
Di4	stark schmerzlösender Punkt	Bl57	Lokalpunkt mit besonders guter Wirkung bei Wadenkrämpfen
Ma36	*Qi*-stärkender-Punkt, UEP Magen	Le3	krampflösender Punkt
Ma40	*Luo*-Punkt		
Mi3	*Yuan*-Quellpunkt		

Therapieprinzip Stufe IV – Wadenkrämpfe

Das Beschwerdebild wird meist durch eine Kombination vieler begünstigender Einzelfaktoren ausgelöst (Varikose, postthrombotisches Syndrom, Stoffwechselstörungen aller Art, Bewegungsmangel, Bindegewebsschwäche, arterielle Verschlusskrankheit, Übergewicht, Überlastung, Fußfehlstellung usw.). Entsprechend sind zahlreiche Behandlungsmöglichkeiten aus dem Bereich der physikalischen Medizin – hier kann der Patient aktiv mit einbezogen werden – hilfreich:

1. Gymnastik. Außer bei arterieller Verschlusskrankheit sind alle Übungen, die in Rückenlage mit erhobenen Beinen ausgeführt werden, geeignet: Fußkreisen, Rad fahren usw.
2. Kneippsche Anwendungen: Wechselgüsse, am einfachsten im Sitzen auf dem Badewannenrand. Die Beine werden abwechselnd mit warmem und kaltem Wasser von unten nach oben auf der Innenseite abgebraust. Zuletzt soll immer eine kalter Guss erfolgen.
3. Nikotinverzicht.
4. Gewichtskontrolle.
5. Dehnungsübungen.

Zahnschmerzen IV

! Sie kennen die Patientin aus Stufe III Seite 190

Das bisherige Punktkonzept ist meistens gut wirksam:

Di4	einer der wichtigsten schmerzwirksamen Punkte, auch geeignet vom Meridianverlauf her
Di20	Endpunkt des Meridians, Lokalpunkt (kontralateral stechen)
Ma4	Lokalpunkt
Ma5	Lokalpunkt
Ma6	Lokalpunkt
Ma7	Lokalpunkt
Ma44	Fernpunkt
Dü19	lokale Wirkung zum Oberkiefer hin
Ni3	Fernpunkt, *Yuan*-Quellpunkt
3E8	Gruppen-*Luo*-Punkt der drei *Yang*-Meridiane der Hand, Fernpunkt

Therapieprinzip Stufe IV – Zahnschmerzen

Besonders bei akuten Schmerzen sollte auf jeden Fall zusätzlich nach aktiven Ohrpunkten gesucht werden. In Frage kommen hierzu:
Analgesiepunkt,
Oberkiefer 5,
Unterkiefer 6,
Trigeminus-Zone,
Wange 11,
Ganglion cervicale superius,
Ganglion cervicale medium,
Thalamus 26a,
Sonne 35,
Stirn 33

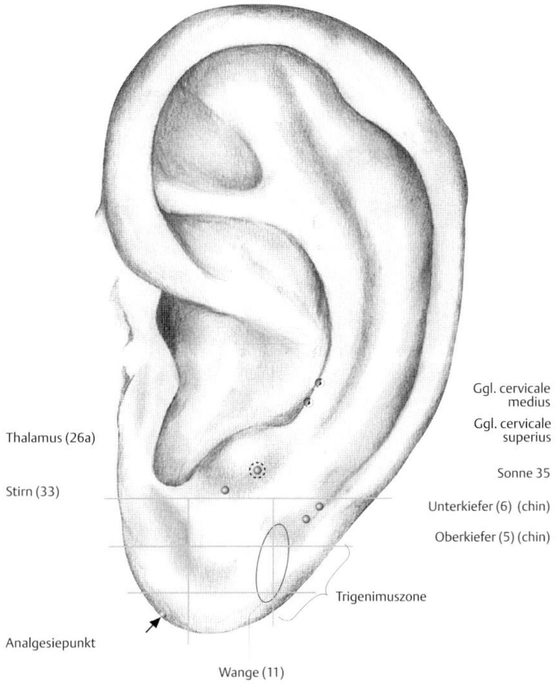

Zervikalsyndrom IV

! Sie kennen den Patienten aus Stufe III Seite 192

Auch bei chronischen Verläufen ist es in der Regel möglich, mit den bisher verwendeten Punkten immer wieder eine gute Linderung der Beschwerden zu erreichen:

Bisher verwendete Punkte:

Lu7	*Luo*-Punkt
Di4	stark schmerzwirksamer Punkt, *Yuan*-Quellpunkt
Dü3	*Yuan*-Quellpunkt, schaltet mit Bl60 zusammen die *Tai Yang*-Achse ein
Bl10	wichtiger lokal wirksamer Punkt, oft bei der Palpation dolent
Bl11	ebenfalls lokal wirksam, Meisterpunkt der Knochen
Bl12	„Tor des Windes"
Bl60	schaltet mit Dü3 die *Tai Yang*-Achse ein, wichtiger Fernpunkt
3E5	weiterer hilfreicher Fernpunkt, *Luo*-Punkt
Gb20	wichtiger Wind ausleitender Lokalpunkt
Gb21	Alarmpunkt, Lokalpunkt
Gb34	Ausleitungspunkt, Fernpunkt
LG14	Vereinigungspunkt aller *Yang*-Meridiane, wird von Dü3 eingeschaltet
LG20	*Qi*-regulierender Punkt mit übergeordneter Wirkung

Therapieprinzip Stufe IV – Zervikalsyndrom

In hartnäckigen Fällen kann es hilfreich sein, an den Windpunkten zu schröpfen. Je nach Haartracht gelingt es, auf die Punkte des Blasenmeridians und LG14 ein Schröpfglas aufzusetzen. Wenn die verwendeten Schröpfgläser nicht zu klein bemessen sind, kann man das Glas während der Akupunkturbehandlung über die gestochenen Nadeln setzen und die Nadelwirkung erheblich verstärken.

Der zusätzliche Einsatz der TENS-Therapie ist ebenfalls sehr gut wirksam. Dabei werden die Elektroden links und rechts in Höhe der wichtigsten Punkte (Bl10 – Bl12, Gb21) angelegt. Die Behandlung erfolgt während der Akupunktursitzung und wird zu Hause zwei- bis dreimal täglich über je 30 bis 40 Minuten mit 2 Hz bzw. 30 – 80 Hz fortgeführt. Die Verordnung erfolgt auf Mietbasis für ein bis drei Monate und kann nach EBM Nr. 419 abgerechnet werden.

Literatur: Eine ganz persönliche Sache

Ich liebe Bücher. Manche sind einfach hervorragend, und über die Jahre entwickelt sich eine richtige Beziehung. Andere schätzt man nicht so sehr, oder zumindest nicht auf Anhieb, und sie haben auch ihre ganz besonderen Qualitäten. Bücher, von denen ich gar nichts halte, habe ich nicht aufgeführt (es gibt auch sicher viele gute Bücher, die ich noch nicht kenne – dies ist keine Positivliste!). Anstelle des üblichen Literaturverzeichnisses setze ich – mit der Bitte um Entschuldigung, falls es dem einen oder anderen Leser mit den gleichen Büchern doch anders ergehen sollte als mir – deshalb meine ganz persönlichen Tipps:

Wendling, D.: Traditionelle chinesische Akupunktur bei orthopädischen Erkrankungen. Hippokrates, Stuttgart 1999.
Ein ganz hervorragendes Buch, das die Möglichkeiten und Grenzen der „Kochbuchakupunktur“ aufzeigt. Die orthopädischen Krankheitsbilder werden umfassend und detailliert aus Sicht der chinesischen Medizin besprochen. Besonders gut sind die Erläuterungen, die über die üblichen Strategien der achsenorientierten Akupunktur hinausgehen. Gewisse Punktkenntnisse werden vorausgesetzt.

Maciocia, G.: Die Praxis der Chinesischen Medizin. Verlag für ganzheitliche Medizin, Kötzting 1997.
Dieses sehr umfassende, gut lesbare Buch behandelt in 34 diagnosebezogenen Kapiteln Punktauswahl und mögliche Rezepturen, jeweils in Abhängigkeit des chinesischen Syndrombildes. Für den Anfänger zu viel, für Fortgeschrittene ein Quell ständiger Freude und Entdeckungen.

Kaptchuk, T.: Das große Buch der chinesischen Medizin. 12. Auflage, Barth, München 1998.
Ein Werk, näher an der chinesischen Theorie über Leitbahnsysteme, die Acht Grundmuster, Grundsubstanzen, Disharmoniemuster und Pulsdiagnostik.

Kampik, G.: Propädeutik der Akupunktur. 4. Auflage, Hippokrates Stuttgart 1998.
Ohne dieses Buch geht's kaum: Hervorragende Übersicht, keinerlei Weitschweifigkeit, und wenn man länger mit dem Buch gelebt hat, findet man doch immer noch Neues und Hilfreiches. Meine unbedingte Empfehlung!
Pothmann, R. (Hrsg.): Akupunktur in der Kinderheilkunde. Hippokrates Stuttgart 1996.
Neben kurzer Abhandlung der Grundlagen werden die Besonderheiten der Akupunktur nebst Akupressur und Kombinationstherapien dargestellt. Dazu zahlreiche konkrete Behandlungsstrategien. Das Buch ist hilfreich für jeden, der auch nur durchschnittlich viele Kinder in seiner Praxis behandelt.

Hempen, C.-H.: Taschenatlas Akupunktur. Thieme Stuttgart 1995.
Die kleinen Thieme-Bücher kennt wohl jeder Arzt. Knappe Darstellung der Grundzüge einer chinesischen Medizin und besonders der Meridiane – in lateinischer Nomenklatur.

Stux, G., Stiller, N., Pomeranz, B.: Akupunktur. 5. Auflage. Springer Berlin 1999. Lange Zeit mein Lieblingsbuch, ähnlich gut wie der Kampik, vielleicht etwas ausführlicher. Als Beilage einfache Wandkarten mit den Akupunkturpunkten.

Rubach, A.: Propädeutik der Ohr-Akupunktur. 2.Auflage, Hippokrates Stuttgart 2000. – Das Buch ist praxistauglich, gut lesbar und übersichtlich. Neben der Propädeutik findet man zahlreiche konkrete Behandlungsanweisungen. Die ideale Kombination zum Kampik!

Ogal, H., Kolster, B.: Ohr Akupunktur. KVM-Verlag, Marburg 1997.
Ein überdurchschnittliches, ähnlich gutes Buch wie der Rubach. Wer besser ist? Geschmackssache!

Schimmel, K.-C. (Hrsg.): Lehrbuch der Naturheilverfahren, Band II. 2. Auflage, Hippokrates Stuttgart 1990.
In diesem Band wird die Akupunktur sehr kurz und allgemein abgehandelt. Gleichzeitig werden zahlreiche, andere praktikable Naturheilverfahren beschrieben, so dass das Buch sich lohnt, wenn man sich nicht auf die Akupunktur allein verlassen möchte.

Pothmann, R. (Hrsg.): Akupunktur-Repetitorium. 3. Auflage, Hippokrates Stuttgart 1997.

Das Buch zur Vorbereitung auf die DÄGfA – Prüfung. Natürlich sehr knapp, zum Auffinden der eigenen Lücken geeignet (oder zum Abhaken der bereits beherrschten Materie). Nachlesen muss man andernorts.

Pollmann, A.: Fünf Wandlungsphasen in fünf Streichen. 2. Auflage, Haug, Heidelberg 1996.
Anhand der Streiche werden die Wandlungsphasen erklärt – dieses Buch liest man gerne, auch im Urlaub, und versteht endlich die komplexe Materie. Prima!

Maric-Oehler, W., Hünten, K. (Hrsg.): Allergische Erkrankungen von Haut und Schleimhäuten. Hippokrates, Stuttgart 1998.
In einzelnen Beiträgen werden aktuelle Hinweise zur Allergiebehandlung gegeben, u.a. zur akupunkturgestützten Hyposensibilisierung durch eine bis maximal fünf Laserpunkturen – es klappt wirklich! Toll!

Pothmann, R. (Hrsg.): Systematik der Schmerzakupunktur. Hippokrates, Stuttgart 1996.
Wer die Schmerzakupunktur etwas ernster nimmt, braucht dieses gute Buch dringend!

Hecker, U., Steveling, A.: Die Akupunkturpunkte. Hippokrates, Stuttgart 1997.
Sehr gute und übersichtliche Darstellung der Punktlokalisationen, einschließlich der Wirkung des jeweiligen Punktes. Wenn man mal unsicher ist – hier findet man die Punkte schnell.

Linde, N.: Ohrakupunktur. 2. Auflage. Sonntag, Stuttgart 1999.
Ein knappes Büchlein, mit ganz guten Abbildungen.

Bensky, D., Barolet, R.: Chinesische Arzneimittelrezepte und Behandlungsstrategien. Verlag für ganzheitliche Medizin, Kötzting 1996.
Dieses Buch behandelt und erklärt die ca. 600 chinesischen Rezepturen, mit Querverweisen zu westlichen Diagnosen. Wer ernsthaft chinesische Rezepturen verordnen möchte, ist hier gut aufgehoben.

Hecker, U.: Akupunktur. Hippokrates, Stuttgart 1992.
In diesem Arbeitsbuch wird die Akupunktur sehr bündig abgehandelt – TCM, Punkte, Meridiane und Therapievorschläge.

Focks, C.: Atlas Akupunktur. Fischer, Stuttgart 1998.
Dieses Buch ist einfach schön: Umfassende Darstellung der Akupunkturpunkte mit Beschreibung, Skizze und Foto. Für jeden akupunktierenden Büchernarr das ideale Weihnachtsgeschenk!

Danhof, G.: Lasertherapie in der Allgemeinmedizin. WBV Biol.-med. Verlagsges., Schorndorf 1991.
Dieses Buch ist eine wesentliche Hilfe für jeden Laserpunkteur. Neben Behandlungsgrundsätzen finden sich zahllose Indikationen mit konkreten Behandlungsvorschlägen.

Abschließend möchte ich noch darauf hinweisen, dass sich der Blick in eine aktuelle Fachzeitung lohnen kann! Für Kollegen mit Internetzugang: Die National Library of Medicine bietet eine Auflistung von ca. 2400 Literaturstellen zur Akupunktur, nach Krankheitsbildern sortiert. Auf spezielle Fragen lässt sich hier fast immer eine Antwort finden.

Ein wirksames Behandlungsverfahren

Akupunktur ist ein Behandlungsverfahren aus der Traditionellen Chinesischen Medizin. Die Harmonie der körpereigenen Energie (*Qi*), ihr Zustand und ihre Menge entscheiden über Wohlbefinden und Krankheit. Das *Qi* wird über die Akupunkturpunkte gesteuert und reguliert. Die richtige Auswahl der Punkte ist für den Behandlungserfolg wichtig. Dabei werden die speziellen Faktoren, die zu einer Krankheit geführt haben, ebenso berücksichtigt, wie die allgemeine Verfassung des Patienten und die Art, wie die Krankheit sich äußert.

Nach westlicher Vorstellung handelt es sich bei der Akupunktur um ein Verfahren, mit dem das Grundregulationssystem (nach Pischinger) beeinflusst wird. Während man früher glaubte, es handele sich um eine Suggestivbehandlung („man muss dran glauben"), ist die Wirksamkeit durch zahllose Untersuchungen und Tierversuche inzwischen wissenschaftlich belegt. So konnte nachgewiesen werden, dass – je nach Punktauswahl – schmerzleitende Nervenfasern verlangsamt arbeiten, weniger Magensäure produziert wird, Endorphine (schmerzlindernde „Glückshormone") vermehrt ausgeschüttet werden, ein gestörter Schlafrhythmus sich normalisiert, die Atemwerte von Asthmatikern sich verbessern lassen und vieles mehr. Zahllose Literatustellen (über 2.400) wurden von der National Library of Medicine zusammengestellt und finden sich im Internet unter www.ncbi.nlm.nih.gov . Hier lassen sich bei Bedarf für fast jede Erkrankung Forschungsarbeiten auffinden.

Die Behandlung erfolgt durch Nadelung der Akupunkturpunkte oder durch Ohrakupunktur. Durch den speziellen Schliff der extrem dünnen Nadeln ist der Stich fast schmerzfrei. Je nach Zustandsbild des Patienten kommt auch die Erwärmung der Punkte (Moxibustion) oder eine Behandlung mit dem schmerzlosen Softlaser (erkrankte Kinder; Hautkrankheiten, Allergien) in Frage. Die Behandlungsdauer beträgt wenige Minuten bis eine Stunde pro Sitzung, je nach Krankheitsverlauf und Nadeltechnik.

Prinzipiell können – außer Geisteskrankheiten – alle Störungen mit Akupunktur behandelt werden. Neben Migräne, Allergien, Heuschnupfen, Nebenhöhlenentzündung, chronischen Atemwegserkrankungen, Übergewicht, Raucherentwöhnung und Schlafstörungen listet die WHO ca. 40 weitere Krankheitsgruppen auf, die einer Akupunkturbehandlung zugänglich sind (siehe unten). Die Behandlung von Schmerzen ist wissenschaftlich und schulmedizinisch anerkannt und wird inzwischen in zahlreichen Schmerzkliniken und der Geburtshilfe eingesetzt.

Die zunehmende Anerkennung der Akupunktur durch die Schulmedizin und die extrem gute Verträglichkeit haben dazu geführt, dass sich auf Antrag sehr viele Krankenkassen an den Behandlungskosten beteiligen. Schließlich ist eine Akupunktur häufig sehr viel billiger als eine schulmedizinische Behandlung, besonders wenn eine lang anhaltende Wirkung erzielt wird. Die Kosten betragen 52,44 DM bei einer Behandlungsdauer bis 20 Minuten (Ziffer 269 nach GOÄ). Die Kostenerstattung durch Privatversicherer, KVB und andere Erstattungsstellen, die nach der GOÄ abrechnen, ist bei Berücksichtigung der entsprechenden Steigerungssätze und der Behandlung von Schmerzen normalerweise unproblematisch.

Die besonderen Vorteile einer Akupunktur liegen jedoch im ganzheitlichen Ansatz. Die künstliche Trennung zwischen Geist, Körper und Seele war im alten China unbekannt, so dass alle Behandlungskonzepte nicht nur die Hauptbeschwerden bessern, sondern zugleich die Gesundheit und das Wohlbefinden insgesamt fördern. Durch diese harmonisierende Wirkung erklären sich auch die lang anhaltenden Besserungen und die extreme Nebenwirkungsarmut von weniger als 0,01 % (außer Bluterguss) oder Kollaps, die bei jeder herkömmlichen Spritze auch möglich sind).

Bei Anfrage durch die Kasse zur Indikation oder Durchführung der Behandlung sind wir gerne behilflich.

(Diese Information ist nur für unsere Patienten bestimmt.)

WHO-Indikationen: (Auswahl)

Respirationstrakt (Atemwege): akute Sinusitis (Nebenhöhlenentzündung), akute Rhinitis, allgemeine Erkältungskrankheiten, akute Tonsillitis (Mandelentzündung), akute Bronchitis, Asthma bronchiale

Augenerkrankungen: akute Konjunktivitis, zentrale Retinitis, Myopie bei Kindern (Fehlsichtigkeit), unkomplizierte Katarakt

Mundhöhle: Zahnschmerzen, Schmerzen nach Zahnextraktion, Gingivitis, akute und chronische Pharyngitis (Halsentzündung)

Gastrointestinale Erkrankungen (Magen/Darm): Ösophagus- und Kardiospasmen (Krämpfe von Speiseröhre und Magenpförtner), Singultus (Schluckauf), Gastroptose, akute und chronische Gastritis, Hyperazidität des Magen, chronisches Ulkus duodeni (Zwölffingerdarmgeschwür), akute und chronische Kolitis (Darmentzündung), akute bakterielle Dysenterie, Obstipation (Verstopfung), Diarrhöe (Durchfall), paralytischer Ileus

Neurologische und orthopädische Erkrankungen: Kopfschmerzen, Migräne, Trigeminusneuralgie, Fazialisparese (Lähmung des Gesichtsnerven), Lähmung nach Schlaganfall, periphere Neuropathien, Poliomyelitislähmung, Morbus Ménière, neurogene Blasendysfunktion, Enuresis nocturna (nächtliches Einnässen), Interkostalneuralgie, Schulter-Arm-Syndrom, Periarthritis humeroscapularis, Tennisellenbogen, Ischialgie, rheumatoide Arthritis

Patienteninformation: Allergiebehandlung mit Laserpunktur

Bei Allergie:

Laserakupunktur oder Gegensensibilisierung?

Ein neues Behandlungskonzept

Der Arbeitskreis Naturheilverfahren Köln hat am 15.01.98 ein neues Verfahren zur Behandlung von Allergien mit Laserakupunktur vorgestellt, das von Raymund Pothmann entwickelt worden ist (Original: Pothmann R: Akupunkturgestützte Hyposensibilisierung bei allergischen Erkrankungen in: Maric-Oehler W, Hünten K: Allergische Erkrankungen von Haut und Schleimhäuten. Akupunktur im Dialog. 2. Mainzer Akupunktur-Symposium, Hippokrates 1998)

Dabei werden die Anfangs- und Endpunkte der Leitbahnen (Meridiane) des 1. Umlaufs (Lunge, Dickdarm, Magen, Milz/Pankreas) beidseits mit einem Akupunkturlaser behandelt. Der Patient muss während der Therapie Kontakt mit dem Hauptallergen haben. Ergänzend werden die Kontaktstelle mit dem Allergen und der Allergiepunkt am linken Ohr behandelt.

Nach den Regeln der Traditionellen Chinesischen Medizin kann die gute Wirkung damit erklärt werden, dass auf den ersten vier Leitbahnen die Abwehrenergie gegen äußere Einflüsse (*Wei Qi*) fließt und durch das Laserlicht stimuliert wird. Damit normalisiert sich die unnatürlich übersteigerte Reaktionsbereitschaft des Körpers auf die Allergene.

Pothmann gibt folgende Erfolgsquoten (keine Allergie bedingten Beschwerden mehr) an: 90% bei einer Allergie gegen Frühblüher wie Birke, Erle und Hasel, 60% bei Spätblühern und Sommerkräutern, 40 bis 50% bei Hausstaub- und Nahrungsmittelallergien. Normalerweise ist nur eine einzige Behandlung erforderlich. Die Erfolgsrate ist geringer, wenn mehrere Allergien vorliegen (das ist oft bei Nahrungsmittelallergikern der Fall!). Dann sind bis zu 5 Behandlungen erforderlich.

Die Zahl der Behandlungserfolge ist ungefähr identisch mit der Erfolgsquote einer schulmedizinischen Hypo- bzw. Gegensensibilisierung. Der Aufwand für den Patienten ist erheblich geringer (zehnminütige Behandlung statt wöchentlicher bis monatlicher Sitzungen), die Kosten ebenfalls (50–100 DM statt mehreren tausend DM für eine Gegensensibilisierungsserie). Das Risiko eines potentiell tödlichen, allergischen Schocks wie bei der Hyposensibilisierung besteht nicht. Die Behandlung ist schmerz- und nebenwirkungsfrei.